JN496226

THE BITE RAISING

How to Deal with Vertical Dimension of Occlusion, Occlusal Plane, Bite Collapse Cases

교합거상을 잘하는 핵심 요령

교합고경, 교합평면 및 교합붕괴 증례를 어떻게 대처할까?

[저자]

이가라시 요시마사 (Igarashi Yoshimasa)
도쿄의과치과대학 대학원 의치학종합연구과, 전 교수

마쓰다 유지 (Matsuda Yuji)
마쓰모토치과대학 종합치과의학연구소, 교수

[역자]

한 금 동 · 최 진

dh 대한나래출판사

DaehanNarae Publishing, Inc.

#1507 SK V1 Tower
Younmujang 5 gagil 25, Sungdong-gu,
Seoul 04782, Korea
TEL: +82-2-922-7080
FAX: +82-2-922-0841
E-mail: nrpub@naver.com
Website: www.dhpub.com

Original Japanese Title: **The Bite Raising:**
How to Deal with Vertical Dimension of Occlusion, Occlusal Plane, Bite Collapse Cases
Copyright © 2017 by Quintessence Publishing Co., Ltd.

Korean translation copyright © 2018 by DaehanNarae Publishing, Inc.
Seoul, Korea

Printed in Korea

교합거상을 잘하는 핵심 요령
The Bite Raising

발행일 2018년 10월 25일
저자 Igarashi Yoshimasa et al.
역자 한금동·최진
발행인 최용원
편집디자인 이은의
표지디자인 이은의
교정·교열 최용원
발행처 **대한나래출판사** (등록 제2012-000051호/1994.6.10)
주소 서울시 성동구 연무장 5가길 25 (성수동 2가 315-61) SK V1 Tower 1507호
전화 (02) 922-7080
팩스 (02) 922-0841
이메일 nrpub@naver.com
홈페이지 www.dhpub.com

Copyright © 2018 by DaehanNarae Publishing, Inc.

본서는 Quintessence Publishing Co., Ltd.와의 계약에 의해 **대한나래출판사**에서 발행합니다.
본서의 내용 중 본사의 서면동의 없이 일부 또는 전부를 무단으로 복제하는 것은 법으로 금지되어 있습니다.

ISBN 978-89-5741-615-0

정가 70,000원

저자 약력

이가라시 요시마사 (Igarashi Yoshimasa)
Introduction, CHAPTER 1~7 집필

1972년 3월 도쿄의과치과대학 치학부 졸업
1976년 3월 도쿄의과치과대학 대학원 치학연구과 수료(치과보철학 전공)
1976년 4월 도쿄의과치과대학 조수(치과보철학 제1강좌)
1981년 12월 쇼와대학 치학부 조교수(치과보철학 제3강좌)
1993년 9월 마쓰모토치과대학 교수(치과보철학 제1강좌)
2006년 1월 도쿄의과치과대학 대학원 교수(섭식기능구축학 분야)
2013년 3월 도쿄의과치과대학 정년퇴직
2013년 4월 오사카치과대학 객원교수, 도후쿠대학 대학원 치학연구과 비상근 강사, 오카야마대학 치학부 비상근 강사

소속 학회
일본보철치과학회
구강병학회
치과티타늄학회
EPA(유럽보철치과학회)
IADR(국제치과학회)

주요 저서
'Konus Telescope 의치' 나가스에서점, 1984
'Korber의 Konus Telescope' 의치약출판, 1986(역)
'국소의치 설계 앨범: RPI를 중심으로' 퀸테센스출판, 1989(역)
'국소의치의 설계' 구강보건협회, 1995
'고령자의 보철치료' 퀸테센스출판, 2001(역)
'국소의치 테크닉(제4판)' 의치약출판, 2006
'기본 국소의치보철학' 학건서원, 2006
'신판 현대의 국소의치' 퀸테센스출판, 2008
'국소의치에 자신을 갖자' 효론, 2013
'국소의치 성공을 위한 3원칙. 움직이지 않고, 오염되지 않고, 부서지지 않는' 퀸테센스출판, 2015

마쓰다 유지 (Matsuda Yuji)
Physiology 1~5 집필

1986년 3월 오사카대학 치학부 졸업
1986년 4월 오사카대학 치학부 조수(구강생리학 강좌)
1992년 9월 캐나다 토론토대학 치학부 문부성 재외연구원(~1994년 2월)
2000년 5월 오사카대학 대학원 치학연구과 강사
2002년 12월 오사카대학 대학원 치학연구과 조교수
2004년 2월 마쓰모토치과대학 종합치과의학연구소 교수(연구 분야: 구강생리학, 연구 활동: 저작 메커니즘, 구강감각의 의의, 구강기능평가)
2005년 4월 마쓰모토치과대학 대학원 치학독립연구과 교수 겸임

소속 학회
일본저작학회(상임이사)
일본악구강기능학회(상임이사)
치과기초의학회
일본생리학회

모리모토 쓰요시 (Morimoto Tsuyoshi)
CHAPTER 5 증례 5 집필

1982년 3월 오사카대학 치학부 졸업
1982년~1985년 오사카대학 치학부 부속병원 제1구강외과 근무
1985년 6월 현재 위치에 모리모토치과의원(오사카시) 개업
2011년 8월 일본치과의사회 인정 산업치과의 취득
2013년 4월 노동위생 consultant 시험 합격, 등록

소속 학회
일본악교합학회(인정의, 편집위원)
일본보철치과학회
오사카대학 치학회
일본노동안전위생성 consultant회
오사카치과노동위생 consultant 협의회(임원)

다니구치 요시나리 (Taniguchi Yoshinari)
CHAPTER 5 증례 6, CHAPTER 6 증례 2 집필

1986년 3월 가나가와치과대학 졸업
1991년 다니구치치과 개설(사이타마시)
1999년 다니구치치과 개설(가와구치시)
1999년 Care manager 자격 취득
1999년 의료법인사단 선치회 이사장

소속 학회
일본보철학회
일본구강임플란트학회
독일구강임플란트학회(DGZI)
EAO(European Association of Osseointegration)
일본노년치과의학회

저자 서문

정상인의 악구강계에서 교합기능은 인체의 발육에 동반해 형성되고 기능한다.

우식, 치주질환, 외상, 형성부전 등 여러 가지 원인으로 정상 치열에 문제가 일어나면 결손치열이 생기고, 시간이 지나 증상이 고정되면 교합기능을 영위하는 상·하악 치열, 교합평면, 교합고경 등에 형태 이상이 생겨 교합기능이 붕괴되고 악구강계에 장애를 초래한다.

본서에서는 원래의 교합고경, 교합평면이 상실된 교합붕괴 증례의 치료에 대해서 교합붕괴 증례의 양상, 증상, 치료법의 개념을 치과보철학의 입장에서 검토하고, 임상의 의문점에 대해서는 구강생리학의 입장에서 해설을 추가했다. 또한 임상가의 협력을 얻어 크라운, 브릿지, 클라스프 국소의치, telescope 의치, 임플란트 브릿지 등 치료 증례의 variation을 제시한다.

본서가 교합평면을 어떻게 설정해야 하는지, 교합거상을 하고자 할 때 어떻게 할 것인지를 고민하는 임상의에게 조그만 보탬이 된다면 기쁘겠다.

2017년 2월
이가라시 요시마사 (Igarashi Yoshimasa)
마쓰다 유지 (Matsuda Yuji)
집필협력 모리모토 쓰요시 (Morimoto Tsuyoshi)
다니구치 요시나리 (Taniguchi Yoshinari)

역자 약력

한 금 동

전남대학교 치과대학 졸업
(현) 일곡열린치과의원 원장

최　진

전남대학교 치과대학 졸업
일본 심미치과협회 회원
Basic Dental Practice Group(BDPG) 정회원
(현) 서울미르치과의원 원장

역자 서문

치아가 결손되면 치열이 흐트러지고, 나아가 구치부 교합지지가 상실되면 대합치가 정출하면서 교합붕괴가 일어나기 시작합니다. 교합부조화에 따른 수직 교합고경의 감소는 심미적인 문제는 물론 저작기능의 저하와 함께 턱관절에 장애를 일으키기도 합니다. 교합붕괴 증례는 상·하악의 교합 재설정이 필요하며 여기서 가장 우선되는 것이 교합고경과 교합평면입니다.

교합고경과 교합평면의 설정은 임상가가 가장 힘들어하는 부분인 만큼 지금까지 여러 방법이 소개되었습니다. 이 책은 저하된 교합고경을 원래로 회복하기 위한 교합거상 방법으로 한 번에 많이 올려 환자에 맞는 교합고경을 찾아가는 방법을 제시하는데, 구강생리학의 논문으로 이론을 뒷받침하고 있습니다. 상황에 따라 접근하는 방법과 저하된 교합고경을 크라운에서 임플란트까지 여러 가지 술식으로 치료한 증례가 수록되어 있습니다. 특히 Konuskrone를 이용한 치료는 한 번쯤 임상에 도입해도 좋을 것으로 생각합니다.

이 책에 소개된 방법이 교합거상이 필요한 환자를 치료할 때 도움이 되기를 바랍니다.

2018년 10월
역자 일동

CONTENTS

INTRODUCTION 지금까지 발표되고 실천되었던 교합거상 방법과 거상량의 평가법 · · · 10

PART 1 상실된 교합고경과 교합평면 · · · 13

CHAPTER 1 교합붕괴에 이르는 과정 · · · 14

1-1 교합붕괴 증례 및 교합붕괴 직전 증례의 검사와 진단 · · · 14
1-2 치아결손의 time table—치아결손 후 악구강계의 변화 · · · 14
1-3 교합붕괴 증례에 대한 치료개입 · · · 16

CHAPTER 2 전악의 치주질환, 고도 우식, 교모 환자의 보철치료 · · · 17

2-1 전악의 치주질환에 동반하는 교합붕괴—치료의 포인트 · · · 17
2-2 우식으로 인한 교합붕괴—치료의 포인트 · · · 23
2-3 Tooth wear(교모, 산부식)로 인한 교합붕괴—치료의 포인트 · · · 26
Physiology 1 지대치와 연결고정 · · · 31

CHAPTER 3 교합평면의 왜곡—시정 필요성의 검사 및 기준을 구하는 법 · · · 33

3-1 교합평면의 왜곡과 장애 · · · 33
3-2 교합평면의 왜곡이 한쪽 또는 좁은 범위에 국한된 경우 · · · 35
3-3 교합평면의 왜곡이 좌·우 양쪽의 넓은 범위에서 보이는 경우 · · · 37
3-4 저작중추의 장애가 교합 저작에 영향을 미치는 경우 · · · 42
Physiology 2 TMD와 교합평면 · · · 43
Physiology 3 교합 불균형의 허용 · · · 44

PART 2 교합거상의 흐름과 임상 · · · 45

CHAPTER 4 교합고경 거상—검사와 치료의 흐름 · · · 46

4-1 교합고경 거상은 전악을 시행한다 · · · 46

4-2 교합거상 검사의 흐름 47
4-3 교합거상 치료의 흐름 50
Physiology 4 저작근의 감각 및 길이와 교합고경 52
Physiology 5 한 번에 많이 교합거상 하는 방법 54

CHAPTER 5 교합거상과 교합고경 회복의 임상 증례 55

5-1 증례 1 우식과 교모로 인한 치질 결손을 크라운-브릿지로 교합거상 55
5-2 증례 2 고도로 교모된 치아를 크라운으로 교합거상① 62
5-3 증례 3 고도로 교모된 치아를 크라운으로 교합거상② 67
5-4 증례 4 산부식으로 인한 중도의 tooth wear를 telescope 의치로 교합거상 71
5-5 증례 5 의치의 침하와 위치이동이 일어난 증례를 telescope 의치로 교합거상 74
5-6 증례 6 저위교합의 전악 수복물을 임플란트 보철로 교합거상 79

PART 3 교합고경과 교합평면 회복의 난증례 85

CHAPTER 6 난증례와 엇갈린 교합에 대한 대응 86

6-1 엇갈린 교합이란? 86
6-2 엇갈린 교합에서 의치의 지지 89
6-3 의치의 안정을 어떻게 구할 것인가? 89
6-4 증례 1 전·후, 좌·우 복합형의 엇갈린 교합 증례를 상악은 telescope 의치, 하악은 클라스프 국소의치로 대응 91
6-5 증례 2 엇갈린 교합 일보 직전의 증례를 상악은 All on 4 임플란트 브릿지, 하악은 임플란트로 대응 94

CHAPTER 7 조절성 교합기의 임상 이용 99

7-1 조절성 교합기의 이용 가치 99
7-2 임상 현장에서 조절성 교합기를 사용하는 경우는? 100
7-3 교합기 시스템의 선택 101
7-4 의료보험의 적용 104
7-5 반조절성 교합기의 운동에 관한 조절 —Anterior guidance와 Posterior guidance 105
7-6 Anterior guidance의 설계, 책정 및 부여의 흐름 106

마치며 109
찾아보기 110

INTRODUCTION

지금까지 발표되고 실천되었던 교합거상 방법과 거상량의 평가법

교합고경 거상과 교합평면의 시정이 필요한 증례에서는 대규모의 수복과 보철이 필요한데, 환자가 위화감 등을 보이는 경우도 있다. 따라서 지금까지 여러 가지의 교합고경 거상 방법과 교합고경 거상량을 진단하는 방법 또는 그 교합고경의 적정성을 판단하는 방법이 제시되고 실천되어 왔다. 어떠한 방법이 제안되었는지 개요를 살펴보고자 한다.

교합거상의 선구[1902년~]

'교합거상', 'Bite raising(Biβhebung: 독일어)'이라는 개념이 치의학의 문헌에 등장한 것은 Karolyi(1902)가 맨 처음이라고 한다. 이는 현재 이야기하는 치주치료용 이갈이 방지 스플린트를 제시하고, 교합거상을 통해 이갈이를 방지하고 치주조직을 보호하는 것은 아닐까라는 의도로 고안되었다.

고무상의 임시 교합거상 장치[1929년~]

교합거상 스플린트의 치과보철적인 적용은 'Koller KC(1929)가 저위교합 환자에게 탄성 고무상(역사적 증화고무: Kautsckuk제)의 임시 거상용 장치를 몇 주 동안 장착한 후 결손 보철을 시작했다.'는 기록이 있다.

결손치열의 분류로 유명한 Kennedy E(1942)는 결손 보철을 할 때 저위교합이 생긴 환자에게 술전의 악간관계를 Monson 교합기에 face bow transfer하고 '임시 교합거상 장치', 'temporary bite raiser'로서 주조된 거상 스플린트를 적용하는 방법을 제시하고 있다.

Kazis H(1943), Koller KC(1943), Elbrecht(1950) 등도 저위교합 환자에게 탄성 고무상(Kautsckuk제)의 임시 거상 장치의 적용에 대해 기록했다.

레진 스플린트의 등장[1959년~]

1960년대 이후에는 임시 거상 장치의 소재로 아크릴레진이 사용되기 시작해 Shore(1959)는 레진 스플린트를 상악에 적용한 증례를, Schweizer(1964)는 하악 구치 치열에 적용한 의치형 레진 스플린트 증례를 발표했다[Posselt

표 1. 보철치료에 필요한 '교합거상의 역사'

발표년도	저자	문헌	교합거상의 목적과 방법
1902 (사상 최초)	Karolyi M	Beobachtungen über Pyorrhoea alveolaris und Caries dentium. Öster Ung Vierteljahrsschr Zahnheilkd 1902; 18: 520–526.	[목적] 치주치료: 교합성 외상 예방, 교합거상. [방법, 재료] 임시 치료법을 적용. 재료는 고무상(Provisorium aus Kautschuk).
1929 (보철치료 최초)	Koller KC	Abnehmbare Brücken und gestützte Prothesen.Berlin: Meusser, 1929: 14–15.	[방법, 재료] 탄성 고무상(Provisorium aus Kautschuk)을 몇 주 동안 장착.
1942	Kennedy E	Partial Denture Construction. Planning and Treatment for Bite Raising. Chap XI I Bite raising. New York: Dental items interst publishing, 1942: 215.	[방법, 재료] Monson 교합기, Temporary Bite Raiser, Cast Gold Splint를 사용.
1943	Kazis H	Planning and Treatment for Bite Raising. Dental items of interest publishing: 64–75.	[방법, 재료] Temporary cast Nobilum bite plane with clasp. indirect & direct method on face bow mounted articulator. *기간 기록은 없고 임시로만.

발표년도	저자	문헌	교합거상의 목적과 방법
1943	Koller KC	Zahnersatz durch Kronen / Brüken und Kleinprothesen. 1. Band (von 2). Die Grundlagen des Zahnersatzes und sein Entwurf. Leipzig. Barth, 1943.	[목적] 저위교합의 보철치료를 위한 교합거상(1929의 문헌과 마찬가지). [방법, 재료] 탄성 고무상(Provisorium aus Kautschuk)을 몇 주 동안 장착.
1950	Elbrecht A	Systematik der abnehmbaren partiellen Prothese. Leipzig. Hermann Meusser, 1937: 55-58.	[목적] 주로 교합성 외상 억제. [방법, 재료] 탄성 고무상 또는 증화고무상 또는 셀룰로이드상(Kautschuk oder Hekolith). 야간에만 장착.
1959	Shore NA	Occlusal Equilibration and Temporomandibular joint Dysfunction: 110,111,277.	[방법, 재료] Acrylic splint in maxilla.
1960	Nakazawa Isamu	Schweitzer, JM. Oral rehabilitation. St. Louis: The CV Mosby, 1951. *본서를 강좌초독회에서 초록.	[방법, 재료] 아크릴레진상을 몇 주 동안 야간에만 장착.
1964	Schweitzer JM	Oral Rehabilitation Problem Cases: 317-346. *발표, Nakazawa 교수 사회.	[방법, 재료] Acrylic bite plate, interim RPD.
1965	Nakazawa Isamu 외	*구강병학회, 영화교합개량법, Oral Rehabilitation.	[방법, 재료] 아크릴레진상을 몇 주 동안 야간에만 장착.
1962, 1966	Posselt U	Physiology of occlusion and rehabilitation. Blackwell, 1966: 242-248, 280-306.	[재료] 아크릴레진. [방법] 교두감합위를 8~10mm 교합거상 하기 위해 bite plate를 3개월 장착한 증례가 있다.
1966	Brecker SC	Clinical Procedures in Occlusal Rehabilitation. Saunders (WB), 1966: 239-261.	[방법, 재료] A few weeks, metal & acrylic bite splint cemented.
1968	Hobo Sumiya 외	Oral rehabilitation. 도쿄: 의치약출판: 303.	[목적] 수직 악간거리 거상 [방법, 재료] Bite guard로 3개월 동안 경과 관찰.
1968	Bottger H	Das Teleskopsystem in der zahnärztlichen Prothetik: 69-74.	[방법, 재료] 임시의치를 0.5년 장착. 3mm 정도. 심미성에서 유추.
1970	Singer & Schon	Singer & Schö. Partial Dentures: 48-56	[목적] 1차성, 2차성 저위교합 판별. [방법, 재료] Temporary bridge, splint로 약 2개월. 교합거상은 free way space의 범위 내.
1972	Nakazawa Isamu	국소의치보철학. 도쿄: 나가스에서점: 490-506.	[방법, 재료] 금속 프레임과 레진 전장관을 몇 개월 장착. 임시 RPD.
1983	Korber KH	Diagnostische Bisshebung. In: Konuskrone: Hutig, 1983: 95.	[방법, 재료] Konuskrone 악위의 수정이 필요한 경우 6개월 provisional restoration으로 경과 관찰.
1987	Korber E	Die prothetische Versorgung des Lükengebissess: Behandlung und Planung. Deutscher Zahnäzte Verlag, 1987: 81,161,252.	[방법, 재료] 거상 장치(aufbissbehelfe)를 몇 주~몇 개월.
1996	Öwall, Käser, Carlsson	Dahl B, Olio G. Wear of teeth and Restorative Materials. In: Prosthodontics, Principles and Management Strategies. Mosby, 1996: 193.	[방법, 재료] Vertical dimension of occlusion.
1999	Jøgensen EB	Prosthodontics for the Elderly: Restoration of Worn Tooth Surfaces. Chicago: Quintessence Publishing, 1999. *p164, 168에 증례를 제시.	[방법, 재료] 임시 RPD 장착. 몇 주~몇 개월.
2008	Nokubi, Igarashi	교합고경의 수정. In: 신판 현대의 국소의치. 도쿄: 퀸테센스 출판, 1008: 113.	[방법, 재료] 임시 RPD, 교합거상 스플린트를 몇 개월 장착.
2009	Igarashi	일본악교합학회, 편. Ⅶ 교합거상에 대한 검사, 진단, 실시 방법. In: 누구나 할 수 있는 교합채득. 효론 Publishing, 2009: 99.	[방법, 재료] 임시 RPD를 몇 주 동안 장착해 거상.

U(1962, 1966)].

일본에서 교합거상의 실천[1960년~]

일본에서는 나카자와 이사무(Nakazawa Isamu, 1960, 1965)가 Schweizer에게서 배운 지견을 소개, 실천하였고 훗날 학생을 위한 교과서에 지면을 할애해 '치열 부분결손 환자 중에는 oral rehabilitation(교합개량법)의 적용이 되는 증례가 있다.'는 내용을 제시했다(1972). Brecker SC(1966), Hobo(1968) 등은 Schweizer의 oral rehabilitation을 더욱 전개해, 교합거상에 대해서는 [금속과 레진 복합 스플린트를 몇 주 동안 장착(Brecker)], [치료용 레진 교합면판을 3개월(Hobo) 장착]해 증상을 확인한 후 최종보철로 이행하는 방법을 제시했다.

교합거상 스플린트[1970년~]

1970년 이후는 Köber KH(1983), Köber E(1987), Öwall, Käyser, Carlsson(1996), Jørgensen(1999), Nokubi, Igarashi(2000), Igarashi(2009) 등이 2차성(CHAPTER 1 **그림 1** 참조) 저위교합 증례 환자의 결손 보철치료를 할 때 '교합거상 스플린트'를 적용하고 몇 주에서 몇 개월 후에 최종보철로 이행하는 술식을 제시했다.

이상과 같이 근대 치과보철학이 시작된 이래 '교합거상'은 광범위한 결손 보철처치에서 훗날 이야기하는 oral rehabilitation의 일환으로서 치료계획이 수립되고 실시되어 왔다.

현대의 우리들이 본보기로 삼아야 할 것은 다음과 같다.

① **환자 소견의 수집**

② **환자 정보로부터 있어야 하는 '교합고경, vertical dimension of occlusion(VOD)'의 상정, 설정**

- 안모, 세팔로 사진 등을 참고로 하고 또한 최종보철물에 필요한 '거상량'을 특정한다.

③ **상정된 교합고경에 다가가는 임상 step의 전개**

- 임시 교합거상 실시
- 임시 교합거상 장치의 장착, 조정, 관리
- 장착 후 환자의 반응 평가
- 장착 기간의 설정과 종료의 판정

④ **임시 교합거상 장치에서 최종보철물로 이행**

Provisional restoration의 설계와 임상 방법

⑤ **최종보철물의 설계, 장착, 관리, 예후 관리**

임상에서는 위 과정을 신중하게 전개할 필요가 있으며, 이를 위해서는 광범위한 기초 지식과 정확한 임상 방법이 반드시 필요하다.

참고문헌

1. Karolyi M. Beobachtungen über Pyorrhoea alveolaris und Caries dentium. Öster Ung Vierteljahrsschr Zahnheilkd 1902; 18: 520-526.
2. Koller KC. Abnehmbare Brücken und gestützte Prothesen:14-15.
3. Kennedy E. Partial Denture Construction II ed(1942). New York: Dental items of interest publishing, 1951: 215-253.
4. Kazis H. Planning and treatment for bite raising. New York: Dental items of interest publishing, 1943: 64-75.
5. Koller KC. Zahnersatz durch Kronen/Brücken und kleinprothesenj. A barth leibzig 1943 :19-22.
6. Elbrecht A. Systematik der abnehembaren partiellen Prothese: 55-58.
7. Shore NA. Occlusal equilibration and temporomandibular joint. Dydfunction. Philadelphia: JB Lippincott, 1959: 110-111,277.
8. 中沢勇. 東京医科歯科大学歯学部歯科補綴学第一講座抄読会：Shcweizer：Oral Rehabilitation全冊抄読. 1960.
9. Schweizer JM. Oral rehabilitation problem cases. St Lous: CV Mosby, 1964：317-346.
10. Posselt U. Physiology of occlusion and rehabilitation. Blackwell, 1966：242-248, 280-306.
11. 中沢勇, ほか. 咬合改良法（映画）. 口腔病学会総会, 1964.
12. Brecker SC. Clinical procedures in occlusal rehabilitation. Philadelphia: WB Saunders, 1966：239-261.
13. 保母須弥也. オーラルリハビリテーション. 東京：医歯薬出版, 1968：303.
14. Böttger H. Das teleskopsystem in der zahnärztlichen prothetik. Leibzig: JA Barth, 1968：69-74.
15. Singer F, Schön F. Partial dentures. Berlin：Quintessenz, 1970:48-56.
16. 中沢勇. 部分床義歯学. 京都：永末書店,1972：490-506.
17. Körber KH. Konuskrone. Huthig 1983:95-96.
18. Körber E. Die prothetische versorgung des lückengebissess: Behandlung und planung. München Wien：C Hanser, 1987:81,161,252
19. Öwall B, Kayser A, Carlsson G, ed. Dahl B, Olio G. Prosthodontics: Principles and management strategies. London, Baltimore, etc.: Mosby 1996: 193-195.
20. Jørgensen EB. Prosthodontics for the Elderly. Restoration of worn tooth surfaces. Chicago: Quintessence, 1999:130-134.
21. 野首孝祠, 五十嵐順正. 現代のパーシャルデンチャー. 東京：クインテッセンス出版, 2008：113,164,168.
22. 五十嵐順正. 咬合挙上についての検査, 診断, 実施法. In：日本顎咬合学会・編著. 誰にでもできる咬合採得. 東京：ヒョーロンパブリッシャーズ, 2009：99-105.

PART 1

상실된 교합고경과 교합평면

CHAPTER 1

교합붕괴에 이르는 과정

여러 가지 원인으로 치아가 결손된 증례의 결손 보철치료에서, 결손이 생기고 나서 시간 경과가 짧고 단순한 상황인 경우는 교과서 수준의 술식으로 치료에 개입한다면 대체로 해결되고 술자에 따른 치료효과에도 차이가 생기지 않는다.
한편 결손의 상황이 복잡해지면 증례의 대부분이 oral rehabilitation의 수준이 된다. 이러한 경우 술자의 지식과 기량의 차이가 치료효과와 환자의 건강회복 정도에 커다란 영향을 미친다. 이렇듯 치열 결손이 복잡한 상황이 되면 치열 결손 환자를 검사하고 진단해서 치료계획을 세우고 치료 장치를 적용해 기능과 심미성을 회복하는 것은 단순하지 않아서 합리적인 대응을 도모하는 것이 필요하다.

1-1 교합붕괴 증례 및 교합붕괴 직전 증례의 검사와 진단

교합붕괴 증례의 검사와 진단을 위해서는 먼저, 결손 보철의 검사와 진단에 필요한 지식을 정리하는 것이 필요하다. 검사에서 진단에 이르는 과정은 기본적으로 일반적인 병변의 진행에 대한 검사와 진단의 과정과 같다.

술자의 눈앞에 있는 환자의 악구강계 변화가 어떠한 정도까지 진행되었는지를 알기 위해서는 일반적으로 알려진 '치아결손 후 악구강계의 변화'와 비교, 대조한다. 그러기 위해서는 일반적인 변화에 대한 지식이 필요하다. 또한 검사와 진단을 치료에 반영하기 위해서는 별도로 결손 보철 기본원칙의 확인과 최종치료에 앞서 시행하는 보철 전처치에 대한 이해가 필요하다.

1-2 치아결손의 time table—치아결손 후 악구강계의 변화

교합붕괴에 이르는 과정

치아가 상실되는 원인에는 **우식**, **치주질환**, **외상** 등이 있다. 치아결손으로 인해 치열, 상·하악, 턱관절, 저작근에는 어떠한 형태적, 기능적인 변화가 생기는 것일까?

환자의 입장에서 보면 치아가 상실되는 것은 저작, 발음, 감각, 겉모습 등 여러 기능이 저하, 소실되는 것이다. 우리 치과의사의 입장에서 보면 치아를 상실하는 것은 다음을 의미한다.

① 교합이 결여되는 것

② 치근막의 소실로 인해 저작할 때의 감각, 다시 말해서 누르는 감각과 깨무는 감각이 상실되는 것

③ 치조골이 치아와 함께 소실되는 것

이어서 치아결손과 동반하는 시간에 따른 변화와 속발성 장애를 살펴보도록 하자(**그림 1**). 먼저 ❶ 결손치아의 인접치, 대합치의 위치변화가 **이동**, **경사**, **정출**과 같은 상태로 나타난다. 여기에 동반하여 ❷ 결손치아 주변과 치열 안에서 인접 접촉점의 상실을 초래한다. 한편, ❸ 치열의 근원심, 협설, 상·하의 흐트러짐은 결손 치열궁, 대합 치열궁으로 파급된다. 다른 한편으로는 ❹ 인접치와의 사이에 인접

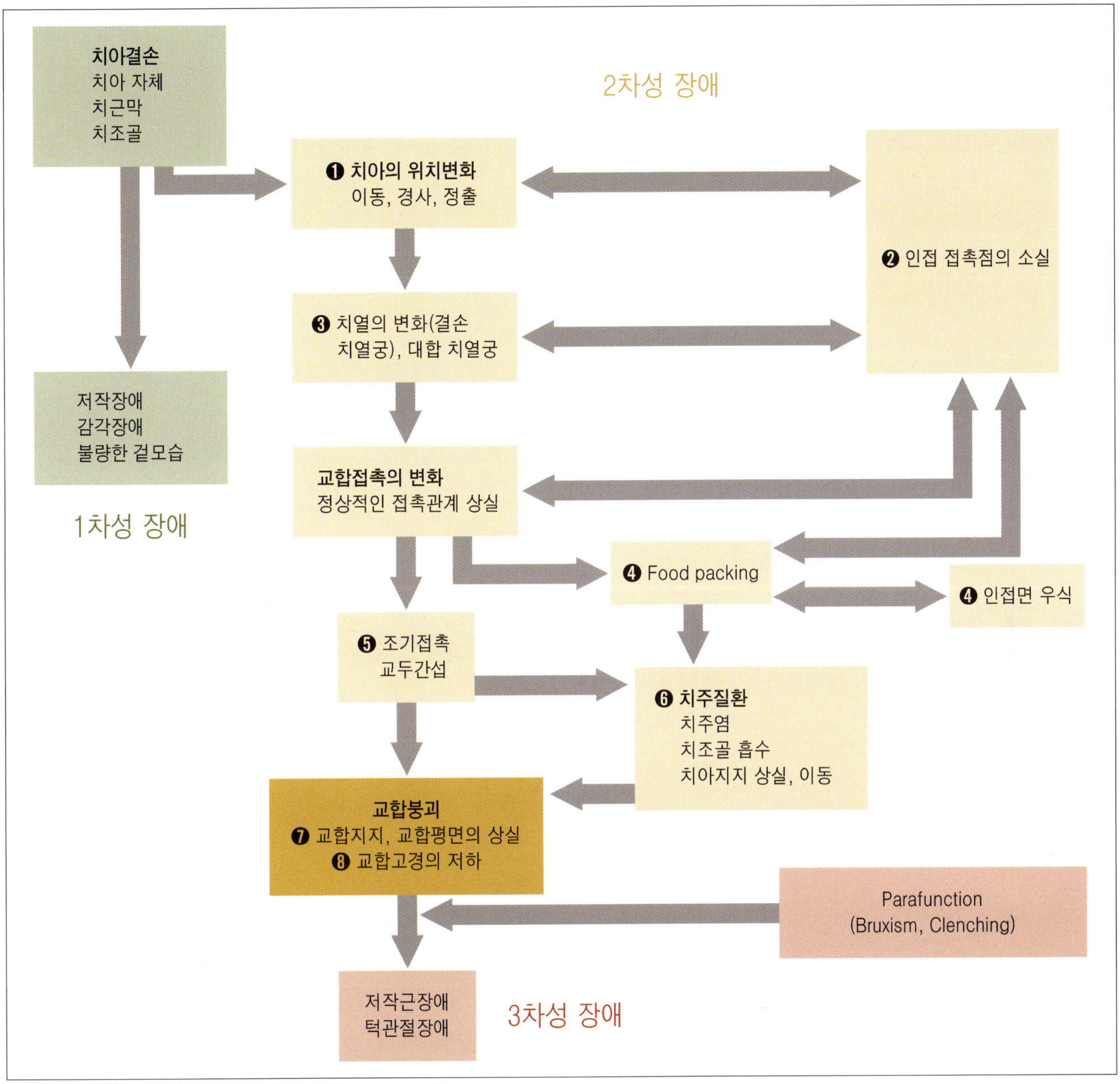

그림 1. 치아결손으로 인한 악구강계의 변화(Ai, Igarashi).

면 우식이 생기기 쉬워진다. 또한 치아 사이의 food packing으로 치주염의 위험성이 높아진다. 이러한 변화는 치아 상실 후 대략 몇 개월에서 몇 년 사이에 나타난다.

나아가서는 ❺ 상·하 치열에 의한 교합접촉은 정상적인 관계를 상실해 개개 치아의 조기접촉이나 교두간섭이 발생한다. 그리고 ❻ 치주염의 악화 요인인 교합압의 불균등한 배분이 생겨 치주염이 진행되고, 새로운 치아의 결손이 생기는 계기가 된다. 한편, ❼ 교합접촉점이 흐트러져 하악위, 교합위의 변화를 만든 결과 교합평면의 왜곡, 교합지지의 상실을 보인다. ❽ 결과적으로 교합고경의 저하가 일어난다.

이들 변화는 치아가 상실되고 나서 몇 년 후에 나타난다. 이러한 상태를 교합붕괴라 부른다.

악기능장애에 이르는 과정

이렇게 해서 치아결손의 악순환이 진행되고 동시에 왜곡된 하악위는 저작기관을 구성하는 저작근, 턱관절 운동에 장애가 되어 근육과 관절의 통증, 잡음, 하악운동 억제 등을 야기할 가능성이 있다. 이 상태가 방치되면 악구강계의 운동을 지배하는 신경근기구도 장애를 받는다. 특히 치아결손 후의 형태적인 변화에 더해 교합력의 균형이 무너지는 비정상 기능(parafunction)을 동반하면 최종적으로는 악기능장애에 이른다. Parafunction 중에는 종종 문제가 되는 bruxism과 clenching 외에도, 부적절한 보철물이 장착되었기 때문에 '씹으려고 해도 씹을 수 없는' 상황이 되어 노력해서 씹으려고 하는 사이에 parafunction이 되어버리는 경우도 많다.

Ai 등(1981)은 이상과 같은 악구강계의 여러 변화를 그림 1과 같이 정리해 치아결손으로 인한 속발성 장애를 아래의 3단계로 나누어 현상을 분명히 밝히고 있다.

① 환자가 인지하는 단계……1차성 장애
② 치아결손이 교합붕괴에 이르는 단계……2차성 장애
③ 악기능장애에 도달하는 단계……3차성 장애

결손 보철을 시행하기 위해서는 여기서 서술한 치아결손으로 인한 악구강계의 변화에 대한 지식이 반드시 필요하다고 할 수 있다.

1-3 교합붕괴 증례에 대한 치료개입

앞에서 서술한 2차성 장애의 최종단계에 위치하는 것이 '교합붕괴'이다. 교합붕괴의 병태가 나타나는 것은 대부분 ① 치주질환에서 기인하는 경우와, ② 우식 발생과 뒤이은 치과치료의 결과로 치열 결손이 생기고, 이 상태가 오랜 기간 방치되어 교합에 동반하는 힘의 균형이 나쁘면 치아파절 등도 더해져 교합의 붕괴가 시작되는 경우이다.

교합붕괴의 병태

치열 결손이 생기고 거기에 적절한 치료개입이 이루어지지 못해 결손치열이 시간 경과의 변화를 거치면 아래와 같은 증상이 나타나 교합붕괴의 병태가 진행된다.

① 잔존치의 위치변화

결손부위를 향한 경사, 대합치열의 결손부위를 향한 정출, 상·하악 치열의 흐트러짐 등

② 다양한 교합붕괴

이들 병태가 고정화되어 가면 개개 치아의 위치이상에 이어 교합평면의 상실, 교합지지의 상실, 교합고경의 저하 등이 생긴다.

교합붕괴의 회복

대부분의 경우는 여러 가지 보철물을 적용한 결손 보철치료를 통해 교합붕괴를 회복한다. 이때 정상 생체에서 영위되는 생리적인 기능 상태를 목표로 한 치료와 회복을 계획한다. 따라서 술자에게는 생리적인 지식과 그에 기반을 둔 치과보철학적 기술이 필요하다. '지식에 기반을 두지 않은 기술은 무모하고, 기술을 실현할 수 없는 지식은 불필요하다.'라는 말이 있다.

위에 기록한 변화가 초기 단계이고 작은 변화일 때는 임상적 대응이 국소적이므로 어렵지 않다. 그러나 오랜 기간 방치된 후에 대응하는 경우에는 악구강계에 관한 과학적 배경을 총동원해 임상적으로 대응하는 것이 요구되어 결손 보철치료의 치료법 중에서도 가장 어려운 고도의 지식과 기술을 필요로 하는 병태가 된다. 병태가 경도일 때 환자에게 치과치료를 권유하는 것은 이것 때문이다.

병적인 상태를 치료하여 정상 상태 또는 정상에 가까운 상태로 만들기 위해서는 먼저 검사와 진단을 통해 현재 상태가 얼마나 정상 상태와 다른지를 분명하게 할 필요가 있다. 그러기 위해서는 기본적으로 '정상 상태'란 어떠한 것인지를 아는 것이 반드시 필요하다.

CHAPTER 2

전악의 치주질환, 고도 우식, 교모 환자의 보철치료

전악의 치주질환으로 치아를 치근분할(hemisection) 하거나 치아가 결손된 경우, 고도의 우식으로 치아의 결손이 생긴 경우, 그리고 교모가 생긴 경우를 일반적인 치관수복이나 브릿지로 보철치료 하면 치주와 치근 청소에 어려움이 생기는 경우가 많다. 이러한 경우에 가철성 브릿지를 적용하면 결손부위 pontic의 '자정성'에 대해서는 제한이 사라지므로, saddle type이나 flange type 설계도 가능해져 청소관리에 유리하고 환자의 장착감은 향상된다.

2-1 전악의 치주질환에 동반하는 교합붕괴–치료의 포인트

중도의 치주질환으로 치주염이 전악에 파급된 경우는 치주치료학적으로 치료계획을 세우고, 기본적으로는 되도록 잔존치를 보존하는 방향으로 치료를 진행한다. 그리고 당연한 이야기이지만 치료 후 최종적인 환자 악구강계를 이미지한 goal을 목표로 하는 것이 중요하다.

보존 방법의 검토

치주치료 전문의가 최종 goal로 삼는 것과 보철 전문의의 최종 goal이 서로 다른 경우도 있을 수 있는데, 결국 최종 goal은 교합의 재구성이라는 관점에서 검토해야 할 것이다. 치주질환의 결과로서 상·하 치열의 흐트러짐과 결손이 있으면 주변 치아의 위치이상과 대합치의 정출 등이 야기되고, 이는 교합붕괴가 시작되는 하나의 원인이 된다. 치주치료를 시작하는 검사 단계에서 일부 치아의 보존을 단념하는, 예를 들어 전략적 발치를 선택한 후에 치주치료를 하고 마지막으로 결손 보철치료를 선택하는 경우도 있다.

수복 양식 및 보철 양식의 검토

치근을 분할해 치아를 보존하거나 치근분지부병변을 치료한 후 보철적으로 이용하는 경우의 결손 보철치료에서는 치주조직 청소성 유지와 보철물 설계의 2가지 관점에서 적용하는 보철 양식을 충분히 검토해야 한다. 따라서 치주보철에서 이야기하는 술자 가철식 브릿지(Amsterdam)나 telescope 가철성 브릿지가 적용되고 거기에 대한 임상적 평가가 중시된다.

최종적인 보철치료 계획을 예견하지 못하고 잔존치를 쓸데없이 남기는 것은 오히려 치료계획을 복잡하게 만드는 경우도 있다는 점을 고려해야 한다.

청소성의 유지

잔존치 주위의 청소성이라는 관점에서 보면 고정성 브릿지보다 가철성 브릿지가 우수하다는 사실은 논할 여지도 없다. 고정성으로 아무리 '자정성'이 있는 pontic을 설계해서 치간칫솔, super floss 등 치아 사이와 pontic 기저부 전용의 도구를 환자에게 교육해 실제로 실행해보도록 해도, 유감스럽지만 치태조절은 완전하다고 할 수 없다. 이러한 경우에 '가철성'이라는 요소를 가미할 수 있다면 청소성은 비약적으로 향상된다. 그리고 가철성 브릿지에서는 장래 지대치의 상실에 기동적으로 대응할 수 있다는 점이 고정성 브릿지와 커다란 차이점이다.

문제는 술자의 기술과 환자의 부담인데, 술자는 기술을 획득하도록 노력하고 비용은 환자의 입장이 되거나 술자 자신이 부담하는 쪽에 서서 유연하게 대응하는 것이 바람직하다고 생각한다.

상악 전체 치아 11개를 청소성이 높은 가철성 브릿지로 연결고정 해 33년이 경과한 증례

증례의 난이도

Kennedy 분류: 상악 Ⅱ급, 하악 Ⅲ급

Eichner 분류: B1

증례의 개요

초진 때 환자의 나이는 49세. 중도의 치주질환으로 필자가 쇼와대학 재직 중에 치주과 교수님이 수술을 포함한 고도의 치주치료를 실시했고, 그 후 필자가 보철치료를 담당했다. 1981년 2월의 시점에서 상악 전치와 구치는 임시고정되어 있었다. 이들 잔존치에 konuskrone telescope를 적용한 가철성 브릿지로 연결고정해 기능을 회복하고 33년 동안 경과를 관찰하고 있다.

여기서는 동적인 치료까지는 아니지만 이러한 증례를 경과 관찰할 때의 관리에 대해 다루어보고자 한다.

주소

지속적인 치료를 받고 싶다. 현 상태에서 증상은 없다.

기왕력

1980년 무렵부터 쇼와대학 치과병원 치주과에서 전문의의 치료를 받아 치주치료를 마친 후, 치과보철과에서 telescope 가철성 브릿지를 이용한 전악 치료를 하여 1983년에 치료가 끝났다. 그 후 치주과와 치과보철과에서 계속치료(supporting periodontal therapy)를 받고 있다.

현재 상태

지대치의 동요는 거의 보이지 않고 probing pocket depth는 모두 2mm 이하이다. 치주치료를 통한 정확한 관리가 오랜 기간 유지되고 있다. X-ray 소견에 의하면 치관/치근 비율은 반드시 정상이라고 할 수 없고, bony stability가 불량하긴 하지만 동요는 증가하지 않은 상태를 볼 수 있다.

치조제의 상태

#16, 17은 유리단 결손이지만 대합치열인 하악이 #44~46 브릿지이기 때문에 연장하는 자정성 pontic 아래의 치조제에 의한 지지는 기대하지 않는다. 지대치가 다수 존재하고 교합지지는 충분히 얻어져 있다.

치료계획

하악 구치부는 브릿지로 보철치료 할 계획이었으므로 #16~26의 교합접촉을 회복하는 설계로 하여 유리단 의치를 피했다.

전처치

광범위의 치주치료가 완벽에 가깝게 실행되었다.

교합평면의 회복과 교합고경 거상의 포인트

필자가 시행한 telescope 유지장치를 이용한 가철성 브릿지 중에서도 이 증례는 이제까지 최대의 지대치 수를 기록한 증례이다. 이유는 치주치료 후의 연결고정 장치라는 조건과 '치열 위의 설계'라는 조건이 있었기 때문이다. 후자는 의치의 구성을 단순화해서 쓸데없는 주연결장치를 만들지 않고 환자의 감각을 배려한다는 의미에서 중요하다. 타협하지 않는 설계가 중요시되는 이유이다.

본 증례에서는 담당 치과기공사가 일반적인 konuskrone를 modify하여 'parallel konus'라 불리는 순협측 konus 각도를 0도로 제작한 결과 전장(facing)에 필요한 공간은 확보할 수 없었는지 모르지만, 유지력이 비정상적으로 높아 환자 스스로는 거의 철거할 수 없는 '가철성' 브릿지가 되고 말았다. 그렇기 때문에 맨 처음 '가철성'을 조건으로 부여한 치간 하부 고형공극 형태를 폐쇄형에서 자정형(sanitary type)으로 변경할 수밖에 없었다.

교합고경은 기존의 상태에서 보철치료를 시행했다.

증례의 경과

1983년에 장착한 가철성 브릿지는 33년이 지난 현재도 충분히 기능하고 지대치에 커다란 문제도 없다. 하악은 치주치료 후에 #36과 #46 결손을 #44~47 및 #34~37의 고정성 브릿지로 보철했는데 2012년 현재 #34, 37이 치근파절로 상실되어 유리단 의치가 되었다.

환자는 평소 의치를 철거하지 않고 구강청소를 하고 있는데 지장은 없다. 그러나 맨 처음 의치 제작에서 가철성을 더 충분히 부여했어야 했다고 후회되는 증례 중 하나다.

현재 1년에 2~3회의 주기로 recall check을 위해 치주과와 치과보철과 외래에 다니고 있다(**그림 1a~d**).

상악 전체 치아 11개를 가철성 브릿지로 연결고정 해 33년이 경과한 증례

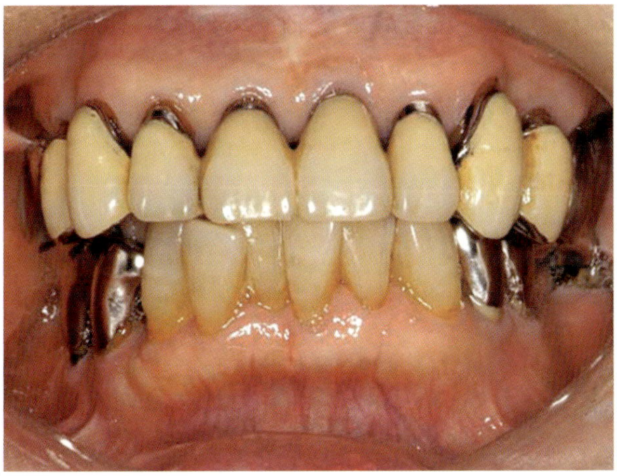

그림 1a. 보철물 장착 후 33년. 상악에는 가철성 브릿지를 장착했다.

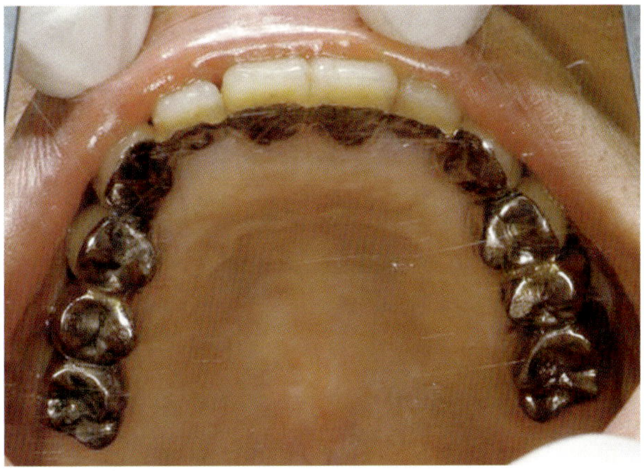

그림 1b. 상악 가철성 브릿지는 치열 위에 설계했다.

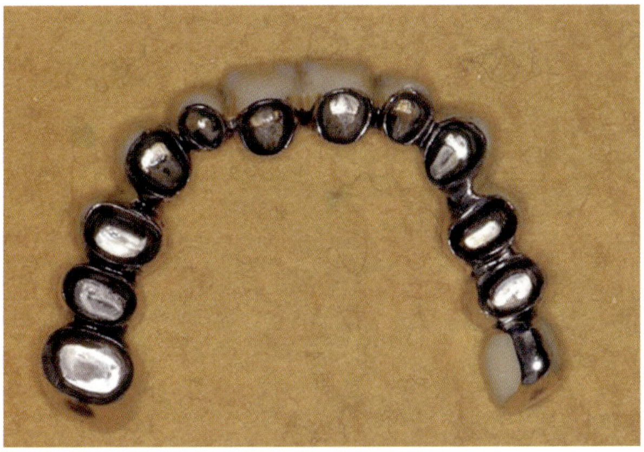

그림 1c. 상악 가철성 브릿지. 지대치는 11개 치아. #16 pontic은 자정형(sanitary type).

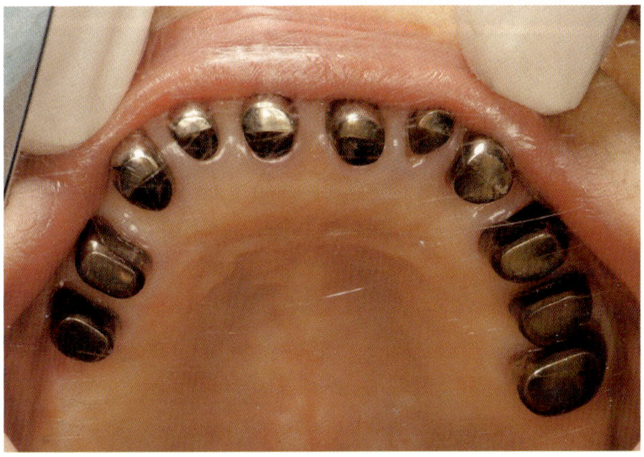

그림 1d. 상악 잔존치는 연결고정 했다. 치주 염증의 징후는 없다.

전악 치주치료 후에 많은 중간결손이 생겨 자정성이 높은 가철성 브릿지로 보철한 증례

증례의 난이도

Kennedy 분류: 상악 Ⅲ급 2류

Eichner 분류: B3

증례의 개요

니가타현 조에쓰시에 거주하는 62세 여성. 다년간 치과치료를 받아왔다. 상악에는 건전한 자연치가 없고 모두 크라운-브릿지로 수복, 보철처치가 되어 있다. 원래 우식, 치아 파절 때문에 보철된 치아가 최근 치주질환에 이환되어 치주과의 소개로 전악의 보철치료를 원해 치과보철과에 내원했다.

주소

전치의 심미성을 개선하고 싶다.

기왕력

30대 때부터 여러 치과의원에서 부분적인 보철치료를 받았다. 최근 후방 치아의 이완과 동요를 느껴 가까운 의원에서 전악의 치주치료가 필요하다는 이야기를 들었지만, 대학병원에서 치료받기를 원해 소개로 치주과에 내원했다. 치주치료 후 보철치료를 원해 치과보철과 외래에 내원했다.

현재 상태

잔존치는 모두 보철물의 지대치이고, #26 이외에는 실활치이다. 잔존치는 전문의의 치주치료를 받은 후의 상태로 지대치의 동요와 probing pocket depth는 거의 정상이지만, 특히 #26은 구개치근이 다른 치근과 이개되어 치근분지부가 노출되기 직전의 상태이므로 협측의 2개 치근만 분할하는 것이 형태적으로는 단순하다(**그림 2a~f**).

치조제의 상태

#24, 25 결손부위 치조제는 협측의 흡수가 약간 많아서 flange 형태로 보철치료 해야 한다고 생각한다. 우측과 전치 결손부위는 saddle pontic으로 충분히 회복할 수 있다고 생각한다.

치료계획

전악 telescope 가철성 브릿지로 제작한다.

검사, 진단 결과 교합고경은 현재의 상태 그대로 최종보철치료를 할 수 있다고 판단했다. 가철성 브릿지이므로 환자에 의한 착탈이 가능해 결손부위의 pontic은 saddle type 및 flange type를 적용할 수 있다고 생각되었다.

전처치

전문의가 전악에 미치는 치주 전처치를 시행해 보철치료 개입을 할 때 잔존치는 모두 probing pocket depth가 2mm 정도이었으며 비정상 동요를 보이는 치아는 없었다.

교합평면의 회복과 교합고경 거상의 포인트

"의치는 싫다."는 환자의 희망을 실현하고 구강 내 현재 상태에 대응할 수 있는 것은 가철성 브릿지라는 사실을 설명하고 동의를 얻었다. 먼저 전악 provisional restoration을 준비한 후 모든 잔존치를 지대치 형성하고 예비인상을 채득했다. 모형에서 개치 트레이, 개인 트레이를 준비해 정밀인상을 채득했다.

각각 치아의 내관을 완성한 후 transfer coping을 준비해 내관의 위치 결정을 위한 인상을 채득했다. 이 과정에

전악 치주치료 후에 많은 중간결손이 생겨 가철성 브릿지로 보철한 증례

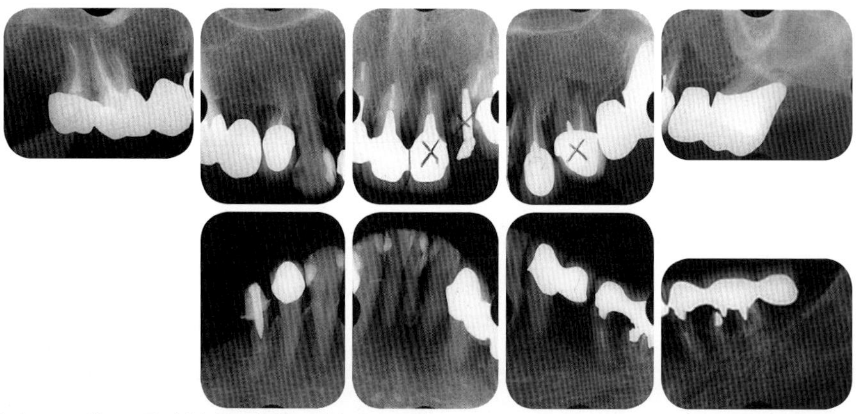

그림 2a. 초진 X-ray 사진. ×표시는 보존이 불가능하다고 생각되는 부위.

앞서 전악 provisional restoration을 #13~23의 원심에서 일시적으로 분할하고, provisional restoration을 구강 내에 되돌린 상태에서 내관을 가착한 상악의 교두감합위 check bite를 채득했다. 이어서 전치부에도 내관을 가착하고 인상재 regular body로 check bite의 부족분을 보충해 안정시켰다. 이런 방법으로 정확한 교합채득을 시행했다.

의치의 설계는 #24, 25 부위에 대해서는 flange가 있는 의치 형태로 제작하여 실질 결손의 보철과 함께 앞으로 #26이 상실될 가능성에 대응했다. 의치 구조는 금합금을 적용했는데 INZOMA structure(Ivoclar Vivadent)를 응용해 가급적 경량화하려고 노력했다.

가철성 브릿지 장착 직후 의치의 유지력은 약간 낮았지만 장착 1주 후에는 정상 상태가 되었다(**그림 2g~k**).

교합고경은 기존의 상태에서 보철치료를 시행했다.

증례의 경과

가철성 브릿지 장착 후 처음에는 2주와 4주 후, 그 다음에는 1개월 주기로 경과를 관찰했다. 이어서 하악 양측의 고정성 브릿지를 다시 치료했다. 최근에는 상태가 안정되었으므로 치주과와 함께 장착 후 4년 동안 6개월에 한 번 꼴로 경과를 관찰하고 있다.

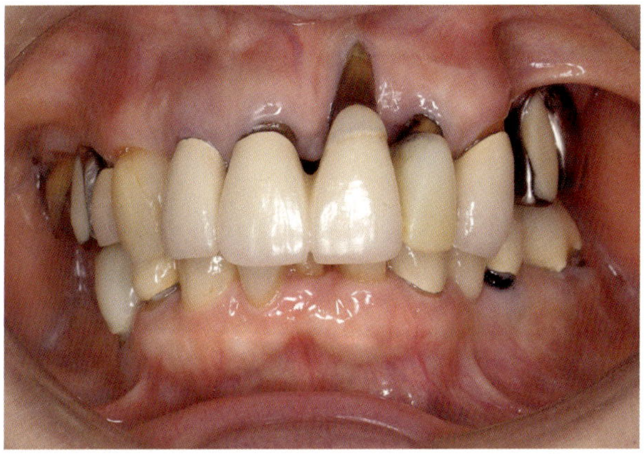

그림 2b. 초진의 구강 내. 치주치료 후에 치은이 많이 퇴축된 부위를 볼 수 있다.

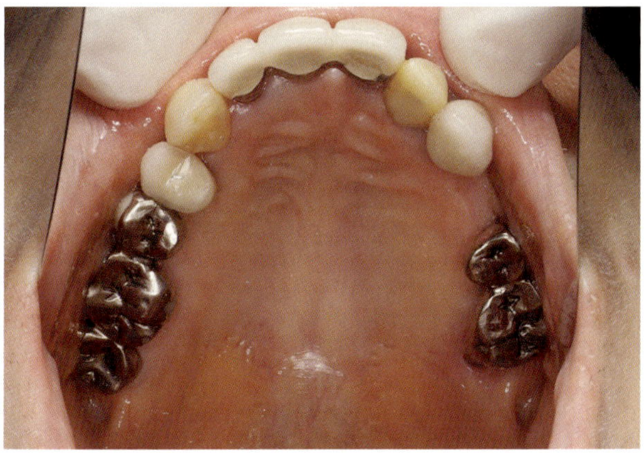

그림 2c. 초진. 상악은 중간결손 부위가 많은 상태이다.

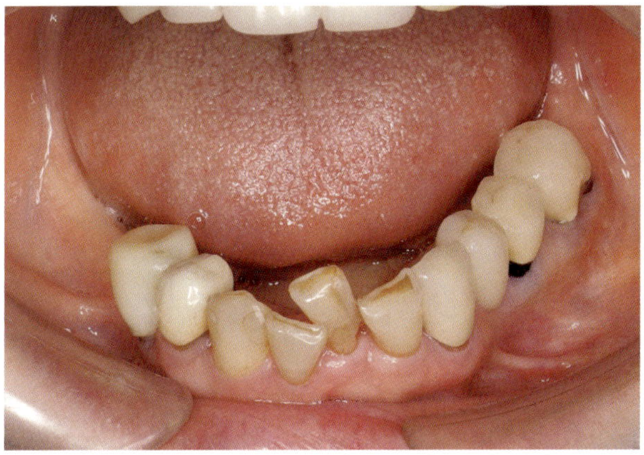

그림 2d. 초진. 하악에서는 적합 불량 수복물을 볼 수 있다.

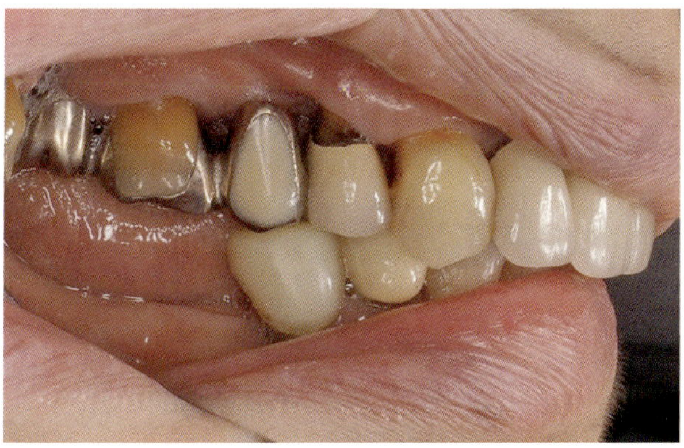

그림 2e. 초진의 우측면.

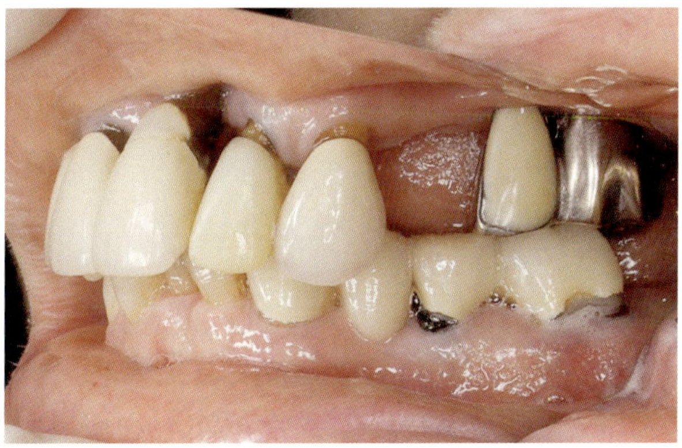

그림 2f. 초진의 좌측면.

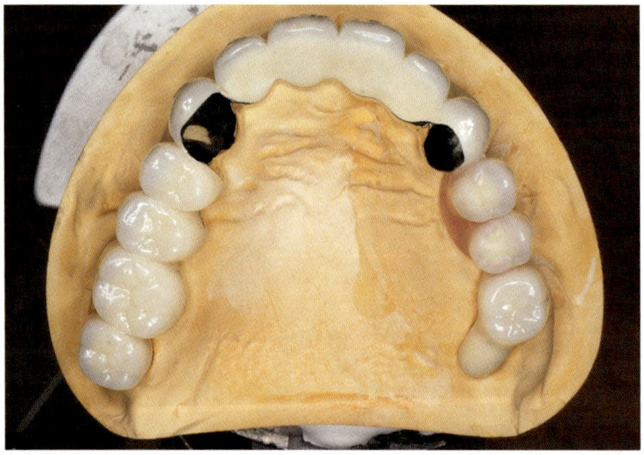

그림 2g. 가철부 완성. #13, 23은 견치유도 확보를 위해 facet(가이드면)을 금속으로 회복했다.

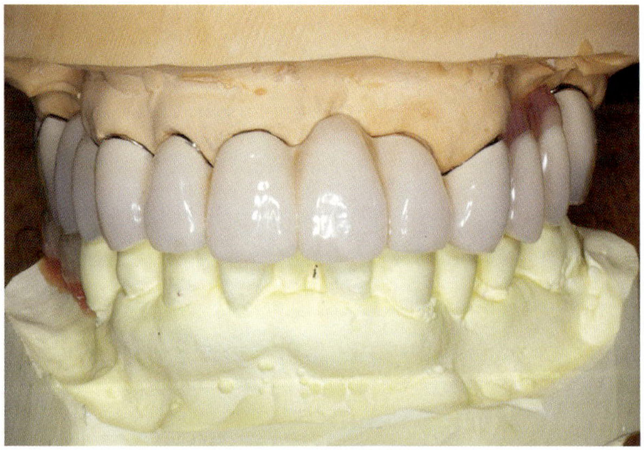

그림 2h. 심미적 회복은 기공사의 기술.

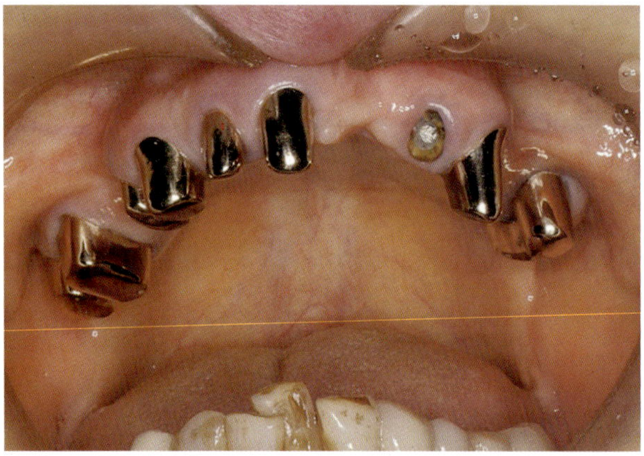

그림 2i. 장착된 내관.

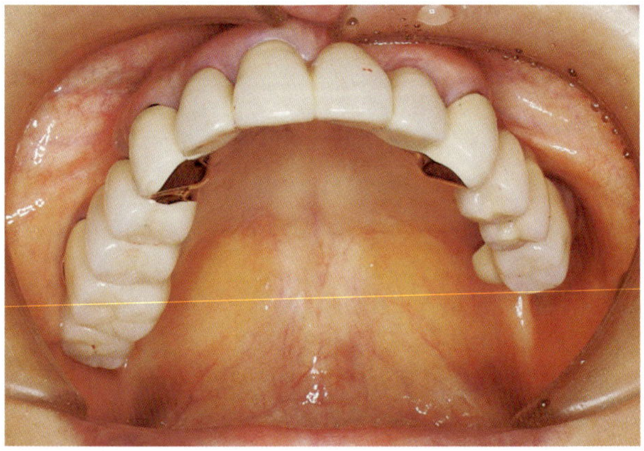

그림 2j. 가철성 브릿지 장착.

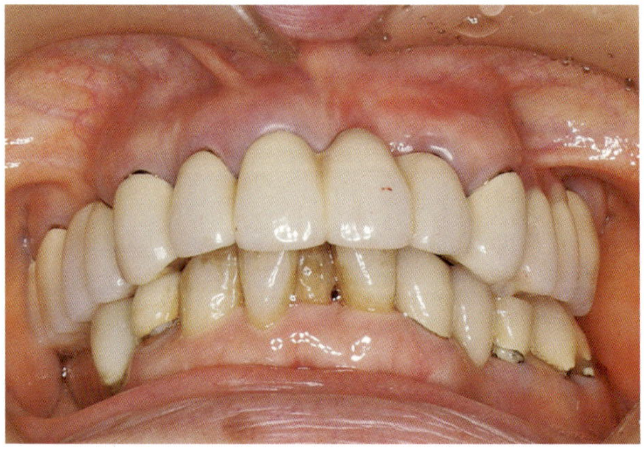

그림 2k. 심미적으로 회복되었다. 현재 장착 후 4년이 경과하고 있다.

2-2 우식으로 인한 교합붕괴—치료의 포인트

청소성의 유지

우식으로 인한 교합붕괴는 아마도 가까운 미래에는 소멸될 질환이라는 기대도 있지만 현재까지는 아직 존재한다. 이는 ① 유년기부터 우식의 경향이 높다→ ② 청소년기에 대부분의 자연치가 우식에 이환되고 치과치료를 통해 치수치료, 치관수복치료를 받는다→ ③ 청소년기 이후 중년이 되면 수복물, 보철물의 적합이 불량하므로 이차우식, 치관파절 등이 생겨 대규모의 재치료가 필요한 경과를 거친다.

현재의 임상에서 고정성 크라운-브릿지의 적합은 20~30㎛ 정도의 오차로 재현될 텐데, 단독관 등에서는 40년 이상 양호한 예후를 보이는 증례도 있다. 그러나 지대축조된 치근의 파절, 축조체의 부적합, 크라운 자체의 부적합으로 인해 이차우식이 생기고 우식이 진행되면 탈락의 원인이 된다. 이 상태는 수복물과 보철물의 내측에서도 진행된다.

이러한 경우 이전 수복물과 보철물을 제거하면 원래의 지대치 중에서는 보존 불가능한 상태를 보이는 것도 있어서 실질 결손을 고정성 보철물로 수복할 수 없는 경우가 있다.

수복 양식 및 보철 양식의 검토

결손이 생기면 국소의치로 수복할지, 임플란트로 수복할지와 같은 '이분법'으로 생각할 것이 아니라 가철성 브릿지라는 제3의 선택을 고려하는 것 또한 임상적으로 효과적이다. 이는 수십 년의 장착 예후 성적이 증명하는 것이다.

유년기부터 우식활동성이 높은 상태 그대로 성인이 되어 영구치열이 붕괴된 증례

증례의 난이도

Kennedy 분류: 상악 Ⅲ급 4류

Eichner 분류: A1

증례의 개요

환자는 1979년 당시 21세의 여성. 할머니 밑에서 유년기를 보냈는데, 범발성 우식으로 고민했다고 한다. 도쿄의과치과대학 치과보존과에서 대부분의 잔존치에 근관치료를 받고 소개로 치과보철과 외래에 내원했다. 당시 정중구개봉합 부위를 확대한 후 크라운-브릿지로 치료하는 방법도 고려되었지만, 전악 konus telescope 가철성 브릿지로 보철하기로 하고 술후 36년이 경과한 증례이다.

주소

주걱턱을 치료하고 싶다(**그림 3a, b**).

기왕력

할머니와 함께 유년기를 보냈는데 항상 달콤한 것을 간식으로 먹었다고 한다. 영구치열이 완성될 무렵에는 우식 치아가 많아졌고, 사춘기에는 #14, 16, 26 및 #45, 46을 어쩔 수 없이 발치했다. 19세 때 도쿄의과치과대학을 소개받고, 먼저 치과보존과에서 개개 치아의 보존치료를 받았다. 2년 후 치과보철과 외래에 내원했다.

잔존치(지대치의 동요, probing pocket depth, X-ray 사진, 치관/치근 비율)

상악에서는 #13, 15, 17, 23을 제외하고 #11, 12, 21, 22, 24, 25, 27은 근관치료 된 치아인데 #12, 22는 발치가 필요했다. 하악에서는 #33, 34, 45, 48을 제외하고 #31, 32, 37, 38, 41~43, 47은 근관치료 된 치아이다. 상악과 하악의 치열궁 크기 사이에 discrepancy가 있어서 over jet가 역전된 반대교합 상태이다. 전악의 치주조직은 건강하고 구강청소지도를 충실히 실행하면 더 이상 우식은 생기지 않을 것으로 생각한다(**그림 3c, d**).

치조제의 상태

많은 중간결손부위의 치조제 흡수는 적어서 saddle은 필요하지 않고 pontic으로 보철할 수 있다.

치료계획

하악은 고정성 크라운-브릿지로, 상악은 치열궁의 형태를 개선하기 위해 가철성 브릿지를 적용해 over jet를 정상으로 개선하고 특히 전치부의 심미성 회복을 위해 노력하기로 했다.

전처치

현재의 교합상태에서 근관치료 된 치아를 metal core를 이용해 축조하고, 임시 수복물을 장착했다. 보존이 어렵다고 생각했던 #12, 22는 사전에 발치했다.

유년기부터 우식활동성이 높은 상태 그대로 성인이 되어 영구치열이 붕괴된 증례

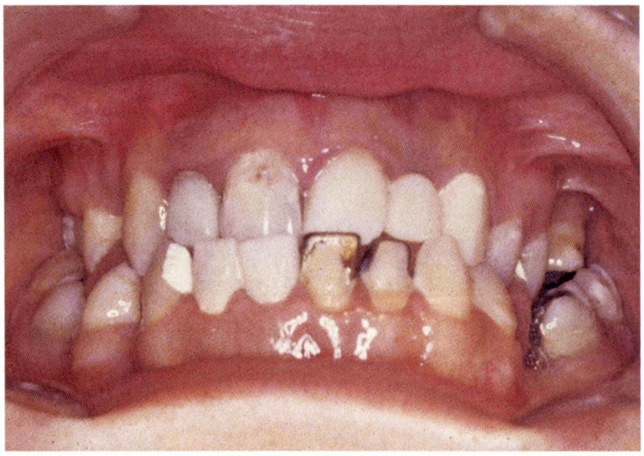

그림 3a. 치료를 시작할 때, 상·하악에 근관치료 된 치아가 다수 존재한다.

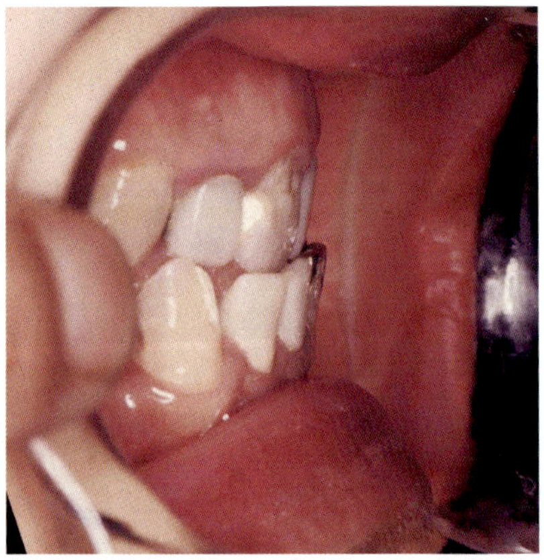

그림 3b. 전치는 반대교합.

그림 3c. 반대교합과 많은 중간 결손을 동시에 보철하는 가철성 브릿지를 선택해, 내관을 시작한 후 #17, 27에 임시 수복물을 장착하고 교합채득을 시행했다.
그림 3d. 내관 위치 결정을 위한 인상채득 후 작업모형과 내관.

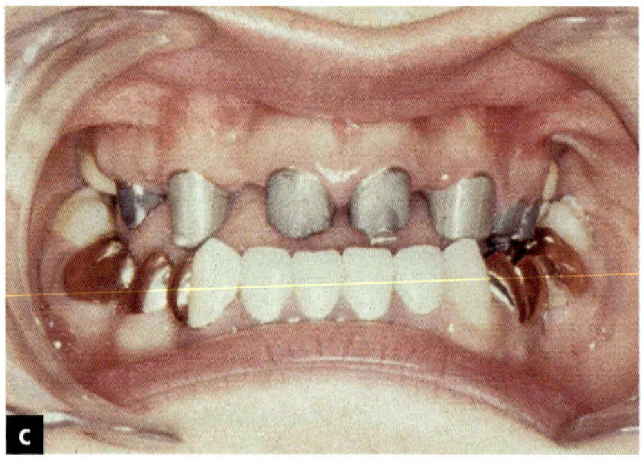

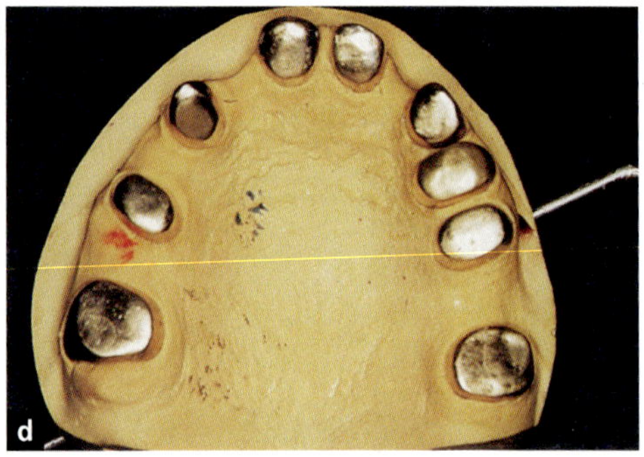

그림 3e. 외관 가철부는 7조각으로 분할해 제작하고 나중에 납착했다.
그림 3f. 상악 가철성 브릿지 완성(1979년).

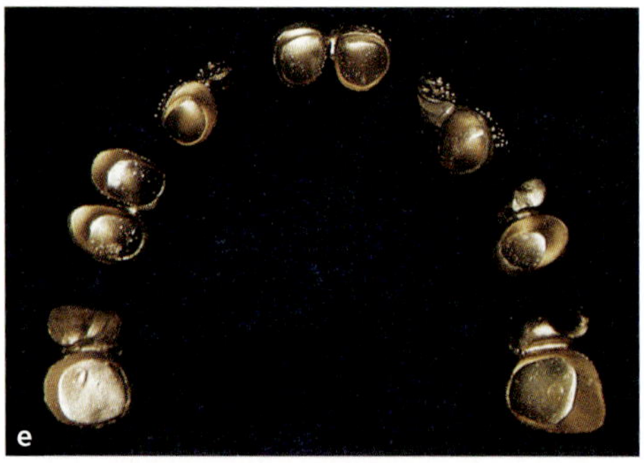

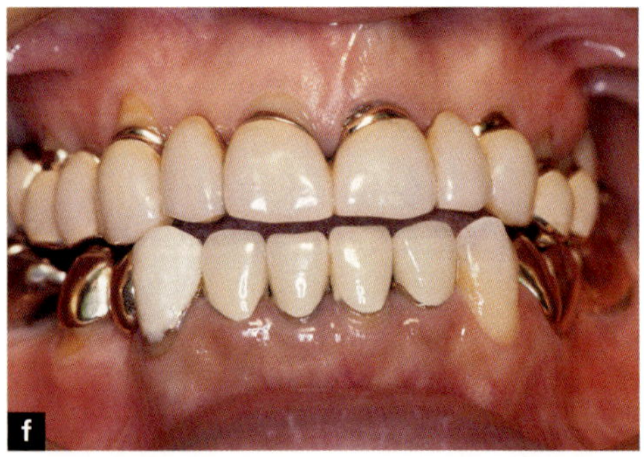

그림 3g, h. 구강 내, 내관의 상태(1979년).

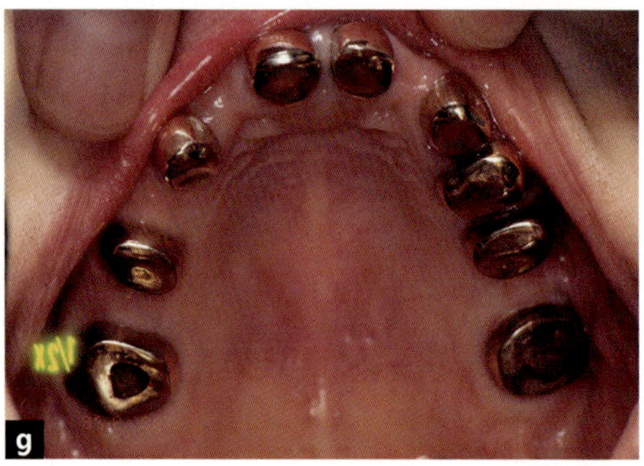

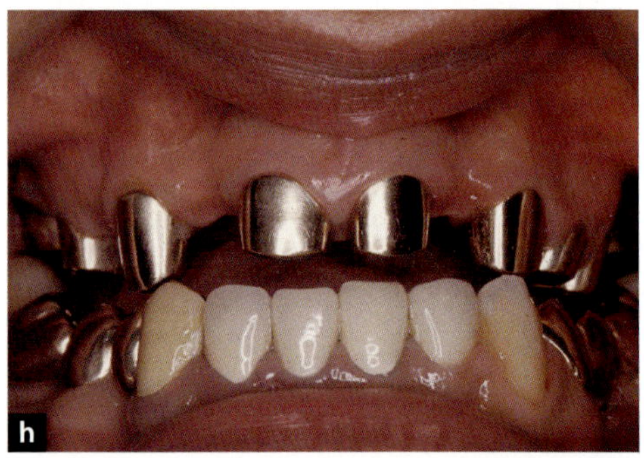

교합평면의 회복과 교합고경 거상의 포인트

교합고경은 기존의 상태에서 보철치료를 시행했다.

의치제작의 포인트

#11, 13, 15, 17, 21, 23, 24, 25, 27의 9개 치아를 konus 의치의 지대치로 사용하고 각각의 내관에 적절한 형태를 부여했다. 외관은 2개 치아씩 묶어 한 조각으로 제작하고 나중에 6곳을 납착했다. #16, 26부터 전방은 전장(facing)했다. 하악은 고정성 브릿지와 PFM 단독관으로 보철했다(**그림 3c~h**).

증례의 경과

이 모든 치료는 술자가 32세 때 도쿄의과치과대학 치과보철과 외래의 조수로 근무할 당시 장착한 보철물이고, 그 후 1993년에 쇼와대학에서 상악 가철성 브릿지의 전장(facing)을 모두 교환했다(**그림 3k, l**).

2012년 다시 경질 레진의 전장(facing)을 모두 교환했다. 가철성 브릿지는 장착 후 33년이 지났다(**그림 3m**).

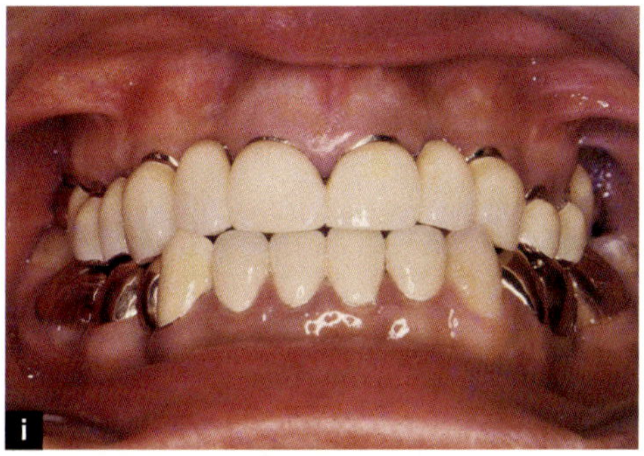

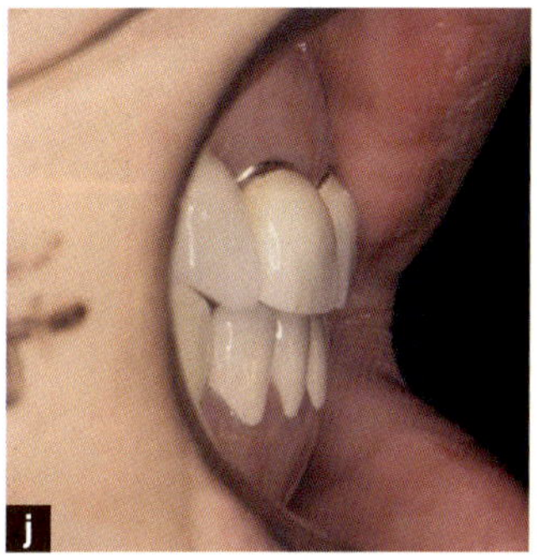

그림 3i. 가철부의 심미성.
그림 3j. 반대교합도 가철부로 개선.

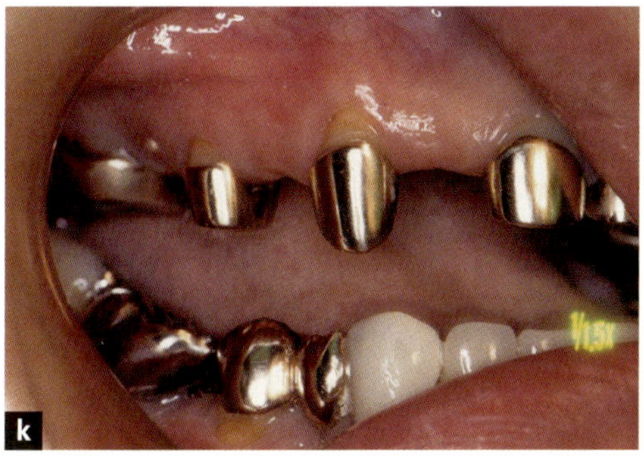

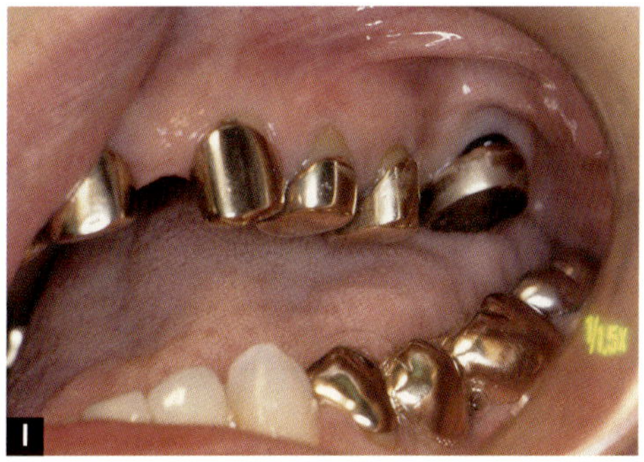

그림 3k. 우측면 모습(1993년). 내관 주위에 치은퇴축이 보인다.
그림 3l. 좌측면 모습(1993년).

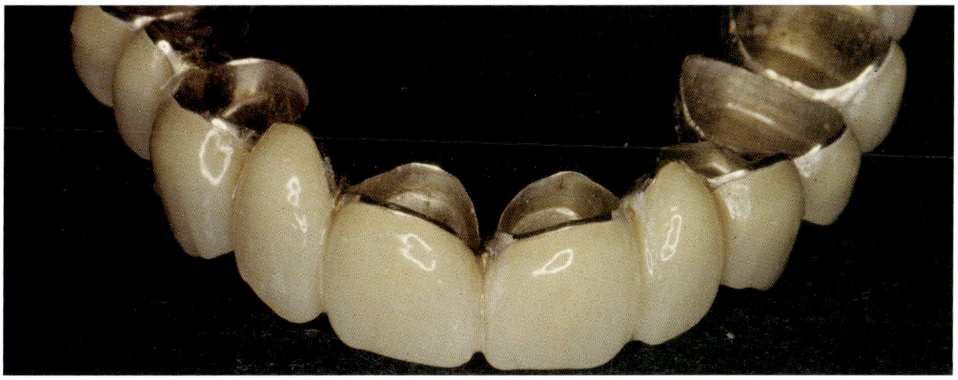

그림 3m. 가철성 브릿지의 상태(2012년).

2-3 Tooth wear(교모, 산부식)로 인한 교합붕괴—치료의 포인트

교모

영구치열이 완성되고 나서 시간의 경과와 함께 저절로 bruxism이 생기는데, 주로 grinding하여 상·하악 영구치열이 맞물려 마모되어 가는 것을 교모라고 한다. 환자가 임상증상을 호소하지 않으면 악구강계의 작용점인 상·하 치열이 다른 제어 시스템을 따라 adaptation(수용)해 가는 과정이라고도 할 수 있다.

그림 4a~c는 심한 교모를 보이는 65세 남성의 구강 내 상태인데, 교모로 인해 잉카족 사람처럼 구치부의 근원심 폭경이 줄어 제3대구치가 정상으로 맹출된 상황을 보인다.

치질의 결손이 생긴 경우에 수복, 보철학적으로 대응하기 위해서는 ① **더 이상의 교모를 억제하기 위해 보철물의 교합면에 자연치보다 낮은 경도의 재료를 적용하고,** ② **평형교합(balanced occlusion)은 절대 피하고 견치유도를 선택하는** 등의 배려가 필요하다.

수복 양식 및 보철 양식의 검토

자연치와 대합하는 교합면의 재료로는 porcelain이 종종 적용된다. 그러나 현재 견치유도가 비록 확보되어 있어도 수년 후, 10년 후, 20년 후에 견치유도가 영원히 계속된다고는 할 수 없다. 오히려 사람의 일생에서 anterior guidance의 변화와 마찬가지로 **견치유도**는 시간의 경과에 따라 **group형 유도(group function type)**로 변화하고, 이어서 **편측성, 양측성 평형교합(balanced occlusion)**으로 변해간다. 따라서 교합면 재료로는 심미성은 결여되지만 type Ⅳ 금합금이 가장 적당한데, 오랜 임상경험을 바탕으로 보면 **현재 심미적인 영역에서 자연치열의 대합면에는 경질 레진을 안심하고 적용할 수 있다**고 생각한다. 경질 레진은 chipping 등의 파절이 생겨도 보수할 수 있다는 장점도 있다.

그림 5a~w의 증례는 상악의 porcelain full 브릿지로 인해 '멋지게' 교모가 생긴 것을 보여준다. 교합면에 porcelain을 적용하는 것은 충분한 배려가 있어야 한다. 왜냐하면 그 수복물이 대합하는 자연치에 손상을 줄 가능성이

교모

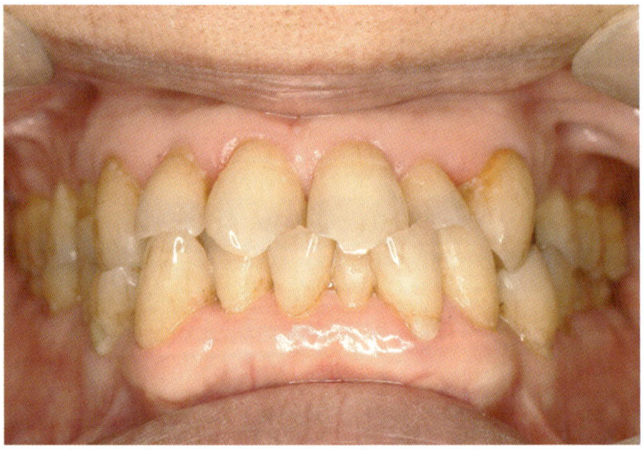

그림 4a. 환자는 65세의 남성. 심한 교모를 보이는데 특별한 증상은 없다.

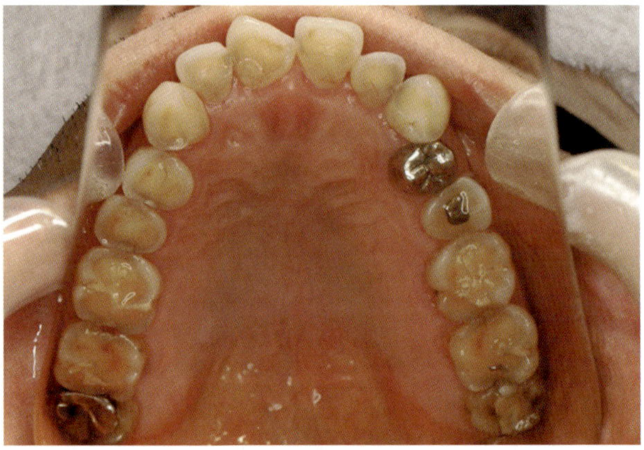

그림 4b. 상악 치열은 법랑질이 거의 소실. 제3대구치까지 정상 맹출하여 교합하고 있다.

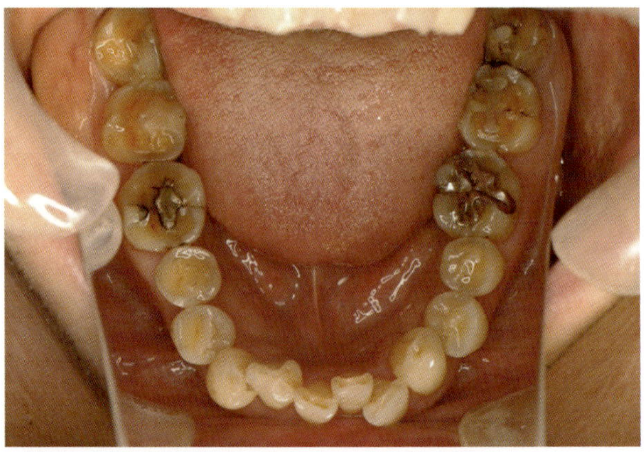

그림 4c. 하악 치열은 제3대구치까지 교합하고 있다.

꽤 많기 때문이다. 임상 경험에 비추어 보면 단기적으로는 심미적이지만 장기적으로는 의원성 질환의 원인이 될 수 있다는 사실을 임상의는 명심해야 한다고 생각한다.

전악의 잔존치가 교모되어 교합거상을 시행한 증례

증례의 난이도

Kennedy 분류: 상악 Ⅱ급 2류

Eichner 분류: B1

증례의 개요

환자는 68세의 남성. 전악의 잔존치가 교모되어 있다. 교모의 원인은 7년 전에 치료 후 장착된 상악 보철물과의 교합접촉관계였는데, 상악에는 교합면까지 전장(facing)된 porcelain full 브릿지가 장착되어 있었다. 하악은 중간결손이 많은 상태였으므로 유리단 부위를 포함한 가철성 브릿지로 결손 보철하기로 했다.

주소

아래 치아가 점점 닳는다.

기왕력

60세 무렵에 대학병원 치과보철과에서 상악의 많은 중간결손을 full 브릿지로 보철치료를 받았다. 최근 하악 치열이 마모되어 시리고, 하악 우측 대구치도 치주질환으로 상실되었으므로 치과보철과에 내원했다.

현재 상태

잔존치는 #32~35, 37, 42~44이고 지대치의 동요는 거의 보이지 않는다. Probing pocket depth는 #37 근심에서 5mm를 보이는 것을 제외하면 모두 2~3mm이고, prob-

전악의 잔존치가 교모되어 교합거상을 시행한 증례

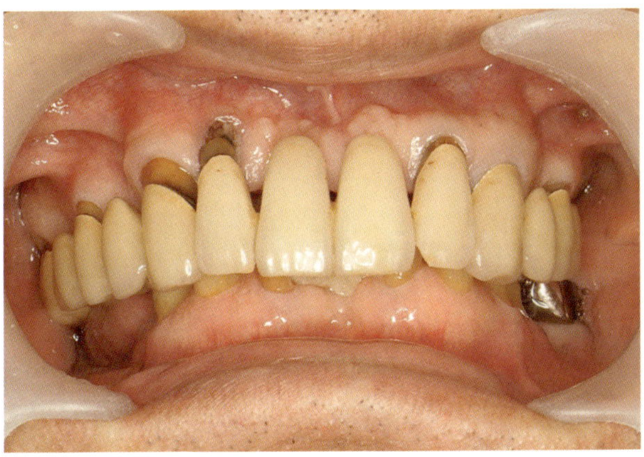

그림 5a1. 치료 전. 깊은 수직피개이고 상악은 porcelain full 브릿지로 보철되어 있다.

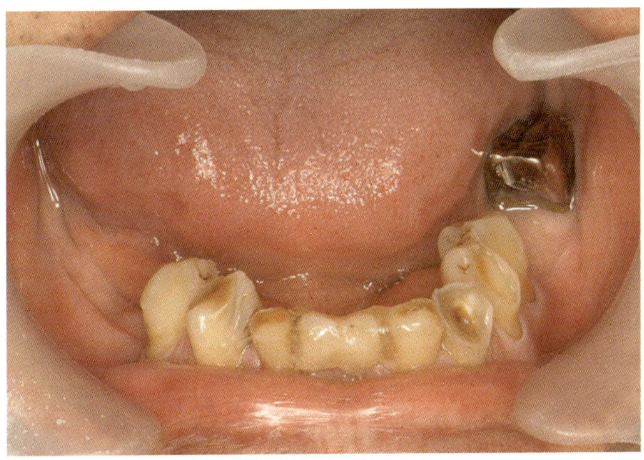

그림 5a2. 하악 치열은 대합치열에 의해 심하게 교모되어 #33, 43은 치수가 노출된 상태이다.

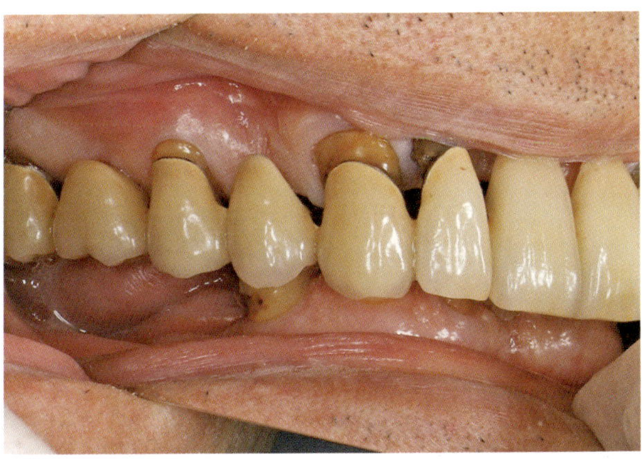

그림 5b1. 우측면. 피개가 깊다.

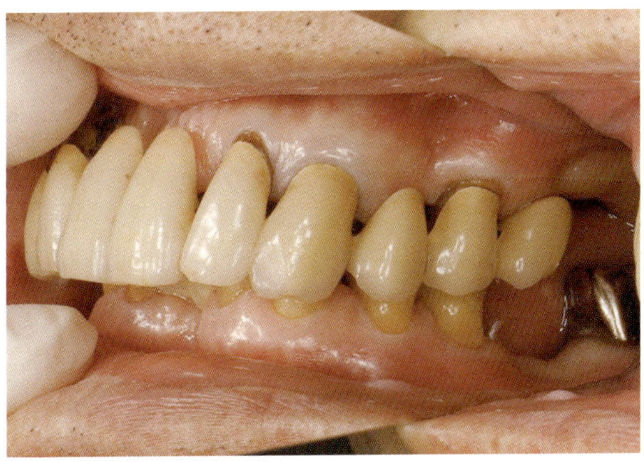

그림 5b2. 좌측면. 피개가 깊다.

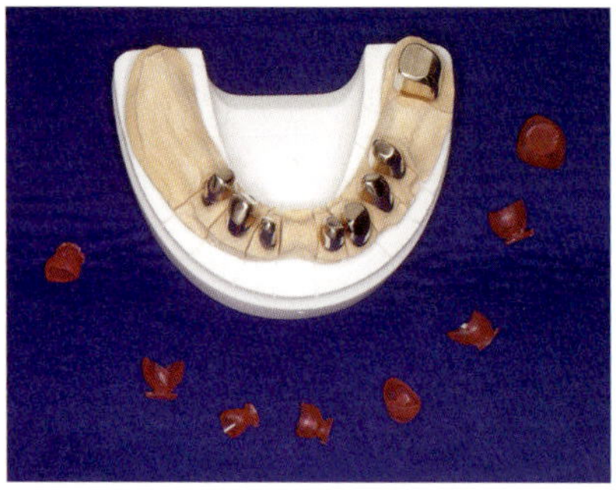

그림 5c. Konuskrone를 이용한 가철성 브릿지 치료이므로, 내관의 위치 결정을 위한 인상을 채득한다.

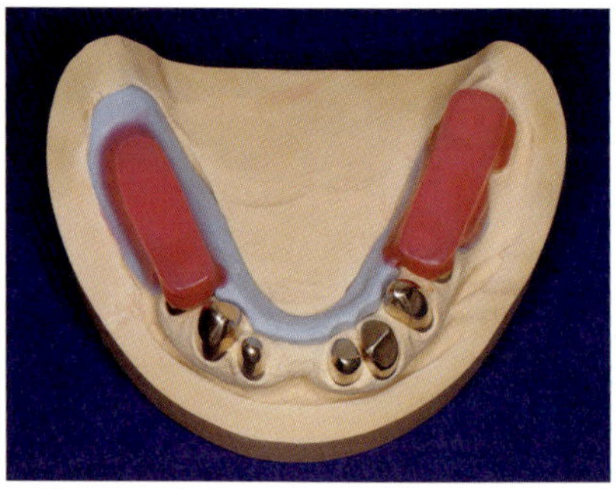

그림 5d. 전치부 provisional restoration을 남기고 구치부를 교합채득 하기 위한 교합상을 제작한다.

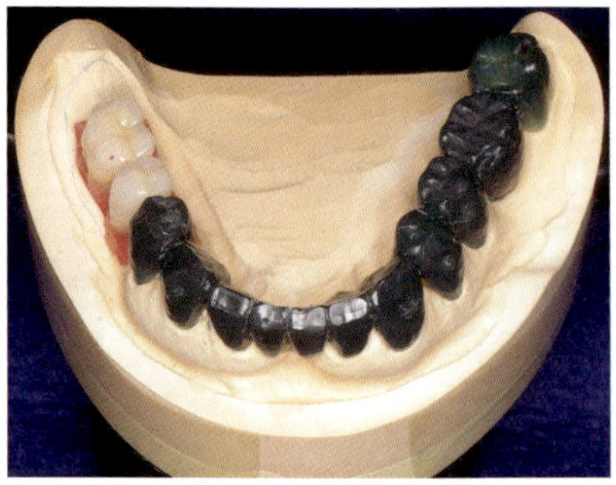

그림 5e. 외관과 가철부의 wax up.

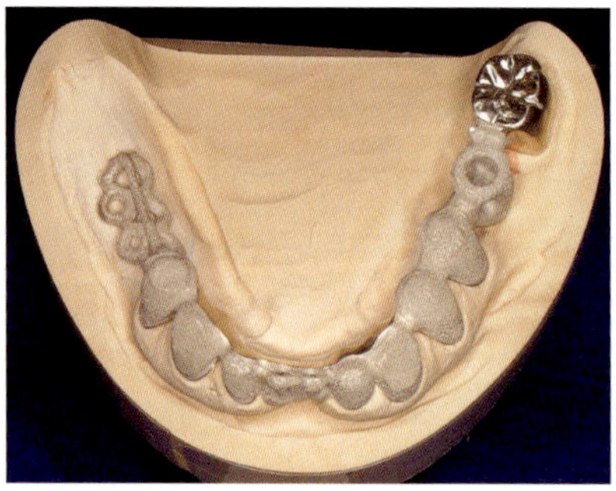

그림 5f. 경질 레진 전면 전장(facing)을 전제로 금합금을 사용하고, 더불어 무게가 줄도록 기성 pattern인 'INZOMA'를 응용.

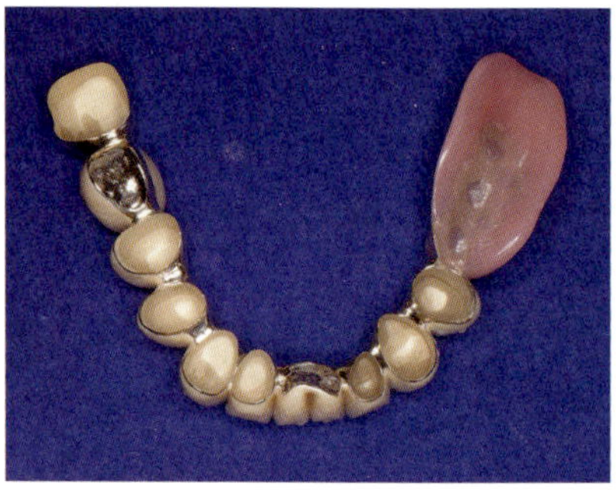

그림 5g. 유리단 부위를 포함한 가철성 브릿지 완성.

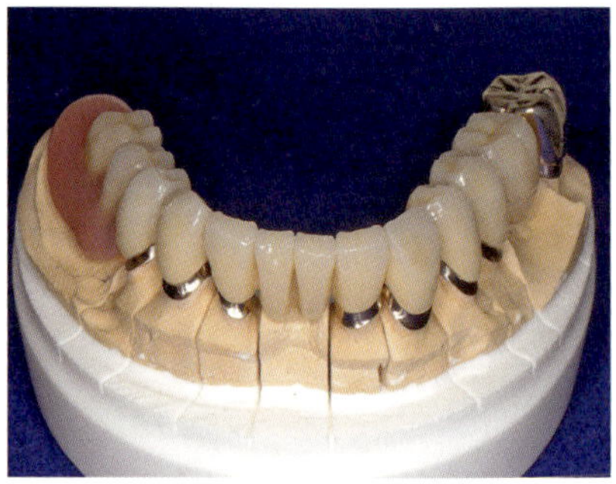

그림 5h. 교합면은 #37을 제외하고 경질 레진으로 회복.

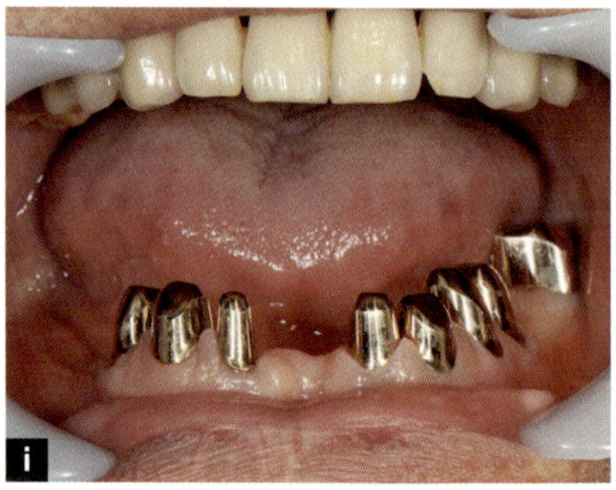

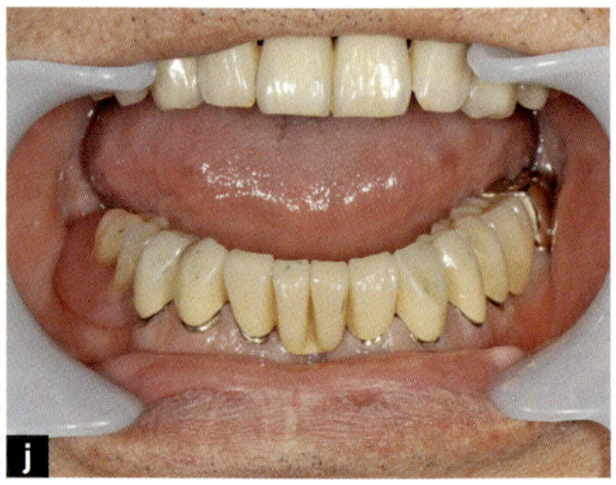

그림 5i. 하악, 내관이 장착되었을 때.
그림 5j. 하악 가철성 브릿지가 장착되었을 때.

ing 할 때의 출혈은 보이지 않는다. X-ray 검사에서 치관/치근 비율은 대략 1 이하이다. 잔존치는 대합치와의 교합접촉으로 인해 비정상적으로 교모되어 있고, #33, 43은 치수가 노출된 상태이다. 다른 치아도 상아질이 노출된 상태이다. #31, 41은 인접치와 의치용 레진치로 접착되어 있다(**그림 5a, b**).

치조제의 상태

결손부위 치조제의 상태를 보면 좌측 중간결손부위에서는 흡수가 적지만, 우측 유리단 결손부위에는 심한 흡수가 보인다. 치조제에 압통 부위는 없다.

치료계획

환자는 과거에 국소의치를 장착한 경험이 있는데, 하악 설측에 주연결장치가 있는 일반적인 국소의치는 힘들어 참을 수 없었다고 한다. 따라서 모든 잔존치를 지대치 형성하는 조건에서 거의 브릿지에 가까운 '가철성 브릿지'를 적용할 수 있다는 사실에 대해 이해하고 동의를 얻어 치료를 진행했다.

전처치

#37 근심의 치주 pocket 제거를 목적으로 전악 초기치료를 시행했다.

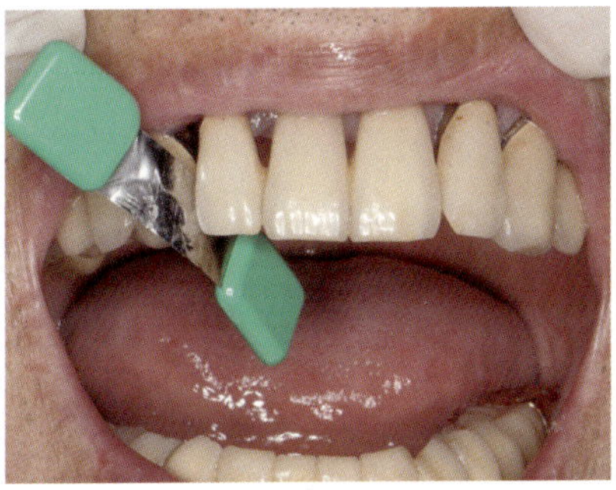

그림 5k. 상악 porcelain full 브릿지의 파절. #12, 13 사이.

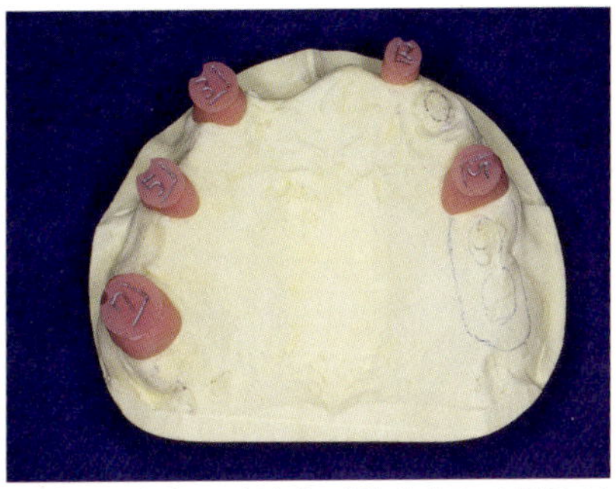

그림 5l. 상악도 하악과 마찬가지로 가철성 브릿지로 치료하기로 했다. 개치 트레이를 이용한 지대치의 인상.

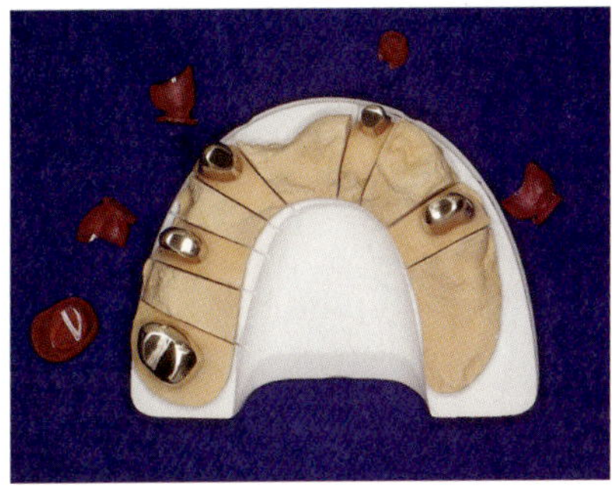

그림 5m. 완성된 내관과 위치 결정을 위한 인상용 coping.

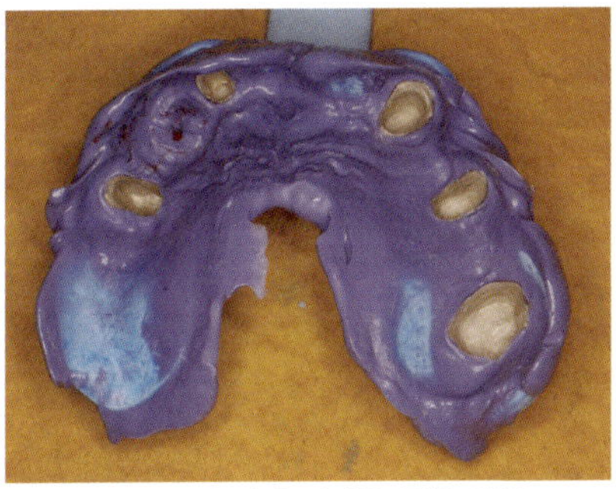

그림 5n. 내관의 위치 결정을 위한 인상.

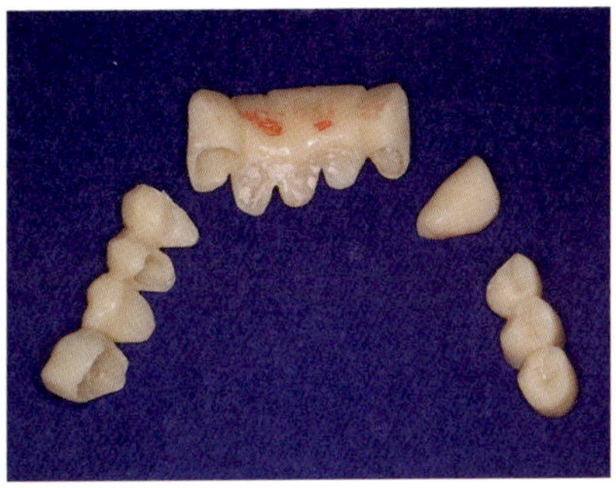

그림 5o. 상악 가철성 브릿지 치료의 교합채득에 앞서 provisional restoration을 일시적으로 분할.

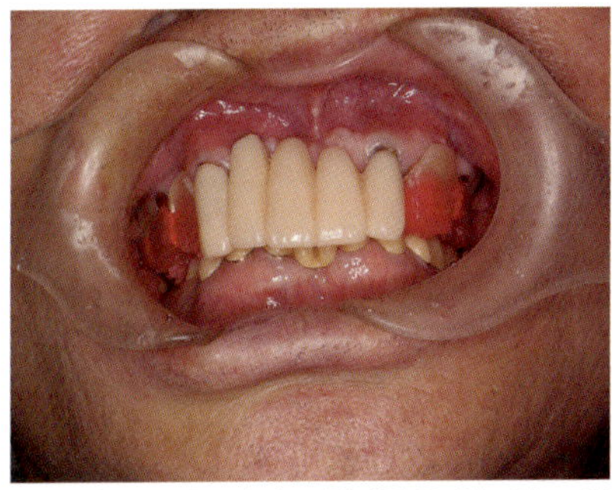

그림 5p. 전치부에서 교합접촉을 확보하고 양측 구치부를 정확하게 교합채득 한다.

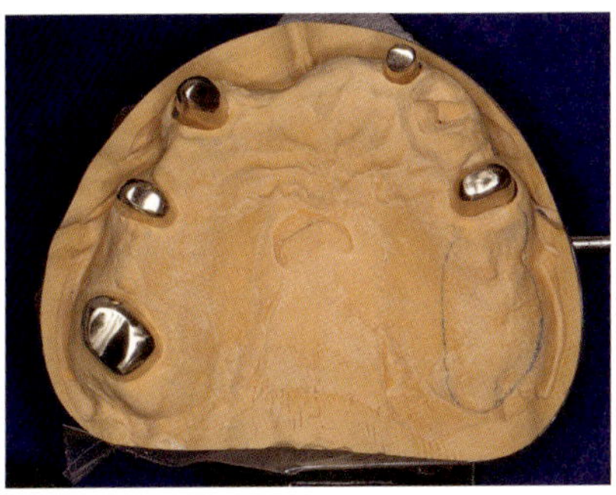

그림 5q. 상악 가철성 브릿지 작업모형과 내관.

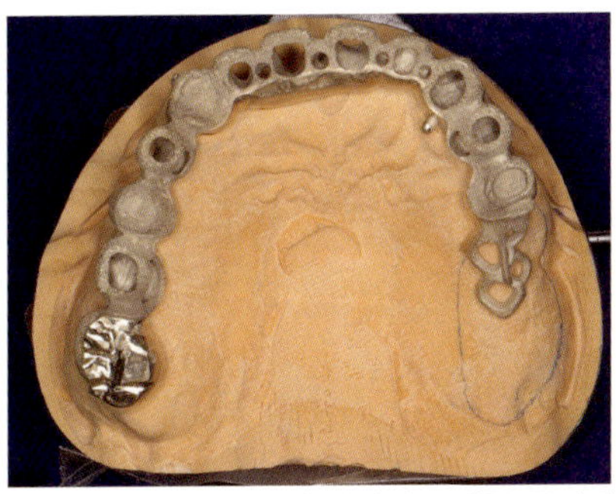

그림 5r. 금합금을 사용하면서 무게를 줄이기 위해 INZOMA structure 적용.

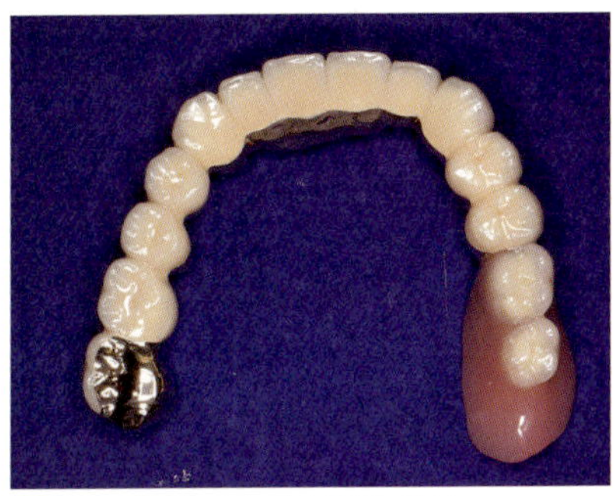

그림 5s. 상악 가철성 브릿지 완성.

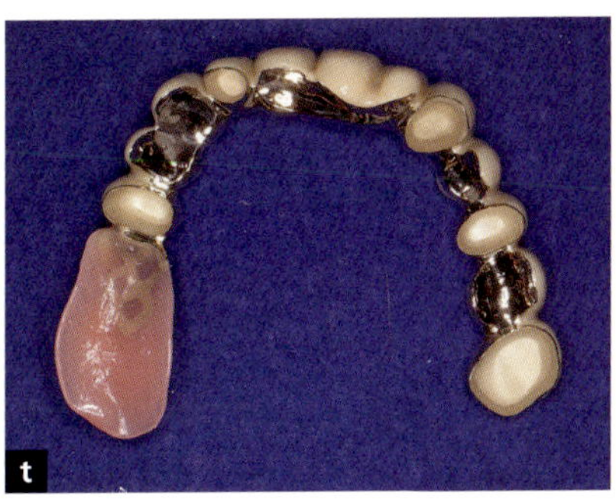

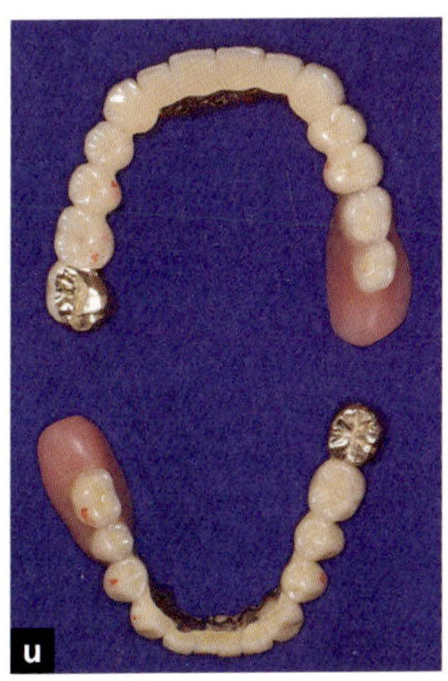

그림 5t. 상악 가철성 브릿지의 점막면, pontic은 saddle type.
그림 5u. 상·하 가철성 브릿지.

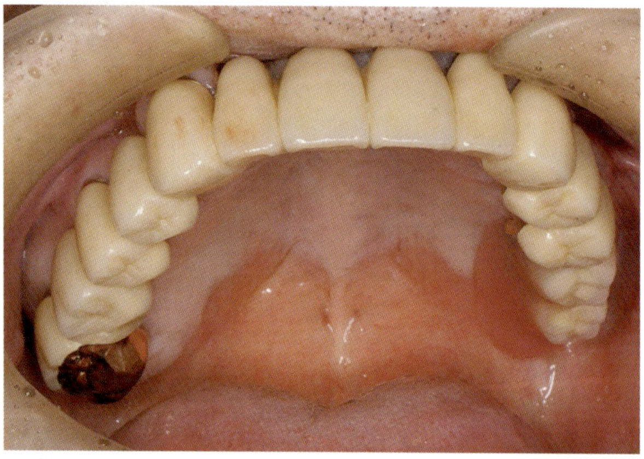

그림 5v$_1$. 상악 가철성 브릿지.

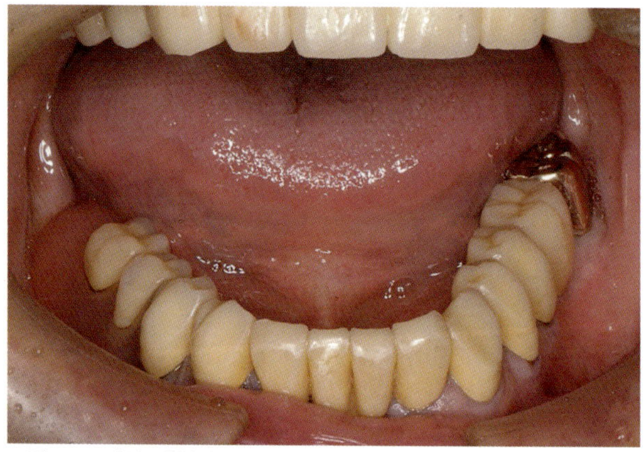

그림 5v$_2$. 하악 가철성 브릿지.

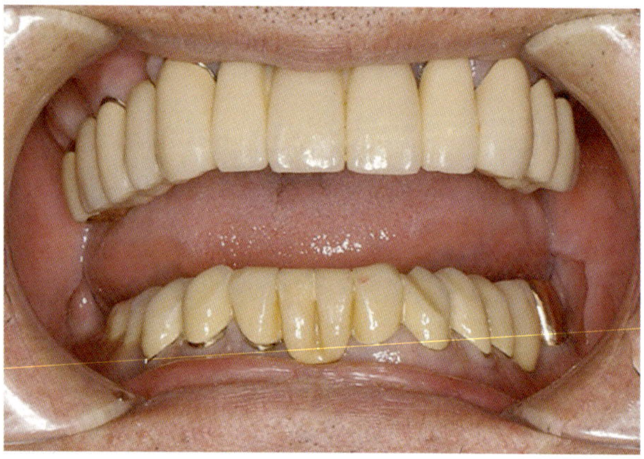

그림 5w$_1$. 겉모습도 충분히 회복할 수 있었다.

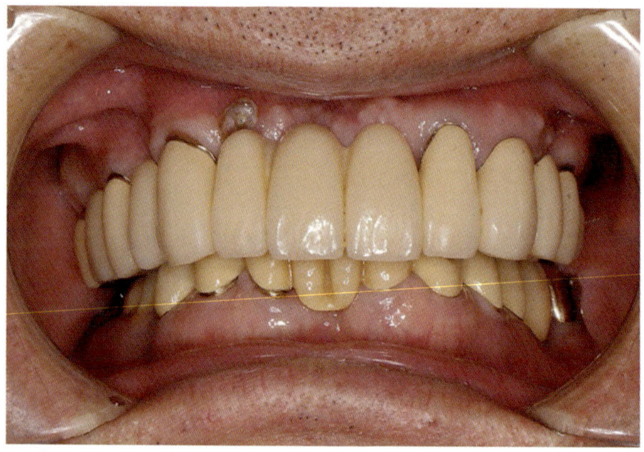

그림 5w$_2$. 교두감합위의 상태.

교합평면의 회복과 교합고경 거상의 포인트

하악 치아의 교모로 교합고경이 저하된 것을 볼 수 있었으므로, 지대치를 형성할 때 하악안정위를 기준으로 교합고경을 3mm(경험적인 수치) 올리고 provisional restoration 상태에서 4주 동안 경과를 관찰했다. 이 상태의 하악위에서 익숙해진 것을 확인한 후 최종보철치료로 이행했다.

수복물과 보철물 설계의 요점

잔존치인 #32~35, 37, 42~44 모두를 지대치 형성하기 때문에 사전에 교합거상 된 상태에서 교합채득 하여 부착한 모형에서 provisional restoration을 제작하고, 지대치 형성 후 각각의 지대치에 적합도록 했다. 지대치의 인상은 개치 트레이법을 이용해 높은 정밀도로 채득했다.

외관과 가철부 제작용 교합채득은 provisional restoration의 일부를 구강 내에 남기고 교합상을 이용해 정확하게 채득했다.

의치 가철부의 제작에는 금합금을 사용하는데 의치의 무게를 줄이기 위해 INZOMA structure(Ivoclar Vivadent)를 일부 이용하고, 더불어 전면을 전장(facing)하는 방법으로 가철부의 무게를 줄이기 위해 노력했다(**그림 5c~j**).

증례의 경과

지대치가 많음에도 불구하고 높은 정밀도에서 치료를 할 수 있었으므로 의치 가철부의 적합은 충분하고 심미적, 기능적 회복도 더할 나위 없었다. 경과 관찰은 거의 3개월마다 실시하고 있고, 그 후 상악 full 브릿지가 파손되었으므로 상악도 마찬가지로 가철성 브릿지로 보철하게 되었다(**그림 5k~w**).

Physiology 1 지대치와 연결고정

각각 동요가 있는 지대치를 연결고정 하는 장점과 단점은?

치아는 치조골에 식립되어 있는데, 치아와 치조골 사이에는 치근막이 있다. 치근막에서는 조직학적으로 치주인대가 한쪽은 시멘트질에 부착하고 다른 한쪽은 치조골에 부착하며 많은 혈관과 신경이 존재한다. 또한 치주인대에는 감각수용기(루피니 소체)가 존재해 치주인대가 당겨졌을 때 수용기 전위를 발생해 치근막 감각으로서 뇌에 전달된다[1]. 치아에 힘이 가해지면 치아는 회전축을 중심으로 회전이 일어나 치근막에는 눌리는 부분과 당겨지는 부분이 생기는데 당겨지는 부분의 수용기가 흥분한다(**그림 1**).

치근막이 존재하기 때문에 건전한 치아에서도 0.1mm 범위 안에서 동요한다(생리적 동요). 치주질환 등이 원인이 되어 치조골의 흡수가 일어나면 생리적 동요를 넘는 범위에서 동요가 생긴다. 치주질환으로 인한 동요는 염증이 원인이므로 동요를 억제하기 위해서는 염증을 억제하는 것이 첫 번째이다. 다시 말해서 치주치료를 통한 원인제거와 치태 조절이 필요하다.

그러나 치아에 과도한 힘이 가해져 치주조직에 손상을 준다면, **한 개의 치아에서는 동요가 있는 치아를 다른 치아와 고정해 같은 힘에 대한 영향을 분산하면 한 개 한 개 치아에 대한 과도한 부하를 억제할 수 있다**고 생각한다. 특히 konuskrone telescopic denture와 같이 flange가 있는 의치라면 의치상 부분에서 힘을 부담(이동량의 억제)할 수 있으므로 동요 치아에 대한 과도한 하중을 억제할 수 있다고 생각한다.

지대치로서 치아를 남기는 것의 장점은?

감각기관으로서 치근막을 고려하면 저작운동의 제어에서 치근막 감각은 중요한 역할을 담당하므로 **동요 치아라 하더라도 치근막을 보존하는 의의는 크다**고 생각한다. 동물실험에서도 저작 중에 치근막 감각이 저작력을 조절하는 메커니즘이 밝혀졌다[2,3]. 대뇌피질 유발성의 저작과 같은 운동 중에 상·하 구치 사이에 고무 형상의 시료를 넣으면 교근 활동의 상승과 함께 저작력이 증가한다(**그림 2**). 저작력의 증가 효과는 치근막에서 들어오는 감각입력을 차단하면 감소되는 것이 밝혀져 **치근막에서 들어오는 감각 정보가 저작력**

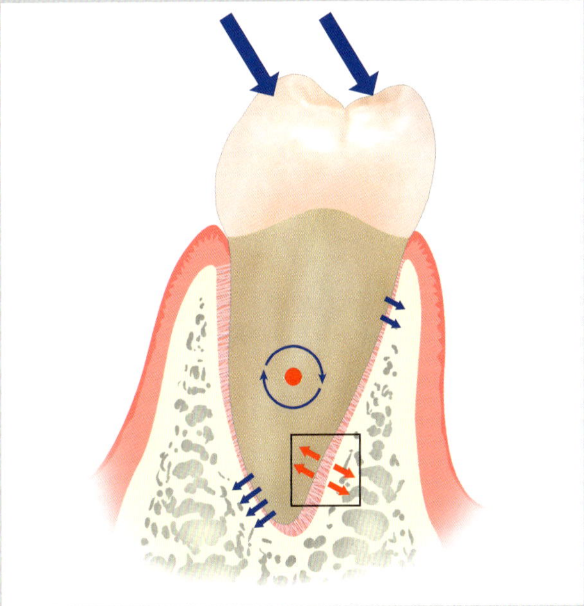

그림 1. 자연치에 가해지는 측방력은 치근 근첨에서 1/3 부근의 회전중심을 축으로 해서, 압박측(파란색 화살표)과 비압박측(빨강색 화살표)으로 치근막, 치조골에 전달된다.

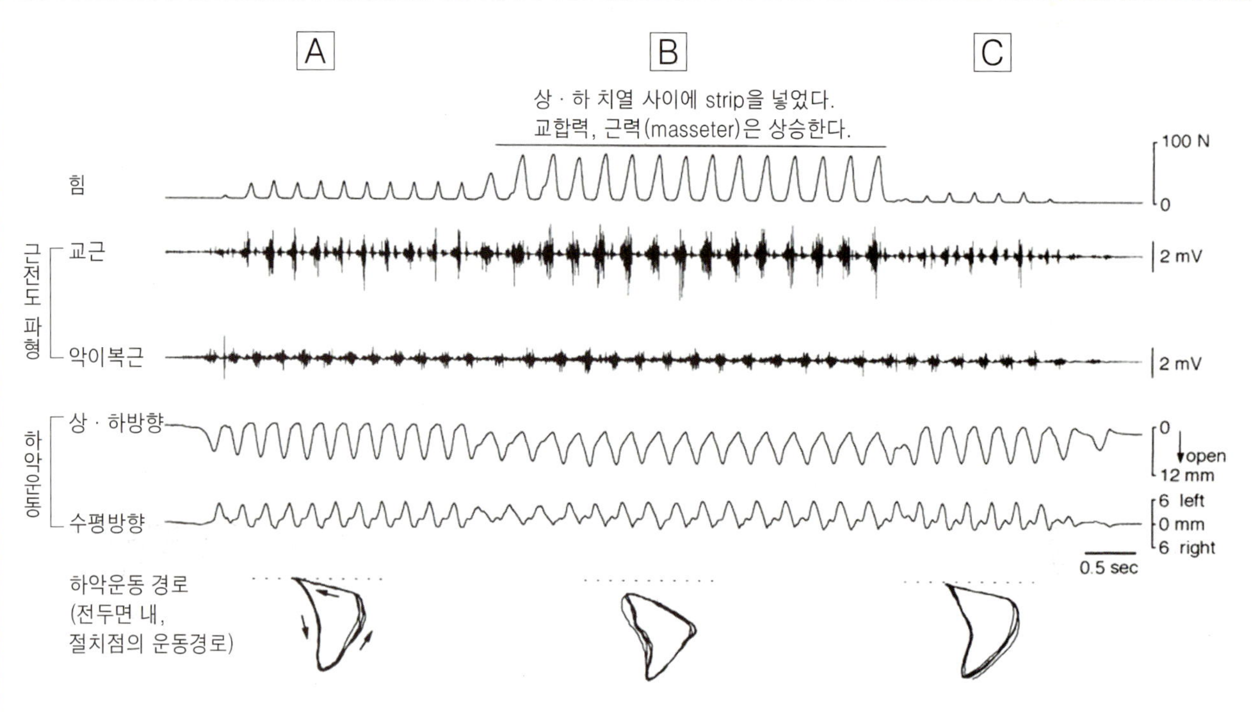

그림 2. 저작운동 중에 실험적으로 strip을 치열 사이에 넣은 실험(정상 피험동물: 토끼).

을 증가시킨다는 사실을 보여준다.

그리고 이러한 힘의 조절은 폐구근의 근육감각과 협동해 이루어지므로 모든 치아의 정보가 모이지 않아도, 치근막에서 들어오는 정보는 중요한 정보로서 뇌 내에서 처리된다고 생각한다.

또한 치근막 감각은 구강 내의 어느 부분을 깨물고 있는지와 같은 위치를 인지하는 데도 중요하다. 하지만 이 감각의 정밀도는 낮아서 어느 치아가 자극을 받고 있는지와 같은 상세한 것은, 건전한 치근막을 가지고 있어도 애매하다. 실제로 신경활동을 기록한 데이터에서도[4] 인지기능을 관장하는 대뇌피질에서는 하나의 뉴런이 다수 치아를 지배하는 경우가 많아 변별력이 나쁘다는 사실을 뒷받침하는 데이터가 얻어진다.

지대치의 연결고정은 어디까지 허용되는가?

앞에서 서술한 감각기능의 측면을 고려해 연결고정을 하는 경우, 어느 정도 범위의 치아를 연결하는 것이 허용되는지를 고찰하면 1/4악의 범위까지는 문제가 없다고 생각한다.

실험한 사실은 아니지만 말초의 변화에 대응해서 정보를 처리하는 뇌의 가역적 변화를 생각하면 전악의 고정이라고 해도 문제없이 대응할 가능성이 있다. 저작력도 저작측의 근육감각이 협동하여 조절할 수 있으므로 1/4악을 초과해도 생리적인 대응은 가능할 것으로 생각한다.

참고문헌

1. Linden RW, Scott BJ. Distribution of mesencephalic nucleus and trigeminal ganglion mechanoreceptors in the periodontal ligament of the cat. J Physiol 1989; 10 : 35-44.
2. Morimoto T, Inoue T, Masuda Y, Nagashima T. Sensory components facilitating jaw-closing muscle activities in the rabbit. Exp Brain Res 1989; 76 (2) : 424-440.
3. Hidaka O, Morimoto T, Masuda Y, Kato T, Matsuo R, Inoue T, Kobayashi M, Takada K. Regulation of masticatory force during cortically induced rhythmic jaw movements in the anesthetized rabbit. J Neurophysiol 1997; 77 (6) : 3168-3179.
4. 刈田啓史郎, 田端孝義. 歯根膜受容器からの求心性情報の中枢神経投射. 神経進歩 1993; 37:760-774.

CHAPTER 3

교합평면의 왜곡 —시정 필요성의 검사 및 기준을 구하는 법

치열에 결손이 생기면 다양한 위치변화가 생긴다는 사실은 잘 알려져 있다. 결손부위를 향해 인접치가 경사, 회전되고 대합치의 정출 등이 이어지면 결손치열뿐만 아니라 대합치열도 흐트러져 원래 기능적으로 올바른 교합평면(교합만곡)이 왜곡된다는 것은 CHAPTER 1에서 제시했다. 이 상태에서 결손치열의 보철처치를 시행할 때 교합평면의 '부분 수정'으로 충분한지, '전악 수정'이 되어야 하는지 검토할 필요가 있고, 필요하면 교합평면을 수정한 후에 결손 보철처치를 시행하게 된다.

3-1 교합평면의 왜곡과 장애

교합평면의 왜곡

교합평면은 상·하악 치열이 전체로 교합하고 전방, 측방, 후방 등 활주 기능운동을 할 때 운동의 발판 또는 힘점이 되는 부분이다. 그렇기 때문에 교합평면은 이들 기능운동에 상응하도록 교합의 시간 경과에 따른 육성에 동반하여 모양을 만들어 간다. 교합과 저작운동에 적합하지 않는 교합만곡은 치열의 2대 질환(우식, 치주질환)이나, 이에 동반하는 치과치료의 결과로 생기는 경우가 대부분이다.

장애

작은 범위에 국한하는 교합평면의 왜곡은 앞에서 서술한 기능운동의 장애인자로서의 영향은 작다. 환자나 치과의사도 간과하기 쉽고, 실제로 장애가 생기지 않는 경우도 많다. 그러나 이러한 경우에도 해당 부위에 수복, 보철치료의 적용이 필요한 경우에는 주저하지 말고 올바른 교합평면을 부여하도록 교합관계를 검토해야 한다고 생각한다.

교합평면의 왜곡이 상·하악 모두에 있을 때, 하악 활주운동이 원활하지 못해 저작 중에 '걸리는' 느낌이 있다는 환자도 있어서 결국 악기능장애가 발생하는 계기가 되는 경우도 있다(**그림 1a~f**).

교합평면의 왜곡으로 인해 일어난 장애

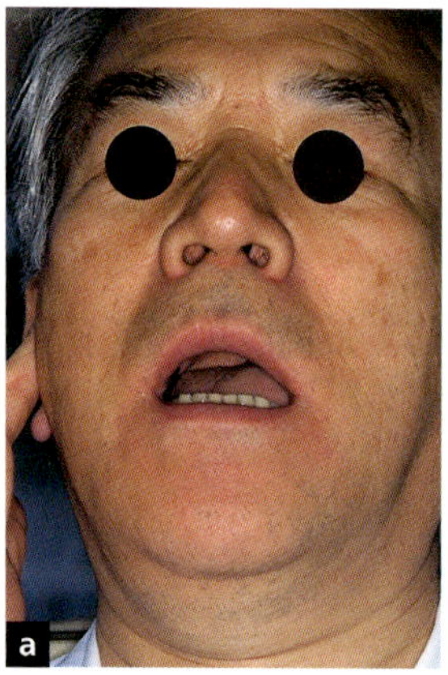

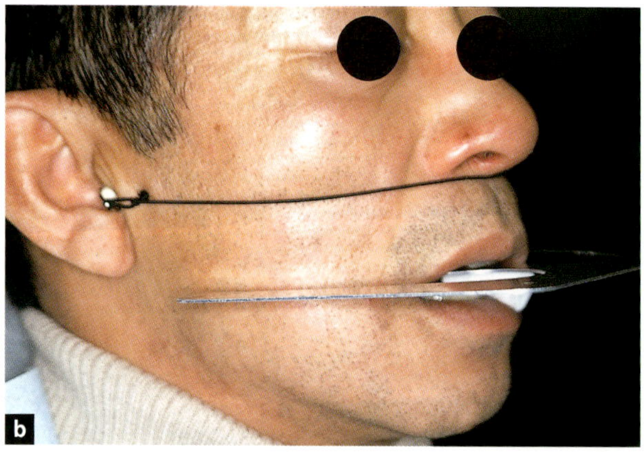

그림 1a. 턱관절질환(TMD) 환자. 전방운동 할 때 우측 턱관절에 통증이 있다.
그림 1b. 교합평면은 Camper 평면과 거의 평행. 이 방법은 총의치에서 효과적으로 이용된다.

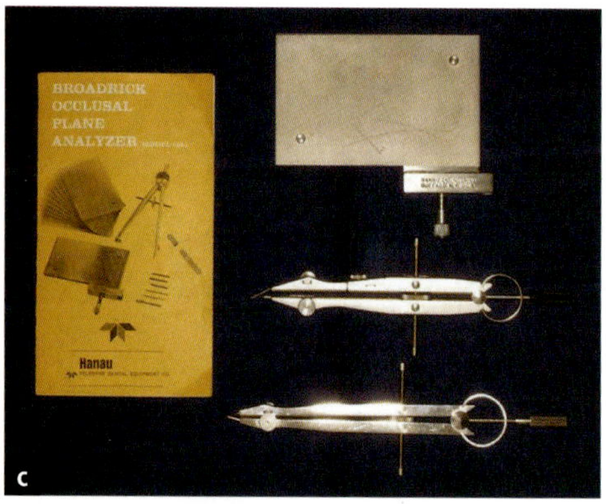

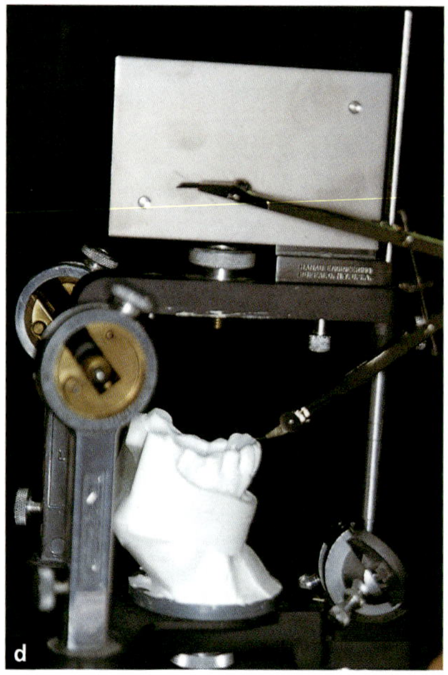

그림 1c. Broadrick의 교합평면 분석 장치(Hanau용).
그림 1d. Hanau, Denar 교합기에 부속된 Broadrick의 교합평면 분석 장치 위에서 반경 약 10cm의 원호를 이용했다. 그리고 일본 제품인 'ProArch occlusal plane analyzer'(Shofu)도 개발되었다.

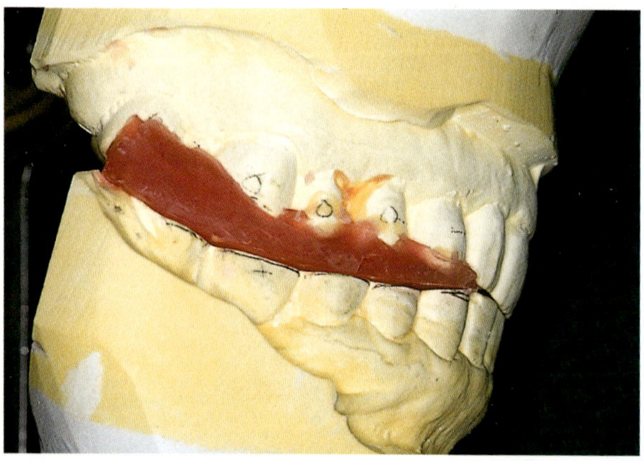

그림 1e. 교합평면 분석 결과 기존의 교합평면은 잘못되어 있었고, wax를 첨가해 보니 더 하방에 원래의 교합평면이 있다는 사실을 알 수 있었다.

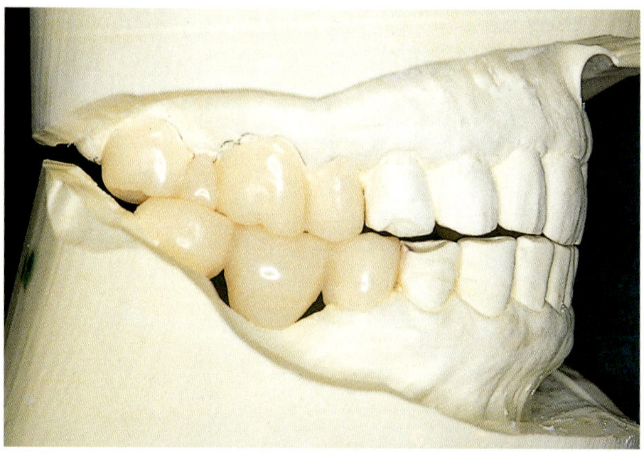

그림 1f. 분석 결과에 따라 임시 수복물을 제작했다.

3-2 교합평면의 왜곡이 한쪽 또는 좁은 범위에 국한된 경우

교합평면의 왜곡이 한쪽 또는 좁은 범위에 국한되어 있고 결손부위를 향한 대합치, 치열의 정출이 경도인 증례는 교합면을 삭제하거나 교합면을 onlay 등으로 수복한다. 한편 고도인 증례라면 근관치료 후에 치관수복하는데, 더 고도인 증례에서는 어쩔 수 없이 발치하는 경우도 있다. 또한 치조제와 함께 정출된 경우에는 보철처치를 포기할 수밖에 없는 경우도 있다(**그림 2a~h**).

증례 1 하악 우측 구치부 교합평면의 왜곡 (그림 2a~h)

증례의 난이도: 낮다

Kennedy 분류: 상악 결손 없음, 하악 Ⅲ급

Eichner 분류: B1

증례의 개요

환자는 75세 남성. 결손의 병태를 보면 단순한 Kennedy 분류 Ⅲ급이지만 결손에 동반하여 잔존치, 대합치의 위치 이상이 경사, 정출이 되어 나타났으므로 이러한 증상을 시정한 후 간단한 가철성 국소의치로 결손 보철을 시행했다.

주소

안쪽 치아가 없어 밥 먹기 힘들다.

기왕력

40대에 하악 우측 대구치의 우식치료를 받았고, 그 후 크라운으로 수복했는데 60대가 되자 연달아 치관이 파절되고 #46은 치주 염증도 함께 생겨 #46, 47을 발치했다고 한다.

현재 상태

#46, 47을 제외하면 잔존치는 있지만, 결손을 방치한 기간이 길었기 때문인지 #16, 17이 정출되었고 #48은 근심으로 경사되어 있다. #17과 #48은 하악 전방운동을 할 때 크게 간섭하고 있다. 전악의 치주조직은 건강하고 결손부위 주변을 제외하면 잔존치는 거의 정상이다.

치조제의 상태

#46, 47의 결손부위 치조제의 흡수는 거의 없고, #47 부위는 골융기도 있다. 피압변위성은 정상이다.

치료계획

#46, 47 결손의 보철에 앞서 #16, 17의 정출과 #48의 근심경사를 수정하기로 했다.

전처치

#16, 17, 48의 형태 수정을 위해 크라운으로 수복했다. #16, 17은 하악과의 clearance를 부여하고, #48은 근심경사를 수정할 수 있도록 지대치를 형성해 크라운을 제작했다. #46, 47 결손은 의료보험의 범위에서 보철하기로 했으므로 #48의 크라운에 작은 중간의치를 수용할 수 있도록 레스트 seats와 협설면의 형태를 부여했다.

의치 설계의 요점

#46, 47 결손인 작은 중간 의치의 clasped tooth가 되는 #48은 근심에서 2개의 clasp arm을 설정할 수 있도록 wax up 했으므로, 협설 양측에 이상적인 파지형태와 유지형태를 부여할 수 있었다. 또한 근심 clasped tooth인 #45는 이미 크라운이 장착되어 있는데 이것도 거의 형태수정 없이 파지형태와 유지형태를 얻을 수 있었다. 의치는 Co-Cr 합금을 사용해 작은 undercut에서 적절한 유지력을 얻을 수 있도록 했다.

증례의 경과

장착 직후 의치상의 형태수정도 거의 없었고, 교합회복은 충분히 이루어져 환자의 평가도 좋았다.

증례 1 하악 우측 구치부 교합평면의 왜곡

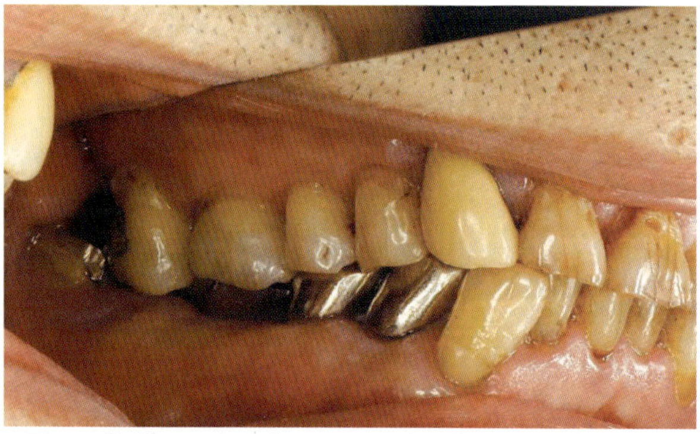

그림 2a. 환자는 75세 남성. 주소는 하악 우측 결손으로 인한 저작곤란이지만, 교합평면이 부분적으로 심하게 왜곡되어 있다. #46, 47 결손에 지나지 않지만 대합치의 정출이 현저하다. 그렇기 때문에 결손 보철의 주목적은 교합평면을 시정하는 것이다.

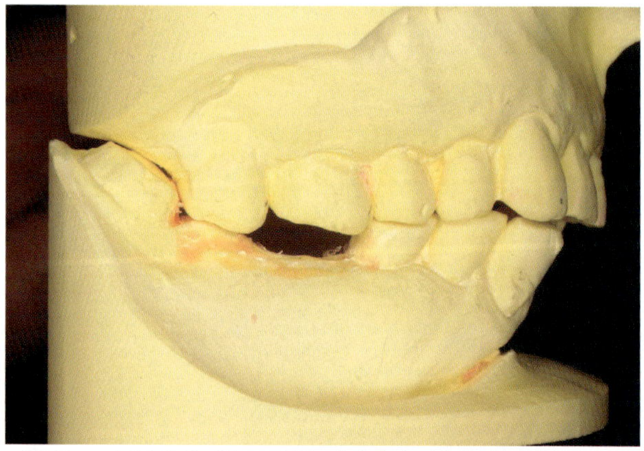

그림 2b. 교두감합위. 연구모형을 제작하면 정출을 쉽게 알 수 있다. #16, 17의 정출을 개선할 필요가 있다.

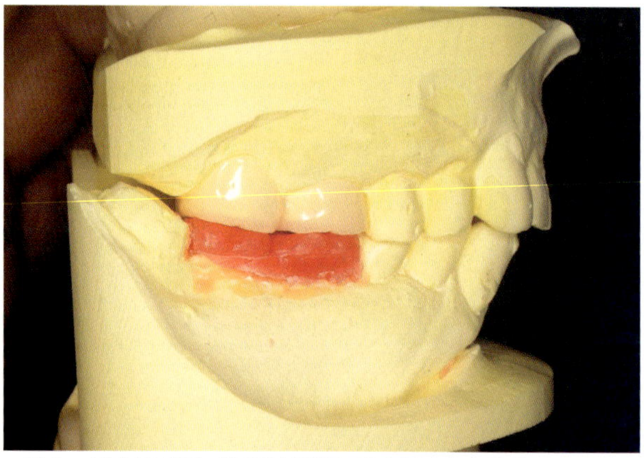

그림 2c. 정출된 상악 대구치 부위를 치관수복하기 위해 provisional restoration을 제작. 교합기에서 시정된 교합평면에 맞춰 #16, 17의 임시 수복물을 제작했다.

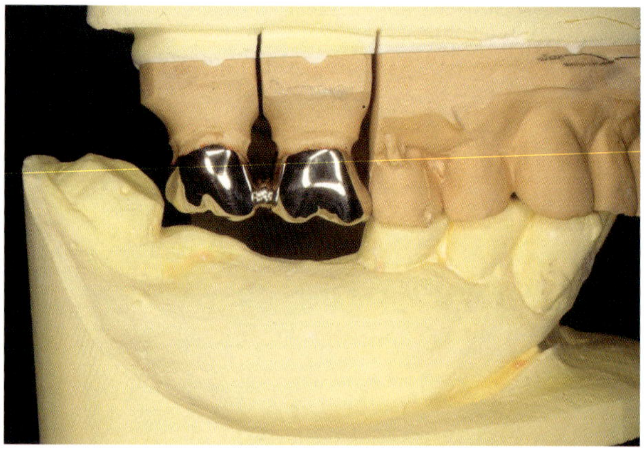

그림 2d. #16, 17을 크라운으로 수복해 교합평면을 수정. 그리고 #48은 가철성 국소의치의 clasped tooth이므로 크라운으로 수복했다.

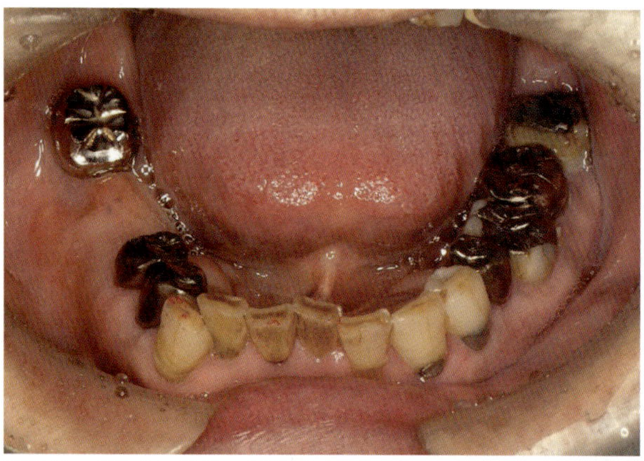

그림 2e. #16, 17, 48의 크라운을 이용한 정출, 경사 치아의 수정 종료. 전처치로 #48에 크라운이 장착되었다.

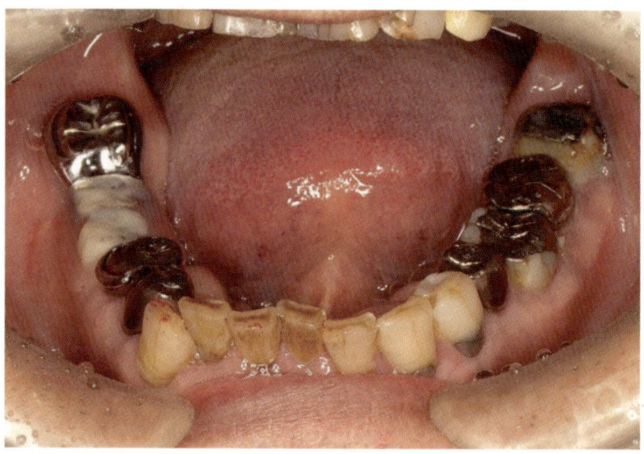

그림 2f. 결손부위는 가철성 국소의치로 보철. #46, 47 결손은 의료보험의 국소의치를 제작했다.

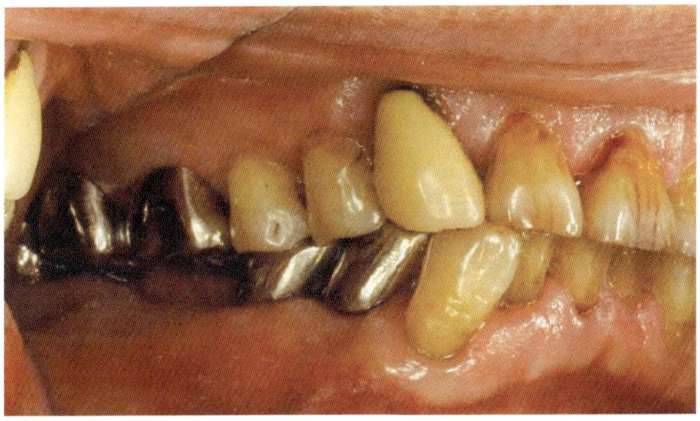

그림 2g. 결손부위는 의치로 보철. #46, 47의 국소의치 장착 전.

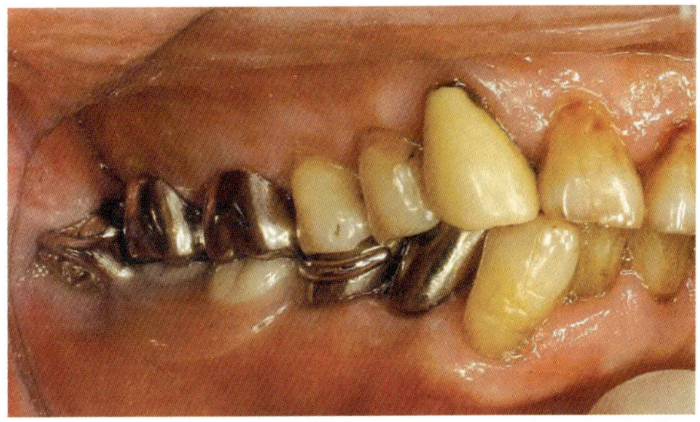

그림 2h. 결손 보철 종료 후. 그림 2a와 비교하면 교합평면의 수정 정도를 알 수 있다.

3-3 교합평면의 왜곡이 좌·우 양쪽의 넓은 범위에서 보이는 경우

Spee 만곡과 Wilson 만곡

측면에서는 Spee 만곡, 정면에서는 Wilson 만곡이 되어 교합평면은 기능적인 형태를 가진다(**그림 3a~c**). 보철수복을 할 때는 총의치의 교합채득에서 적용되는 **'가상 교합평면은 Camper 평면(비하점과 이주를 이은 평면, 그림 3f)에 평행'하다는 이론을 바탕으로 상악 교합평면의 왜곡을 추측**한다. 상악이 결손치열이라면 교두감합 할 때 하악의 왜곡을 검사하기 위해 구강 내를 직접 보거나 평행모형에서 검사할 수 있다.

Monson 만곡

Spee 만곡과 Wilson 만곡을 모두 포함하는 것으로는 Monson 만곡이 잘 알려져 있다. 예전부터 Monson 만곡에 대한 가설을 바탕으로 교합평면을 설정해 왔다. 여기서 이론의 개요를 제시한다(**그림 3e**).

Spee 만곡을 후방으로 연장하면 하악 과두 상부를 통과한다(**그림 3d**). 만약 Spee 만곡이 Monson이 제창한 4인치의 반경을 가진다고 가정했을 때 전방점으로 견치의 첨두, 후방점으로 제2대구치 후방 또는 관절 부위에서 각각 4인치(약 10cm)의 원호를 그려 그 교차점을 구하면 원래의 Spee 만곡의 중심이 될 것이다. 이 개념을 기반으로 Broadrick은 임상적인 해석법으로 교합평면 분석법을 고안했다. 현재까지도 Hanau 교합기, Denar 교합기에 적용할 수 있는 'Flag'이라 불리는 부속품이 있어서 위에서 기록한 분석이 이루어진다(후술, **그림 5c~f**). 여기에 대해서는 증례를 통해 뒤에 서술한다.

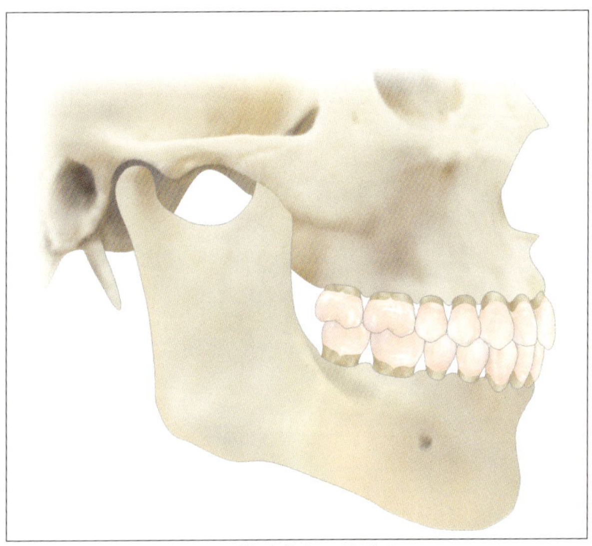

그림 3a. 정상 교합관계. 교합평면이 구성된다.

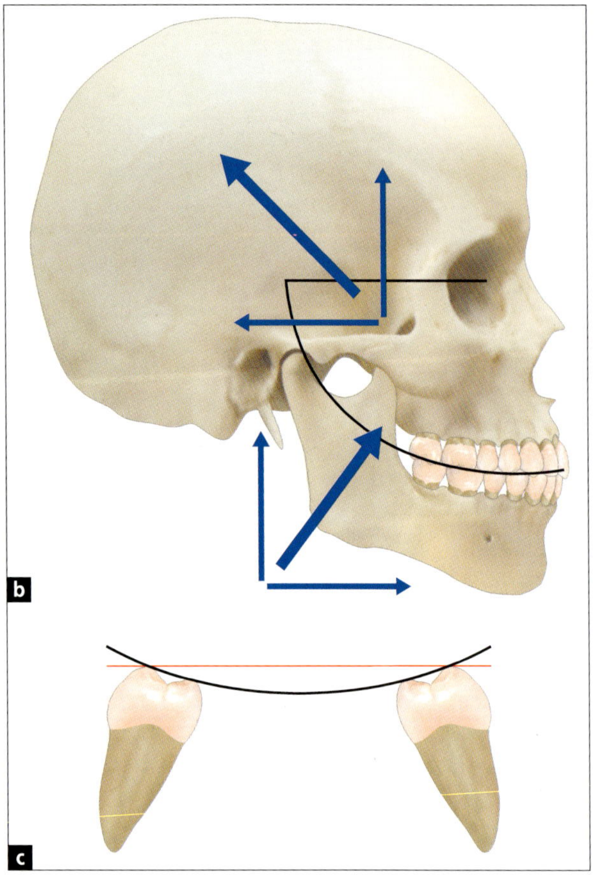

그림 3b, c. 시상면의 Spee 만곡(b)과 전두면의 Wilson 만곡(c). *Schumacher에 의함.

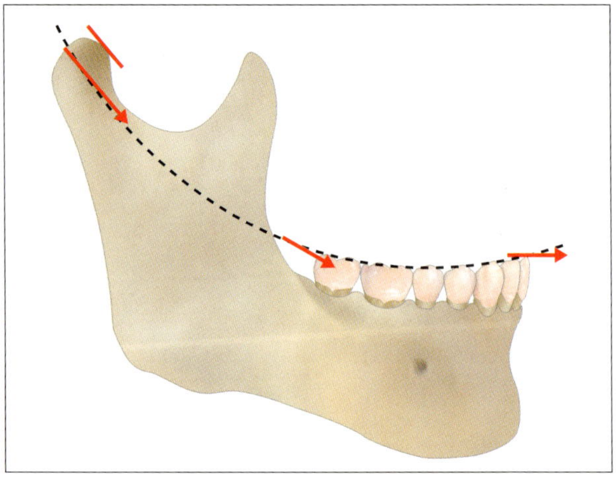

그림 3d. Spee 만곡은 견치 첨두, 구치부 교합면, 턱관절 과두를 통과하는 대략 4인치의 만곡 위에 있다고 한다. *Dawson에 의함.

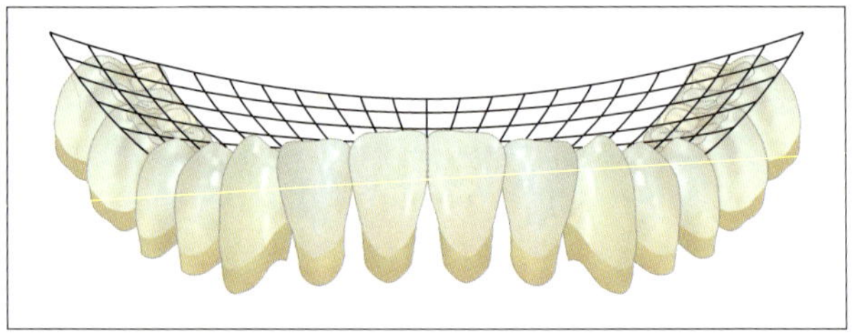

그림 3e. 전치부와 구치부에 연속되는 Monson 만곡(평면). *Dawson에 의함.

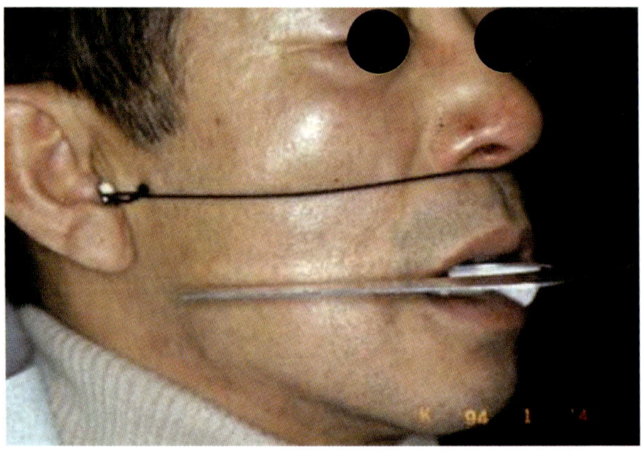

그림 3f. 교합평면은 Camper 평면과 평행하다는 이론을 바탕으로 총의치에서 이용된다.

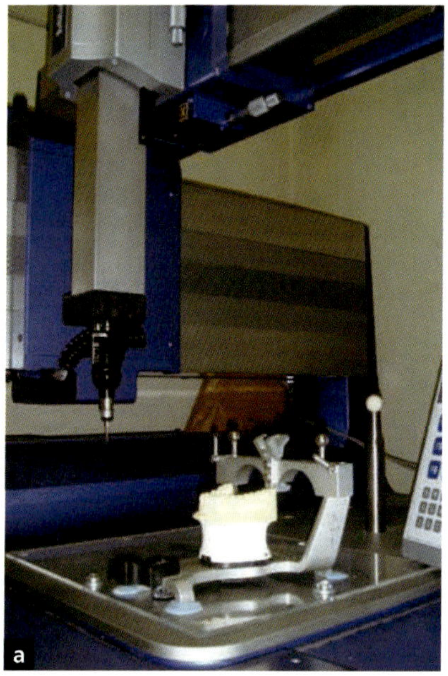

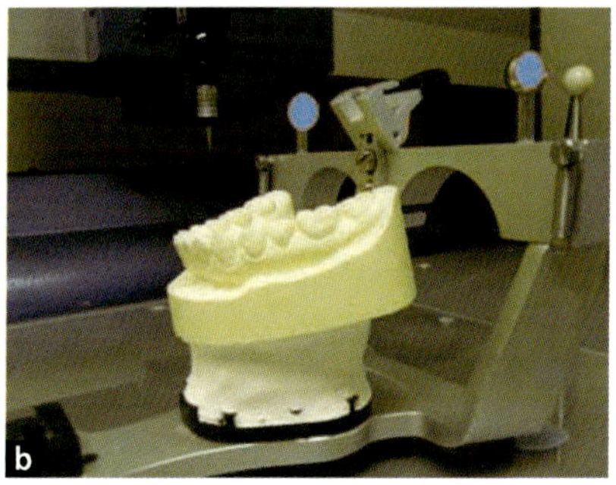

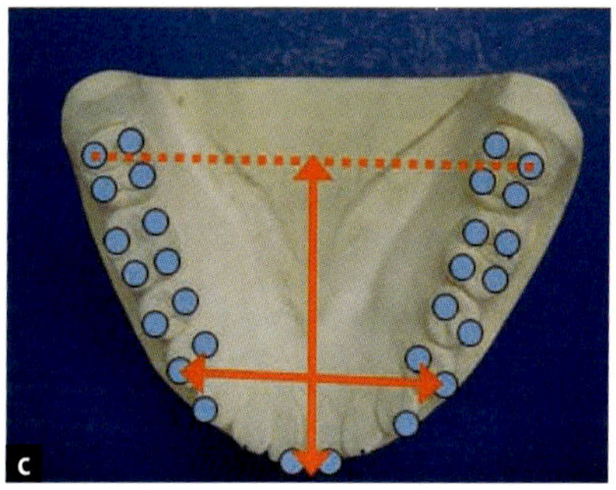

그림 4a. 일본인의 교합만곡에 4인치를 적용하는 것이 좋을지를 확인하기 위해 생체 데이터를 모형에서 측정했다. 교합만곡은 3차원 측정기를 이용해 측정했다. 순서는 ① 피험자의 상·하악을 인상채득 해 측정용 석고모형을 제작한다. ② Denar Mark 2 system(Guichet, 1979)을 이용해 상·하 모형을 교합기에 부착. ③ 교합기 하부를 3차원 측정기(QM-Measure 353, Mitutoyo)에 고정. ④ 계측점을 측정해 좌표화한다.
그림 4b, c. 치열 위 교두정 28개의 점에서 최소제곱법으로 치열만곡의 중심점을 구한다(Kagaya).

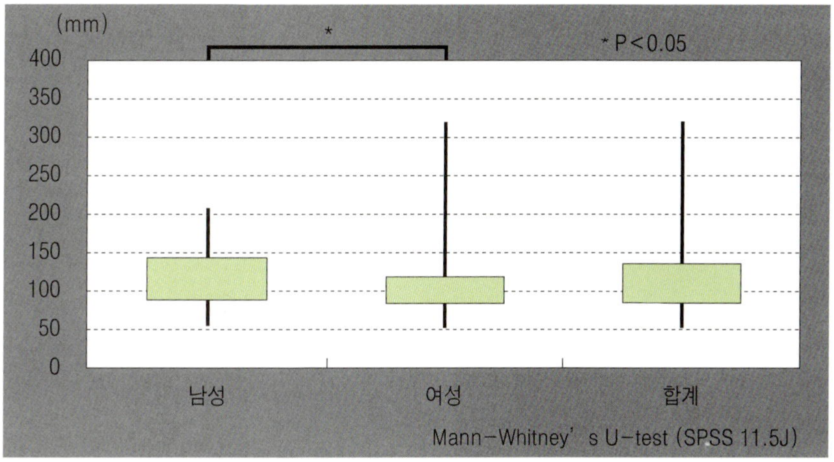

그림 4d. 자연치열을 가진 일본인 59명(남성 22명, 여성 37명, 평균 나이 25.6세)의 Monson 만곡 반경 수치. 일본인 남성의 Monson 만곡은 4인치(약 10cm)보다 커서 대략 11cm이었다.

그리고 이제까지 Monson 만곡의 평균치는 4인치(=101.6mm)라고 알려져 왔는데 이 수치는 미국의 백인을 대상으로 한 것이므로, Igarashi 문하의 Kagaya가 일본인 60명 정도를 대상으로 측정한 결과 **대략 여성은 100mm, 남성은 110mm**이었다(**그림 4a~d**).

교합평면을 수정하기 위해서는 많은 증례에서 교합거상이 필요하다. **올바른 교합평면을 부여하기 위해서는 교합고경을 거상해야 한다.** 교합거상에 대해서는 CHAPTER 4에서 자세하게 서술하고자 한다.

증례 2 교합평면의 시정(그림 5a~k)

증례의 난이도: 높다

Kennedy 분류: 상악 Ⅳ급, 하악 Ⅰ급

Eichner 분류: B4

환자

60세 남성.

증례의 개요

5년 정도 전에 거주지의 치과의원에서 전악 telescope 의치를 이용한 치료를 받았다. 치료가 끝난 후 얼마 안 되어 의치의 파손, 지대치의 파절, 유지장치의 파손 등이 생겨 같은 치과의원에서 유지보수를 받았다. 최근 상악 의치가 파절되었지만 치료를 받은 치과의원에서는 수리할 수 없다는 이야기를 듣고 소개를 받아 내원했다. 현재 파절된 의치의 일부만 장착하고 있다. 상·하악 모두 완전히 치료를 받고 싶다고 했다.

주소

씹기 힘들다.

기왕력

5년 전에 거의 전·후로 엇갈린 교합상태였던 상·하악에 상악은 telescope 의치, 하악은 금속 프레임워크가 있는 의치를 이용해 보철치료를 받았다. 상·하악 모두 상태가 나빠 몇 년 전부터 지대치가 일부 상실되고 의치도 파손되었는데, 수리할 수 없다고 해서 소개를 받고 대학병원에 내원했다. 전악에 걸쳐 문제는 없지만 현재 저작이 어렵다고 한다.

현재 상태

상·하악의 교합접촉 상태는 거의 Eichner 분류 C1에 가까운 B4이고, 상악은 전방 결손, 하악은 후방 유리단 결손이다. 상악은 더블 크라운을 유지장치로 하는 가철성 브릿지이고, 지대치는 #14~16, 23~26이었던 것이 현재 #14, 24는 치근만 남고 탈락되었다. 가철성 브릿지는 #23과 #24 사이에서 파절되었다. 환자에 의하면 이 파절은 최근에 갑자기 일어난 것이라고 한다. 하악은 #34~37, 46, 47 결손의 유리단 결손 증례인데, 금속 프레임워크가 있는 floating type(완압형) 설계의 유리단 의치로 보철되었다. 상·하악 의치를 장착한 상태의 교합만곡은 매우 강해서 상악 구치부의 정출을 방치한 채로 상·하 보철치료를 시행했던 흔적이 보인다.

잔존치의 상태

상악 잔존치는 모두 근관치료를 마쳤고, 치주조직은 대체로 건강하다. #14는 보존 불가능하고 #24는 재근관치료 후 지대치로 이용할 수 있다.

치조제의 상태

상악 전방 결손부위의 치조제와 하악 양측 구치부의 치조제의 피압변위성은 모두 정상이고, 상악은 폭과 높이 모두 충분하며 하악은 높이가 없지만 폭은 충분하다.

치료계획

① 먼저 상·하의 인공치열로 구성된 현 상태의 교합평면(만곡)이 환자 고유의 안모에 적합한지의 여부를 진단한다. 적합하지 않으면 교합평면을 수정한다.

② 교합접촉이 전·후로 엇갈린 상태이고, 정확한 교합접촉을 구성하기 위해서는 상·하악 모두 rigid support 의치로 제작해야만 하므로 잔존치 모두를 지대치로 하는 telescope 가철성 브릿지(상악)와 telescope 유리단 의치(하악)를 이용해 교합을 회복한다.

③ ②를 실현하기 위해 ①의 교합평면을 검사한 후 provisional restoration을 설계, 적용한다.

교합평면의 회복과 교합고경 거상의 포인트

교합만곡(평면)의 검사 결과 보철물에 구성되어 있던 강한 만곡은 환자 고유의 안모에 적합하지 않아 수정하기로 했다. 교합평면의 수정은 교합거상을 동반하는 작업이 되기 때문에(**그림 5a~k**), 교합거상 스플린트를 설계, 제작해 장착한 후 5mm를 교합거상 했을 때 안정을 확인하고 하악 전방 치아를 지대치 형성해 provisional restoration을 장착했다. 교합거상 스플린트를 일부 삭제하고 provisional restoration에 적합하자 더 안정을 보였다. 이어서 상·하악의 최종보철로 이행했다.

의치 설계의 요점

상악은 #15, 16, 23~26을 지대치로 하는 flange가 있는 telescope 브릿지로 보철하고, 하악은 #31~33, 41~43을 지대치로 하는 양측성 유리단 의치로 보철했다.

교합거상 스플린트에 익숙해진 장착 6주째에 하악 6개 치아를 형성해 provisional restoration을 연결관으로 제작한 후 장착하고 상악의 스플린트를 수정했다.

지대치가 모두 실활치였기 때문에 레진 telescope 형태의 가철성 provisional restoration을 제작하고, 지대치 형성 후 상악의 각 지대치에 상온중합 레진을 이용해 적합시켰다.

내관의 지대치 인상채득, 내관의 위치 결정을 위한 인상채득, 교합채득 등은 통법대로 시행했다.

증례 2 교합평면의 시정

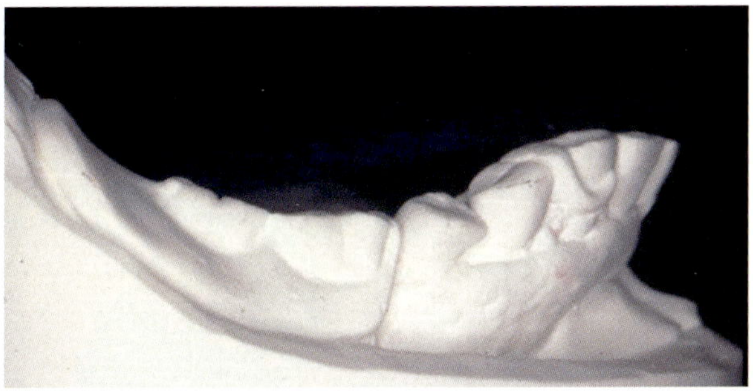

그림 5a. 교합평면 분석을 위해 Hanau 교합기에 부착된 하악 모형의 우측. 강한 교합만곡이 특징적이다.

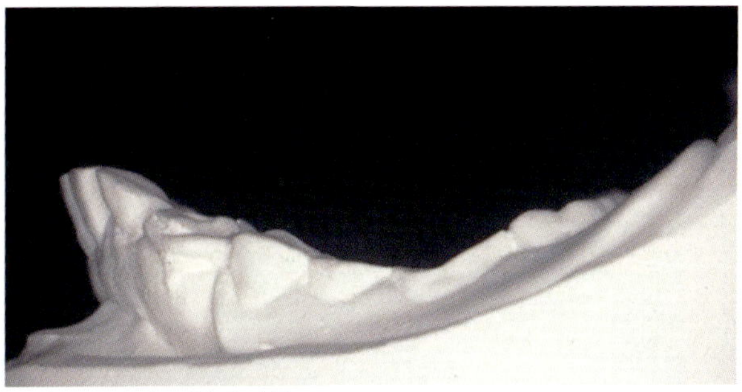

그림 5b. 하악 모형의 좌측.

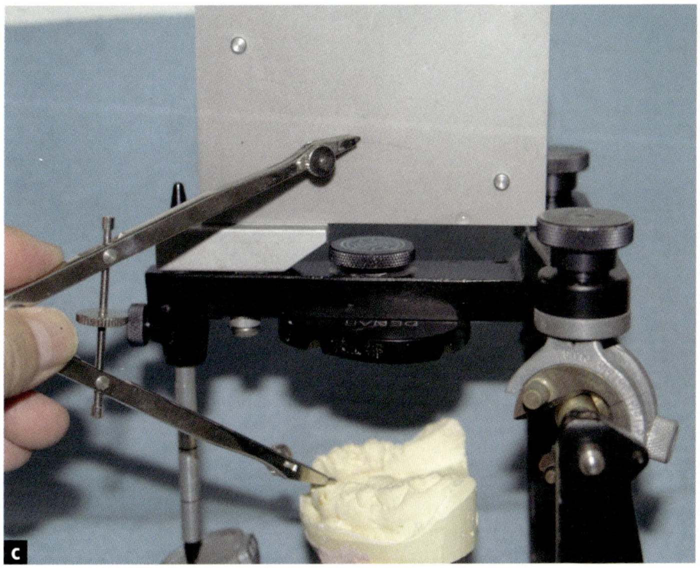

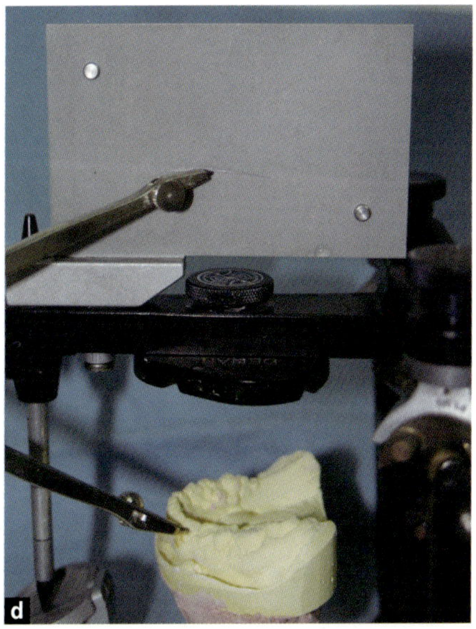

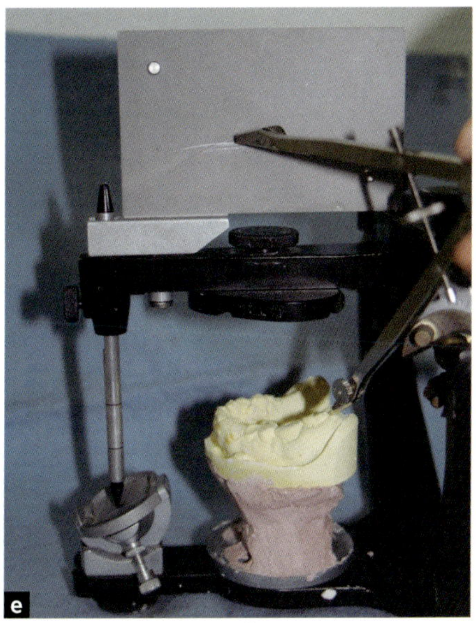

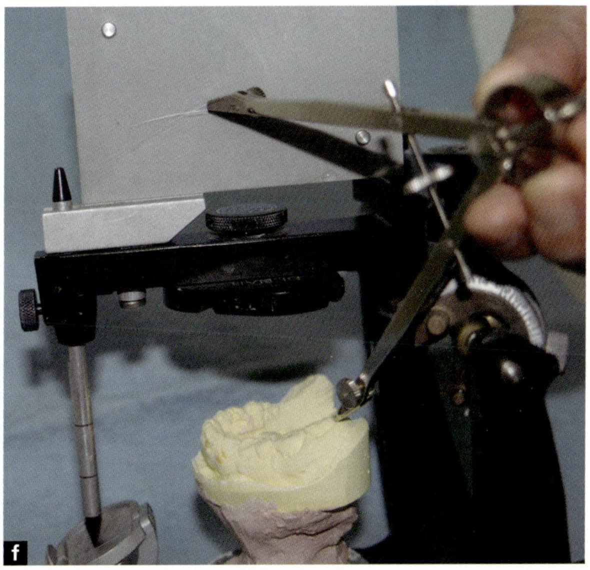

그림 5c~f. Broadrick의 장치 'Flag'(Hanau, Morita)으로 교합평면을 분석했다(사진은 설명용의 다른 모형). 교합평면, 교합고경을 변경하는 치료는 이와 같은 장치를 사용해 교합평면, 교합고경을 검사한 후에 시행되어야 한다. 반조절성 교합기를 가지고 있지 않거나, 가지도 있어도 정확하게 사용할 수 없으면 본 증례와 같은 치료는 불가능하다.

그림 5g~i. 모형의 좌·우 구치부에 파라핀왁스를 쌓고 이상적인 만곡에 따라 wax carver(부속)로 교합면을 구한다. Monson 만곡의 중심은 **g~i**와 같이 좌·우를 각각 구했다. 전방 참고점은 #33, 43의 첨두이고, 후방 참고점은 교합기 관절 과두 부위의 좌·우로 했다. 거상량은 동일하게 5mm로 설정했다.

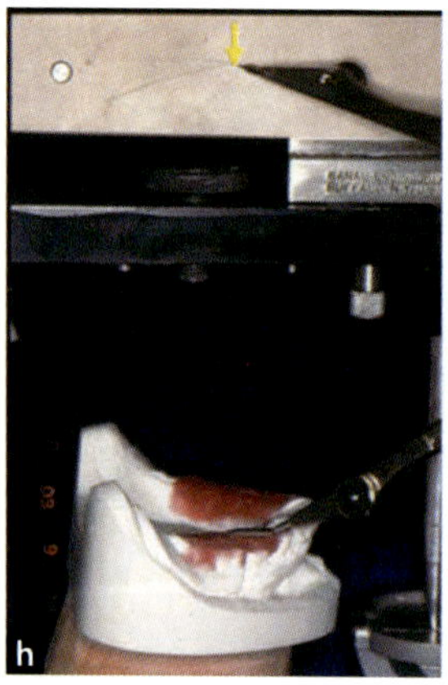

h 우측을 wax carver로 삭제

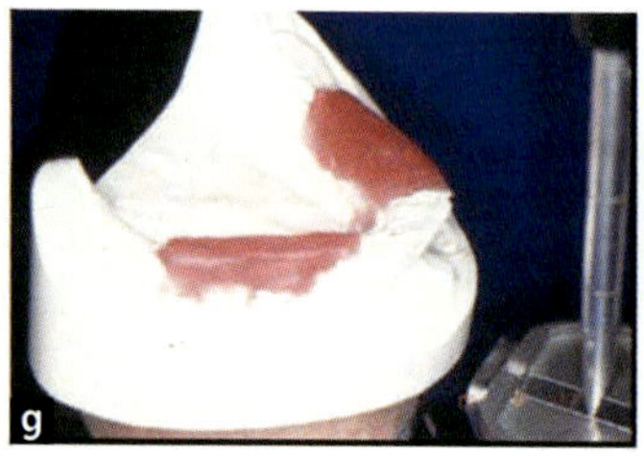

g 왁스를 쌓는다

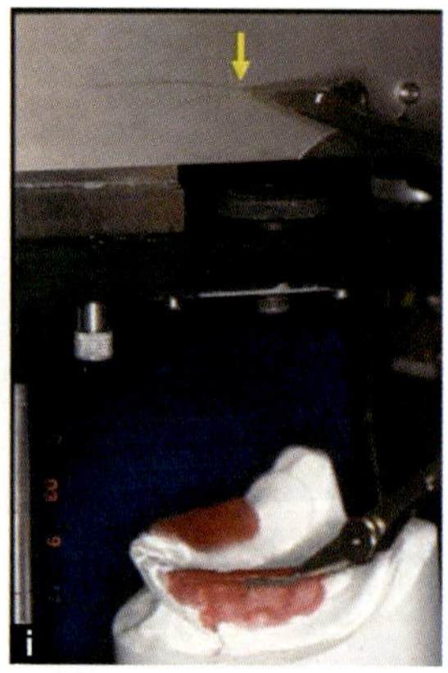

i 좌측을 wax carver로 삭제

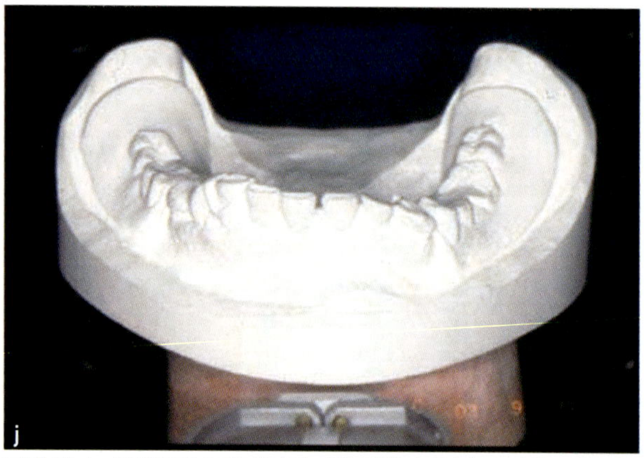

j

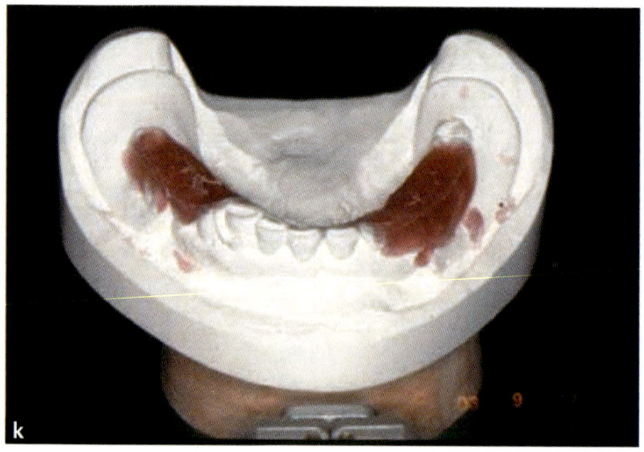

k

그림 5j, k. 이상적인 교합만곡의 재현 전(j)과 후(k)의 하악 모형 비교. k에서는 좌·우의 조화를 얻은 교합면이 왁스 위에 재현되었다.

의치 구조의 무게를 줄이는 목적에서 금속은 순수 티타늄을 사용했다

증례의 경과

본 증례는 치료 기간이 반년 걸렸는데, 이 사이에 **교합평면 분석, 수정, 교합거상** 후 임시보철, 최종보철을 시행했다. 의치는 거의 동요하지 않고 환자는 크게 만족했다. 그 후 정기검진을 통해 경과를 관찰하고 있다. 현재 장착 후 13년이 경과하고 있다.

3-4 저작중추의 장애가 교합 저작에 영향을 미치는 경우

일상 임상에서는 매우 드문 병태의 환자이지만 저작의 중추인 뇌 내에 문제가 생겨 교합기능 부전과 저작기능 부전을 초래하는 경우가 있다. 교합과 저작은 건전한 중추신경계와 말초의 악구강계가 조화를 이루어야 비로소 구성, 실행되는 것이므로 건강한 개체라면 아무런 어긋남도 없이 이루어지는 것이다. 중추에 문제가 생기고, 문제의 표현으로서 교합장애와 저작장애를 초래한 환자에 대해서는 증상의 발생기전을 검사, 특정하고 치의학적으로 대응할 수 있는 범위에서 치료를 시행한다.

Physiology 2

TMD와 교합평면

교합평면이 안면 형태 및 턱의 형태와 맞지 않으면 TMD가 생기기 쉬운가?

일반적으로 TMD 증상의 발현 메커니즘은 다양한 인자에 의한다고 알려져 있으므로[1] 교합평면의 이상 등은 그 중의 하나라고 생각할 수 있지만, 반드시 중요한 요인은 아니라고 생각한다.

하지만 **교합평면의 이상 때문에 좌·우 치열에 대한 하중의 부조화가 생기면 턱관절 형태에 영향을 미칠 가능성이 있다.** 몇 가지의 동물실험에서도 교합에 변화를 부여하면 턱관절 형태에 변화를 미친다는 사실이 알려져 있다. 예를 들어 토끼를 이용한 연구에서, 실험적으로 편측에 고무를 넣어 좌·우 하중에 부조화를 부여하면 좌·우 턱관절 형태에 각각 다른 변형이 생긴다[2]. 사람에서도 외과적 교정치료를 통해 교합상태가 크게 변화하면 턱관절 형태에 영향을 미친다는 사실이 알려져 있다[3]. 그러나 이러한 **턱관절 형태의 변화가 직접적으로 TMD 증상의 발현으로 이어지는지는 불분명하다.**

참고문헌

1. 顎機能障害の診療ガイドライン. In：歯科医療領域3疾患の診療ガイドライン. 日本歯科補綴学会, 2002.
2. Imai H, Sakamoto I, Yoda T, Yamashita Y. A model for internal derangement and osteoarthritis of the temporomandibular joint with experimental traction of the mandibular ramus in rabbit. Oral Dis 2001; 7 : 185-191.
3. Enami K, Yamada K, Kageyama T, Taguchi A. Morphological changes in the temporomandibular joint before and after sagittal splitting ramus osteotomy of the mandible for skeletal mandibular protrusion. Cranio 2013; 31 (2) : 123-132.

Physiology 3 교합 불균형의 허용

각각의 환자에서 청소년기부터 노년기까지 형성된 교합이 불균형인(맞지 않는) 상태에서도 adaptation(적응)이 됩니까?

오랫동안 교합평면이나 교합에 불균형이 있었던 경우 생체는 적응한다고 생각해도 좋다. 구강기능, 특히 저작기능을 유지하는 것은 영양공급이라는 점에서 생명을 위해 필요하므로 불균형이 생겨도 저작기능을 최소한 지키도록 변화한다.

먼저, 말초의 형태나 근육 조성 등의 변화를 들 수 있다[1,2]. 앞 페이지의 Physiology 2와 같이 턱관절 형태나 하악골 형태에서 변화를 볼 수 있는 것은 동물실험에서 분명하게 밝혀졌고, 이러한 변화가 기능의 유지를 위해 작용할 가능성이 높다.

그리고 운동을 억제하는 등 중추신경계의 가소적인(plastical) 변화를 일으킨다고 생각한다. 말초에서 들어오는 감각입력이 변화하면 중추에서는 그에 대응하듯이 수용야(receptive field)가 변화하거나 반응성이 변화한다[3]. 이러한 중추의 변화가 그 감각을 바탕으로 운동억제를 변화시킨다는 것은 상상하기 어렵지 않다.

반대로 치료 후의 환경에도 대응할 수 있어 그 환경에 맞추는 기능의 적응이 일어날 수 있을 것이다. 참고로 형태의 적응에 필요한 시간에 비해 뇌의 가소적인 변화가 짧은 기간에 일어난다는 사실은 분명하다.

참고문헌

1. Rowe TK, Carlson DS. The effect of bite-opening appliance on mandibular rotational growth and remodeling in the rhesus monkey (Macaca mulatta). Am J Orthod Dentofac Orthop 1990; 98 : 544-549.
2. Ohnuki Y, Saeki Y, Yamane A, Kawasaki K, Yanagisawa K. Adaptation of guinea-pig superficial masseter muscle to an increase in occlusal vertical dimension. Arch Oral Biol 1999; 44 : 329-335.
3. Masuda Y, Tachibana Y, Inoue T, Iwata K, Morimoto T. Influence of oro-facial sensory input on the output of the cortical masticatory area in the anesthetized rabbit. Exp Brain Res 2002; 146 (4) : 501-510.

PART 2

교합거상의 흐름과 임상

CHAPTER 4

교합고경 거상 —검사와 치료의 흐름

교합거상의 진단으로는 먼저 환자 안모의 정밀검사를 들 수 있다. 안모를 정면, 측면에서 보고 환자의 의견도 듣는다. 이를 통해 분명하게 교합고경의 감소를 의심할 수 있는 경우에는 교합거상량을 결정한다. 이때도 환자에게 손거울을 보여주면서 안모를 통해 판단하고, E-line을 이용해 평가(후술)하는 것이 실제적이다.
상식적으로 교합거상량은 하악안정위에서 교두감합위에 이르는 2~3mm의 범위라고 이야기하지만, 연구에 의하면 하악안정위 자체에도 커다란 폭이 있다. 따라서 생체의 적응성을 이용해 생리학적 근거에 기반을 둔 방법으로 거상량을 결정하는 것이 성공의 비결이라고 생각한다.

4-1 교합고경 거상은 전악을 시행한다

결손을 방치한 결과 대합치나 대합치열이 정출해 교합평면이 왜곡된 경우는 드물지 않다. 또한 때로는 잔존치열이 광범위하게 교모된 결과 교합고경이 저하되고 안모까지 영향을 미치는 경우도 볼 수 있다. 치질과 치열이 결손되는 원인으로는 우식과 치주질환을 들 수 있는데, 교모로 인해 2차적으로 교합고경이 저하되는 경우(우식, 치주질환, 치료에 의해 후천적으로 저위교합이 된 경우)는 bruxism에서 기인하는 경우가 많다. *참고: '1차적'으로 교합고경이 저하되는 경우란 치아의 맹출부전 등의 선천적 저위교합 및 교합이 낮은 크라운 등의 경우.

임상에서는 대합치와의 사이에 공간이 없는 경우, 예를 들면 Kennedy Ⅰ급(양측 유리단 결손)에서 상·하악의 전치가 깊게 물려 flare out이 일어난 경우 등에서 의치의 구치부 교합을 거상해 전치부를 free하게(개방) 하려는 시도가 이루어지기도 한다. 단기적으로는 언뜻 효과가 있는 것처럼 보이지만 **'의치를 이용한 교합거상'은 장기적으로는 성공하지 못한다.** 만약 시행하려면 모든 잔존치를 포함하는 스플린트 모양의 의치를 먼저 설계해야 한다. 최종적으로는 잔존치 부위도 거상하는데 이때는 종종 이루어지는 온레이 레스트(지대치의 교합면을 넓게 덮는 온레이 형태의 교합면 레스트가 이용되는 경우가 있는데 온레이 레스트라고도 불린다. 지대치가 경사된 경우나 저위된 경우에 교합접촉을 부여해 교합면을 회복하려고 할 때 이용된다. *Ai Minoru, Igarashi Yoshimasa 등. 표준 국소의치 보철학. 학건서원. 2010에서 인용) 또는 연속 절연 레스트(Igarashi Yoshimasa. 국소의치 성공을 위한 3원칙. 움직이지 않고, 오염되지 않고, 부서지지 않는. 도쿄: 퀸테센스출판 2015. 증례 58 술전의 하악 의치 Fig 5 참조)와 같은 단순한 가철성 보철물을 이용해서는 대개 잘 되지 않는다. 심미는 물론 장착감의 측면에서도 환자가 받아들이기 힘들기 때문이다. 다시 말해서 **교합거상을 시행하기 위해서는 정확한 진단을 바탕으로 전악의 수복, 보철이 되는 것을 인식하고 각오하지 않으면 나중에 수습이 되지 않는다.**

4-2 교합거상 검사의 흐름

교합거상의 검사(안모 계측)

진찰하는 시점의 교두감합위와 하악안정위 그리고 술자가 봐서 적절하다고 생각되는 입술 폐쇄상태의 개구위에서, **'동공에서 양 입술 사이까지의 거리'와 '비하점에서 턱 끝 아래까지의 거리'**를 계측한다. 이때는 쓰보네식 바이트 게이지(YDM)가 효과적이다.

안모의 정상, 비정상이란 일반적으로는 매우 주관적이고 각 개인이 판단하는 것이므로 **일괄적으로 규정할 수 없다.** 그러나 교합이 관여하는 교합고경의 저하로 인한 안모의 변화는 **안면고경 다시 말해서 하안면고경의 저하**와 같은 현상이 생겨서 술자가 느낄 뿐만 아니라 환자 자신의 주관 평가를 통해서도 알 수 있다.

잘 알려진 바와 같이 총의치의 대상이 되는 무치악 보철에서는 안모 계측 수치(**그림 1**)를 이용한다. 다시 말해서 '동공에서 양 입술 사이까지의 거리(**그림 1의 a_1**)와 비하점에서 턱 끝 아래까지의 거리(**그림 1의 a_2**)가 같다.'는 이론이 교합고경 결정에 도움을 준다(Willis법). 전용기구로는 Willis의 바이트 게이지, 쓰보네식 바이트 게이지가 있어서 임상에 널리 사용되고 있다.

구치부 교합지지가 결여되면 안면고경이 저하되는 '노인성 안모'를 보이게 되는데 이는 레오나르도 다빈치의 그림에도 나타나 있다(**그림 2a, b**).

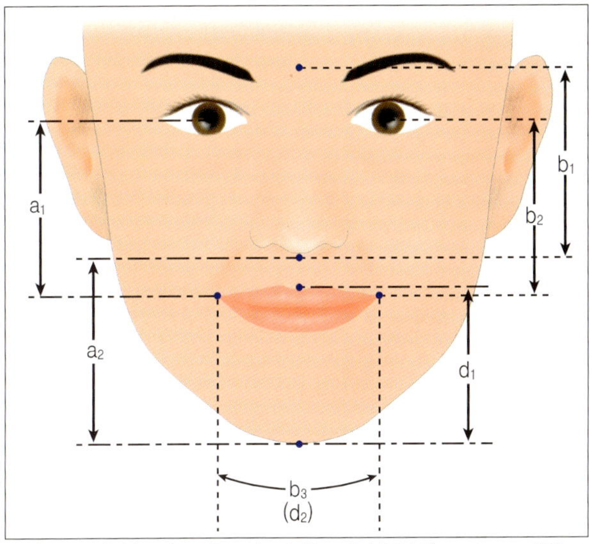

그림 1. 그림 왼쪽의 a_1과 a_2가 같다는 것이 '정상'(acceptable)의 교합고경에서 얻어진 관계이다. * Hayashi 외. 총의치 보철학. 도쿄: 의치약출판 1994; 159에서 변경 인용.

무치악 환자뿐만 아니라 구치부 교합지지가 결여된 치열 결손 환자에서는 안면고경의 저하가 생겨 자연스러운 안모가 손상되는 경우가 있다. 이것을 회복하는 것이 결손 보철 치료의 커다란 목적이다.

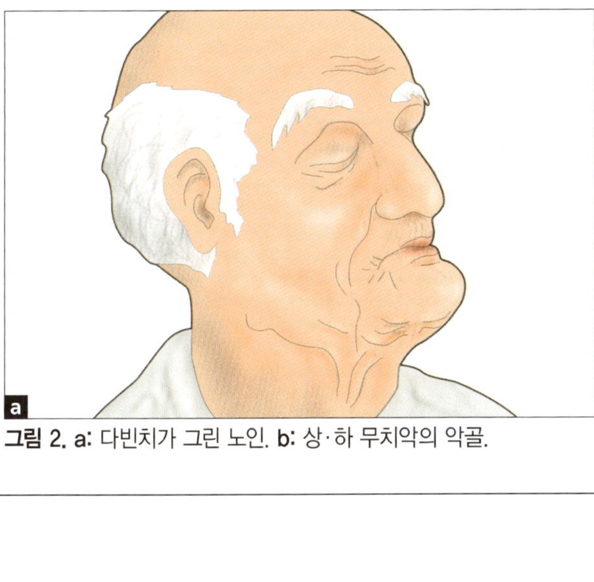

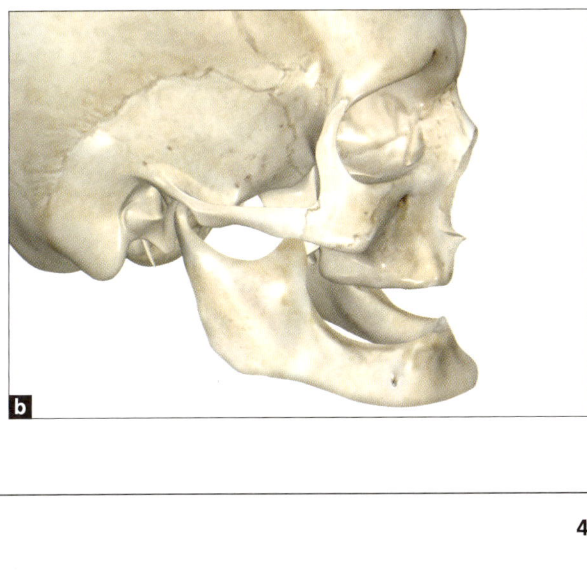

그림 2. a: 다빈치가 그린 노인. **b:** 상·하 무치악의 악골.

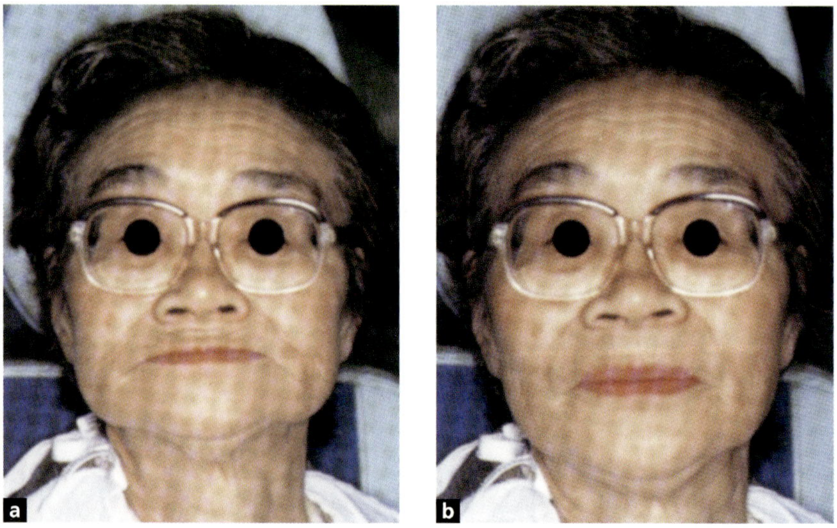

그림 3. a: 의치치료 전. b: 의치치료 후. *Nokubi, Igarashi. 현대의 국소의치. 도쿄: 퀸테센스출판 2000: 25에서 인용.

그림 3a, b는 구치부 교합지지가 결여된 환자의 보철치료 전·후의 안모를 기록한 사진이다. 구치부 교합지지가 결여되지 않았다 하더라도 고도의 교모 등으로 구치부 교합지지가 손상된 경우에는 교합지지가 결여되었을 때와 같은 안모를 보이는 경우가 있다.

그림 4a, b는 교합거상이 시행된 환자의 거상 전·후의 안모를 비교한 사진인데 거상 후에는 E-line이 개선되어 겉모습이 보기 좋아진 것을 알 수 있다.

이상과 같이 **'안면고경을 규정하는 교합고경이 정상인지 아닌지를 평가하는 것'**이 중요하다.

또한 계측을 간접적으로 증명하는 방법으로 환자가 각각의 하악위를 취했을 때의 세팔로 사진을 촬영하는 경우도 있다.

뒤에 서술하는 **4-3**과 같이 **교합고경을 임시로 설정해 환자의 반응을 보면서 검사하고 차례차례 최종 설정상태로 다가간다.**

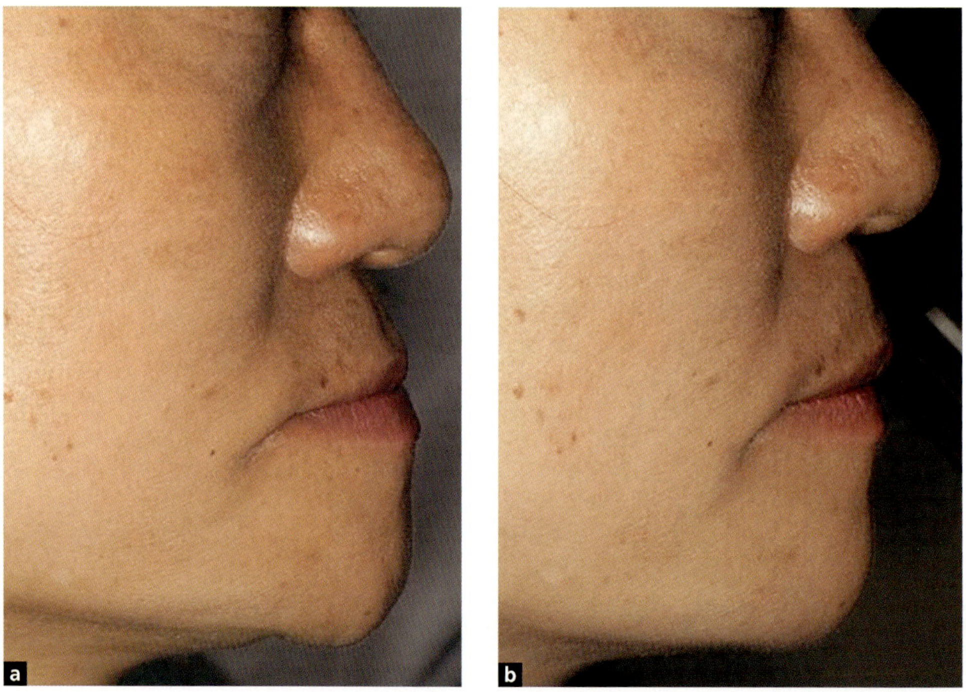

그림 4. 환자의 교합거상 전(a)과 후(b)의 안모 비교.

표 1. 비정상 안모와 정상 안모의 소견

술전	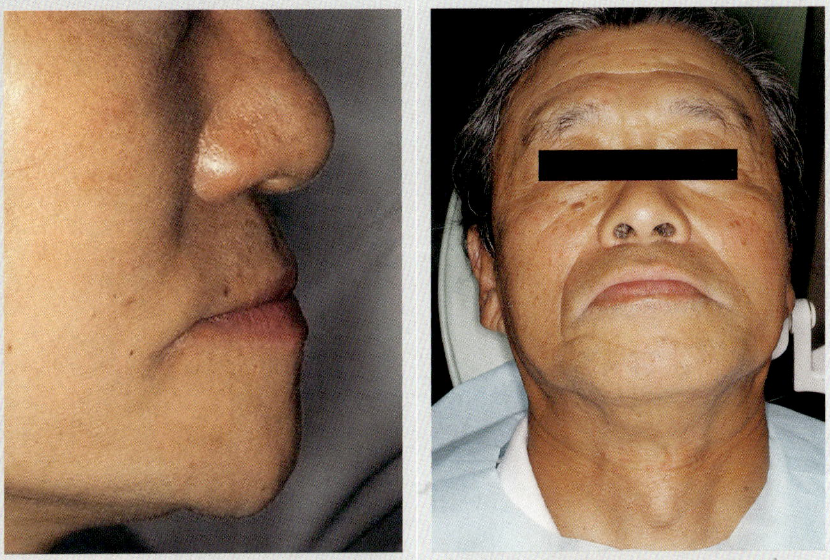
술후	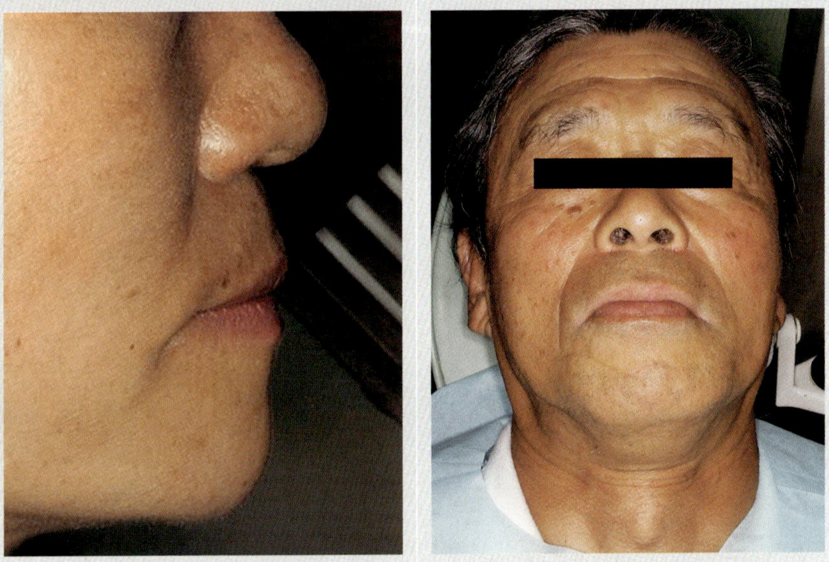

교합거상량의 추정

교합거상량의 임상적인 기준은 **'안모가 정상이 되는 것'**(**표 1**)과 **'수복물을 설정할 공간을 확보할 수 있는 것'**의 2가지 인자로 검토한다. 환자의 하악위와 교합고경은 유년기부터 형성되어 청소년기에 완성되고, 차차 질병으로 인해 소실되어(**그림 2~4**) 현재의 교합고경 저위 상태(저위교합)를 보이게 되므로 환자 생애주기의 어느 시점을 참고할지 검토한다. 또한 현 시점에서 몇 가지의 교합고경을 설정해 거울 앞에 환자를 세우고 환자와 함께 검토, 추정한다.

그리고 최종적인 치료인 보철물을 설정할 수 있고 적절한 교합평면을 회복(CHAPTER 3 참조)할 수 있는 공간을 확보하는 것도 중요하다.

4-3 교합거상 치료의 흐름

병인의 추정

우식 경향이 강한 환자에서는 유년기부터 지속적인 치료가 시행된다. 그 치료의 집약으로 대부분의 치아에 다양한 수복, 크라운-브릿지 치료 등이 존재한다. 이들 치아는 각각의 치료가 시행된 시점의 교합관계에서 수복된 결과, '정출된 대합치 상태에 맞춰 교합을 부여하여 교합평면이 들쑥날쑥한 제트코스터의 주행로와 같은 상태'가 된 경우가 있다.

이는 전악의 치주질환 환자에서도 마찬가지로 치주염에 동반한 잔존치의 이완과 이동이 보이는 증례에서는 정상 치열에서 이탈한 부위에 치열의 일부가 있는 경우도 있다.

Bruxism이 심한 환자는 잔존치열이 대체적으로 치주질환에 저항성이 있으므로 치열의 이동과 같은 수평적인 왜곡은 적고, 상·하의 수직적인 왜곡과 교모로 인한 치아 실질결손의 존재가 문제이다.

잠정적인 교합고경의 부여

검사결과 여러 가지 원인으로 교합고경이 저하된 환자라고 진단되면 이어서 현재 상태를 어떻게 치료할 것인지를 검토한다.

잠정적인 교합고경은 **가철성의 'flange 부위가 있는 교합거상 스플린트' 또는 'flange 부위가 없는 교합거상 스플린트(유치열 위)'를 환자에게 장착해 환자의 반응을 보면서 '거상량+α'의 방법으로 결정한다.** 위 2가지 방법의 공통 치료 흐름을 제시한다.

① 상정된 잠정 교합고경의 설정

현 상태의 교합고경, 하악안정위, 안정공극량을 참고로 하는데 **'환자의 안모 계측 수치', '최종보철물의 설정 공간'**을 중시한다.

② 교합기에 모형 부착

상·하악 평행모형을 교두감합위에서 반조절성 교합기에 부착한다. 모형은 알지네이트 인상을 이용해도 좋다. Mash 바이트(교두감합위에서 교합채득 할 때의 위치를 기록한 것)를 채득하고 상악은 face bow transfer한다.

③ 교합고경 거상량의 설정

①을 통해 잠정적인 교합거상량을 교합기에 설정한다. 교합기의 incisal pin을 연장시켜 규정한다. 이때 임상적으로는 먼저 **'상정량+α'**를 부여한다. 예를 들어 최종적으로 5mm를 거상하고자 하는 경우, 5mm에 2mm를 더해서 7mm 정도로 설정한다. 이어서 경과를 보고 5mm로 삭제, 조정해 간다. **이러한 임상 방법은 교합고경에 대한 생리학적 고찰에 의해서도 뒷받침된다**(Physiology 5 **참조**).

구체적으로는 교합기에 설정된 교합관계에서 상악 혹은 하악에 **가철성 교합거상 스플린트**를 제작한다. 이때 치과교정용 아크릴 레진을 이용해 sprinkling method(flange type 교정 장치 제작법)로 제작한다. 또한 의치상에 사용하는 투명 레진을 이용해 가열중합법으로 제작하는 방법도 있다.

가철성 교합거상 스플린트는 상·하악 어디에나 적용해도 좋지만 치열에 결손부위가 있으면 그 부위는 flange type로 제작하므로, 결손부위가 있는 쪽을 우선해서 교합거상 스플린트를 적용한다.

가철성 교합거상 스플린트의 조정 예

아래에 시간에 따른 조정과 임상검사의 예를 제시한다.

5mm의 거상을 필요로 하는 경우로 가정(상악의 예)

[0일째]

5mm+2mm(7mm)로 제작해 환자의 상악에 장착. 환자에게 교합거상 스플린트의 장착 및 철거 방법을 교육한다. 만약 턱관절 통증, 저작근 통증, 두통, 불쾌감 등을 느끼면 즉시 장착을 중지하도록 환자에게 주지한다. 식사할 때는 철거하고 야간 수면 중에는 장착을 지시한다.

[3일째]

환자의 증상 유무를 묻는다. 교합거상량을 전체의 교합접촉점에서 균등하게 0.5mm 정도 삭제한다. 거상량은 6.5mm가 된다.

[7일째]

환자의 증상 유무를 묻는다. 장착감을 묻고, 필요하면 조정. 교합거상량을 전체의 교합접촉점에서 균등하게 0.5mm

정도 삭제한다. 거상량은 6.0mm가 된다.

[14일째]

환자의 증상 유무를 묻는다. 장착감을 묻고, 필요하면 조정. 교합거상량을 전체의 교합접촉점에서 균등하게 0.5mm 정도 삭제한다. 거상량은 5.5mm가 된다.

[21일째]

환자의 증상 유무를 묻는다. 장착감을 묻고, 필요하면 조정. 교합거상량을 전체의 교합접촉점에서 균등하게 0.5mm 정도 삭제한다. 거상량은 5.0mm가 된다.

[28일째]

환자의 증상 유무를 묻고, 문제가 없는 것을 확인. 교합거상량은 5.0mm이다. 그리고 경과를 더 관찰한다. 증례에 따라 다르지만 시간에 따른 증상을 확인한 후에 다음 단계로 이행한다.

[35일째]

Provisional restoration으로 경과 관찰. 턱관절, 저작근에 이상이 없는 것을 확인. 그로부터 25~85일(**교합거상 스플린트를 장착하기 시작 후 2~4개월까지) 정도 경과를 관찰해 이상이 없으면 그 교합고경이 올바르다고 판단하는 결정 수단이 된다**고 생각해도 좋다(**표 2**).

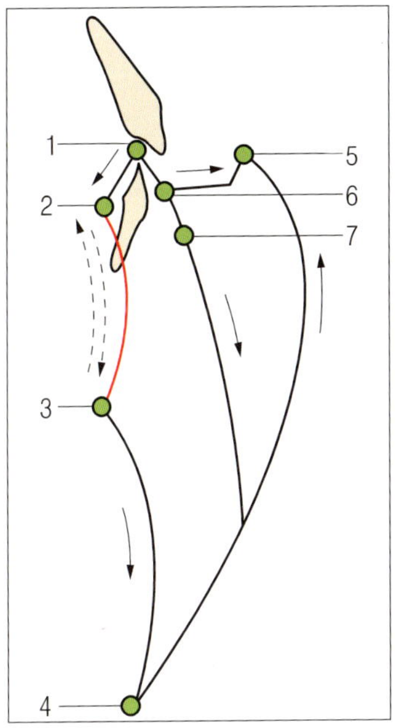

그림 5. Posselt 도형. 2↔3 사이에서 '접번운동'이 이루어진다. 이 부분에서 교합고경을 조정하고 설정한다.

표 2. 교합고경이 적절한지를 판단하는 수단

환자의 안면고경이 적절하다	■ 환자의 안면고경에 술자와 환자가 모두 납득할 수 있는가?
환자의 증상 호소가 없다	■ 자발통이 없다 ■ 식사 중에 운동통이 없다
객관적인 검사에서 이상이 없다	■ 저작근에 자발통이나 촉진에 의한 압통이 없다 ■ 자발적인 턱관절의 운동이 부드럽고 관절음이 없다 ■ 개구량이 정상이다

[2~4개월 후(60~120일 후)]

최종보철 시작.

그리고 **교합거상량은 Posselt 도형(그림 5)에 제시된 '후방접번축'(hinge axis), '접번운동'(hinge movement: 영어, Schanierbewebung: 독일어)인 2~3 범위 안에서, 최대로 약 20mm, 일반적으로는 최대 5~7mm 정도가 상식적인 수치**일 것이다. 필자의 경험으로는 특수한 증례에서 10mm 정도 교합거상을 시행한 경우도 있다.

Point

- ■ 교합고경이 적절하다고 판단하는 기준을 얻을 수 있는 기간은 환자에 따라 다르다.
- ■ 술자는 항상 보수적인 자세로, 언제라도 교합거상을 이전의 상태로 되돌린다는 태세를 취하면서 치료를 진행하는 것이 중요하다.
- ■ 평균적으로는 교합거상 스플린트를 장착하고 최소 4~5주 정도 경과를 관찰한 후 provisional restoration을 장착한다.
- ■ 환자의 증상 호소나 이상이 생기지 않은 것을 확인 후 provisional restoration에서 최종보철물로 전환하는 것이 좋다.
- ■ 최종보철치료로의 이행은 교합거상 스플린트를 장착하고 나서 2~4개월 정도 경과한 후 시행하는 것이 평균적이다.

Physiology 4 저작근의 감각 및 길이와 교합고경

저작근의 길이와 교합고경

저작할 때 저작근의 힘은 상·하 치아 사이에 있는 음식물에 대해 등척성 수축을 하여 분쇄, grinding을 할 때 발휘된다. 골격근의 등척성 수축의 출력에서 생리학적으로 중요한 것으로 **수축할 때 근육의 길이**를 들 수 있다. 교합할 때는 상·하 치아(또는 보철물)가 힘을 발휘하기 위해 등척성 수축이 일어나는데, 이때 **근육의 길이를 결정하는 것이 맞물리는 위치**, 다시 말해서 교합고경이다.

교합고경과 저작근에 발생하는 장력과의 관계에 대한 조사가 있다. Mann 등[1]은 일정한 근육활동에 의해 발휘되는 힘을 여러 가지 악간거리에서 측정했다. 8명의 피험자 중 2명은 전치부에서 악간거리가 15mm일 때, 6명은 20mm일 때 최대가 되는 것을 밝혔다(**그림 1**).

또한 Lindauwer 등[2,3]은 일정한 힘을 발휘할 때의 근육 활동을 측정해, 구치부의 악간거리 8mm와 10mm에서 근전도 활동과 교합력의 관계를 나타내는 그래프의 경사에 변화가 있다는 것을 제시했다(**그림 2**). 다시 말해서 1N(뉴턴)의 힘을 발휘하기 위한 근육활동량이 악간거리에 따라 변화한다는 사실을 제시했다.

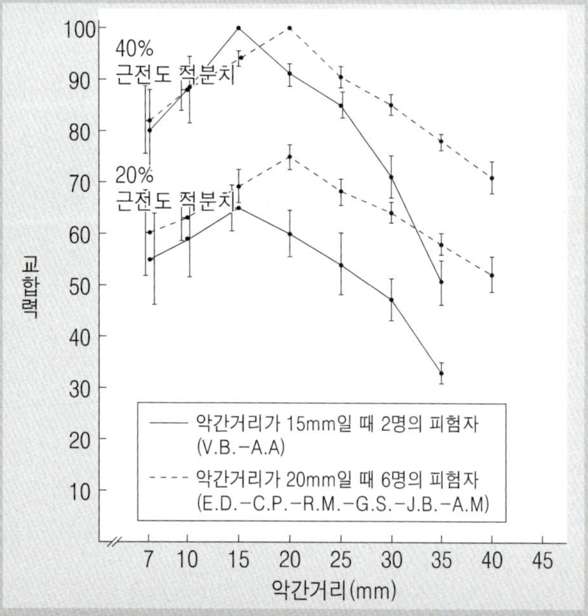

그림 1. 8명의 피험자 중 2명은 전치부에서의 거리가 15mm일 때, 6명은 20mm일 때 교합력은 최대가 된다(V.B 등은 환자의 이니셜). *참고문헌 1에서 인용.

근육의 길이가 무엇인지를 생각하기 위해 생리학 교과서[4]에 기재되어 있는 '근육의 길이-장력 곡선'을 살펴보도록 하자(**그림 3**). 고정된 근육의 길이가 일정 길이 이상이 되면 수축 전에도 장력(정지 장력)이 발생하기 때문에 전체 장력에서 정지 장력을 뺀 것이 수축에 의해 생긴 장력(활동 장력)이 된다. 다시 말해서 근육이 1회의 수축으로 발휘하는 장력은 길이에 따라 변화하고, 또한 **최대의 활동 장력을 발휘하는 길이가 존재한다**는 말이 된다. 교근이나 측두근도 다른 골격근과 마찬가지로 장력을 발휘할 때 근육의 길이가 중요하다는 사실이 분명하고, **교합고경이 최대 활동 장력을 발휘하는 길이를 결정하는 요인**이다.

근육감각과 교합고경

교합고경이 변화하면 이러한 감각 입력이 변화할 가능성을 생각할 수 있다. 여기서 교합고경을 실험적으로 증가시킨 모르모트 연구가 있으므로 소개한다[5-7]. 모르모트의 치아는 끊임없이 계속 자라므로 상·하의 치아를 서로 맞물려 마모시켜 교합고경을 일정하게 유지한다고 생각한다. 모르모트의 전치부에 교합거상판을 장착하면 구치부는 상·하 치

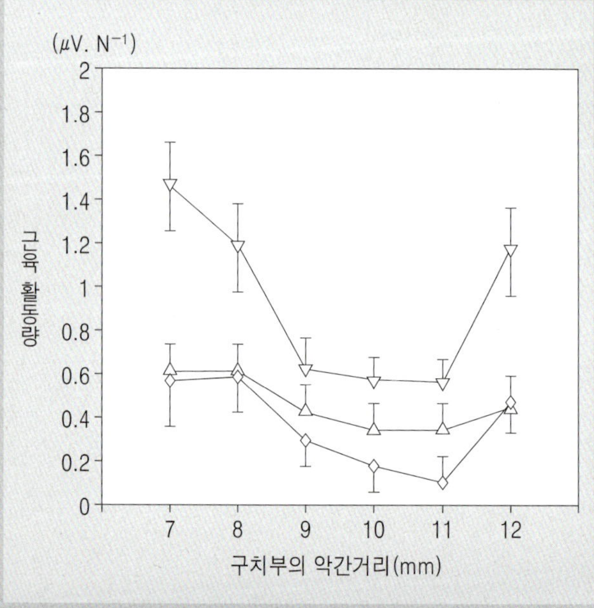

그림 2. 1N(뉴턴)의 힘을 발휘하기 위한 근육활동량이 악간거리에 따라 변화한다. *참고문헌 2에서 인용.

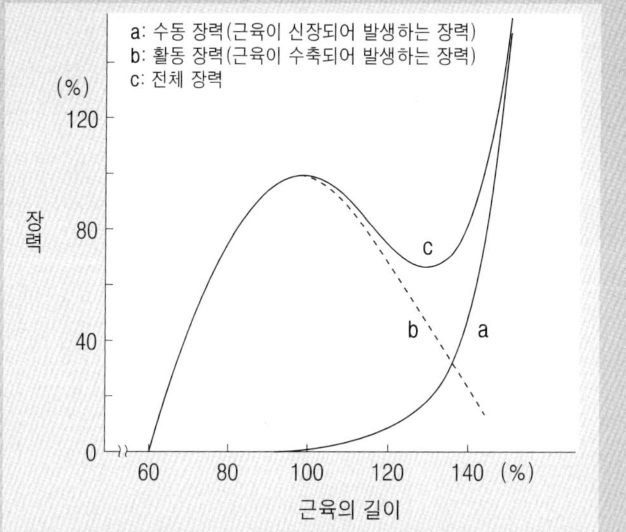

그림 3. 생리학 교과서에 기재되어 있는 '근육의 길이–장력 곡선' *참고문헌 4에서 인용.

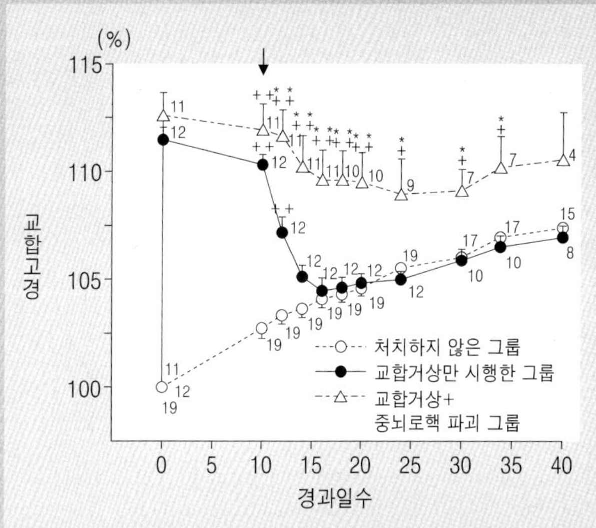

그림 4. 모르모트의 교합거상판을 철거하면 며칠 내로 원래 가지고 있던 교합고경으로 되돌아오는 것을 알 수 있으므로 교합고경은 각 동물에게 적합한 높이에서 유지된다는 사실이 밝혀졌다.

아가 접촉할 때까지 계속 자라, 모르모트는 자신의 구치로 비정상으로 높은 위치의 교합관계를 만들 수 있다. 나중에 모르모트의 교합거상판을 철거하면 며칠 내로 원래 가지고 있던 교합고경으로 되돌아오는 것을 알 수 있으므로 교합고경은 각 동물에게 적합한 높이에서 유지된다는 사실이 밝혀졌다(**그림 4의 ● 부분**).

'교합고경이 높다'고 느끼기 위한 감각은 폐구근의 근육감각과 치근막감각이라고 생리학적으로 생각하는 것은 어렵지 않다. 폐구근 근육감각은 '근방추'가 수용기이고 근방추에는 '추내근'이 존재하므로 추내근이 수축(단축)하여 근육 신장에 대한 반응성을 조절할 수 있다. 근육이 수축할 때는 '추외근'을 수축시키는 'α–운동뉴런'과 추내근을 수축시키는 'γ–운동뉴런'이 협조해서 근방추의 감도를 조절해 등척성 수축을 한다. 저작할 때를 생각하면 어느 교합고경에서 등척성 수축을 이행할 때, 추외근의 길이가 변화하지 않는 등척성 수축으로 변해도 γ–운동뉴런이 추내근을 수축시켜 근방추의 수용기 부분이 신장되어 마치 근육 전체가 신장하는 것과 같은 정보가 뇌로 전달된다. 이것은 등척성 수축으로 이행하는 높이인 교합고경의 변화가 근육감각의 변화에 영향을 미칠 수 있고, 교합고경의 변화로 인해 근육 수축의 조절도 변화한다고 생각할 수 있다.

그러므로 이들 감각에 상실(또는 장애)을 일으키기 위해 삼차신경 중뇌로핵을 파괴한 실험이 있다. 삼차신경 중뇌로핵은 폐구근 근육감각 및 치근막감각의 일부 정보를 전달하는 1차구심성 감각신경의 세포체가 존재하는 핵이다. 실험적으로 교합고경을 높인 동물의 삼차신경 중뇌로핵을 파괴하면 비정상으로 높아진 교합고경을 원래 가지고 있던 높이까지는 되돌릴 수 없다는 사실을 알 수 있었다(**그림 4의 △ 부분**). 다시 말해서 교합고경이 변화하면 근육감각이나 치근막감각에 변화가 일어나고 그 감각 변화로부터 원래 가지고 있던 감각을 되찾는 위치까지 교합고경을 조절할 가능성이 있다고 생각할 수 있다[6].

참고문헌

1. Mann A, Miralles R, Santander H, Valdivia J. Influence of the vertical dimension in the treatment of myofacial pain-dysfunction syndrome. J Proth Dent 1983; 50 (5) : 700-709.
2. Lindauwer SJ, Gay T, Rendell J. Electromyographic-force characteristics in the assessment of oral function. J Dent Res 1991; 70 (11) : 1417-1421.
3. Lindauwer SJ, Gay T, Rendell J. Effect of jaw opening on masticatory muscle EMG-force characteristics. J Dent Res 1993; 72 (1) : 51-55.
4. 小幡邦彦, 外山敬介, 高田明和, 熊田衛.新生理学.東京 : 文光堂, 1994.
5. Yagi T, Morimoto T, Hidaka O, Iwata K, Masuda Y, Kobayashi M, Takada K. Adjustment of the occlusal vertical dimension in the bite-raised guinea pig. J Dent Res 2003; 82 (2) : 127-130.
6. Zhang W, Kobayashi MMoritani MMasuda Y, Dong J, Yagi T, Maeda T, Morimoto T. An involvement of trigeminal mesencephalic neurons in regulation of occlusal vertical dimension in the guinea pig. J Dent Res 2003; 82 (7) : 565-569.
7. Kanayama H, Masuda Y, Adachi T, Arai Y, Kato T, Morimoto T. Temporal alteration of chewing jaw movements after a reversible bite-raising in guinea pigs. Arch Oral Biol 2010; 55 (1) : 89-94.

Physiology 5 한 번에 많이 교합거상 하는 방법

한 번에 많이 교합거상을 시행하고 시간을 들여 구한 교합고경으로 연착륙시키는 방법은 적절한가?

실험동물인 모르모트에서는 교합거상을 시행하면 원래의 교합고경으로 되돌아가도록 스스로 조정한다. 이것은 교합고경이 높다는 것을 느끼는 감각(폐구근 근육감각이나 치근막감각, Physiology 4 참조)이 존재한다는 사실을 나타내는 것이고, 그 감각정보로부터 교합고경을 조절하는 행동이 일어난다고 생각한다[1].

한편 모르모트를 이용해 양측의 상·하악 사이에 고무를 넣고, 상·하 구치에 항상 가중이 가해지도록 하면 교합고경이 저하된 모델 동물을 만들 수 있다. 교합고경이 낮은 상태에서 고무를 철거하고 25일 동안 경과를 관찰하면 교합고경이 원래로 되돌아오도록 조절되지 않는다는 것이 밝혀졌다[2]. 이 결과는 교합고경이 낮은 상태라는 것을 느끼는 감각이 없다는 사실을 시사한다. 다시 말해서 적절한 교합고경은 생체에게 중요함에도 불구하고 낮은 상태를 허용하는 범위가 크다는 것을 의미한다. 이는 교합고경이 낮은 경우는 높은 경우에 비해 환자의 불편 호소가 적다는 임상 현장의 경험과도 일치한다.

그러면 교합거상을 시행할 때 술자가 결정한 교합고경이 적절한 교합고경보다도 낮은 경우, 환자는 별로 불편을 호소하지 않고 그 높이를 허용하게 될 것이다. 보다 적절한 교합고경을 설정하기 위해서는 술자가 마지막으로 설정하고자 하는 교합고경보다 높게 설정하고 그 후 환자의 호소나 기능을 주의 깊게 관찰하면서 저하시켜 적절한 위치로 유도하는 것은 하나의 술식으로서 적절하다고 생각한다.

참고문헌

1. Zhang W, Kobayashi M, Moritani M, Masuda Y, Dong J, Yagi T, Maeda T, Morimoto T. An involvement of trigeminal mesencephalic neurons in regulation of occlusal vertical dimension in the guinea pig. J Dent Res 2003; 82 (7) : 565-569.
2. Matoba H, Kanayama H, Kato T, Morimoto T, Yamada K, Masuda Y. Changes of occlusal vertical dimension and jaw movement in experimentally occlusal vertical dimension reduced animal. 2014, in submission.

CHAPTER 5

교합거상과 교합고경 회복의 임상 증례

이 CHAPTER에서는 유치악 환자(부분 치열 결손 환자)의 증례를 통해 교합거상의 흐름을 해설하고자 한다.

5-1 증례 1 우식과 교모로 인한 치질 결손을 크라운-브릿지로 교합거상

증례의 개요

환자

42세 여성.

유년기부터 우식 경향이 강해서 항상 치과의원에 다녔다고 한다. 청소년기에는 대부분의 치아가 치관수복 되어 치질의 결손이 없는 건전한 자연치는 전혀 없게 되었다. 하악 우측 결손부위에 작은 의치를 제작했었지만 현재 사용하지 않는다.

증례의 난이도

Kennedy 분류: 상악 Ⅱ급 1류, 하악 Ⅱ급

Eichner 분류: B2

주소

치열을 깨끗하게 만들고 싶다.

현재 상태

현재 상악에 9개 치아, 하악에 12개 치아가 잔존.

#12~14, 16, 17, 22~25, 31~37, 41~45.

#31~34, 41~43에는 심한 교모가 있는데, 대합하는 상악 #⑬⑫11, 21㉒㉓ 브릿지와의 교합관계에 의한 것이라고 생각한다.

안모는 하안면이 짧아 교합고경이 2차적(=후천적, CHAPTER 4 참조)으로 상실되었다는 것을 시사한다. 구강 내에서는 일단 하악 전치부의 심한 교모와 깊은 over bite가 문제라고 생각한다. 이러한 심한 교모는 bruxism, grinding의 결과라고 생각되므로 보철물을 설계할 때 배려해야 한다.

X-ray 검사에 의하면 치관수복 된 잔존치는 대부분 실활치이고 근관치료는 대체로 양호하다. 상악 #14, 16은 사전에 재근관치료가 필요하다. 전악의 치주 전처치는 치석제

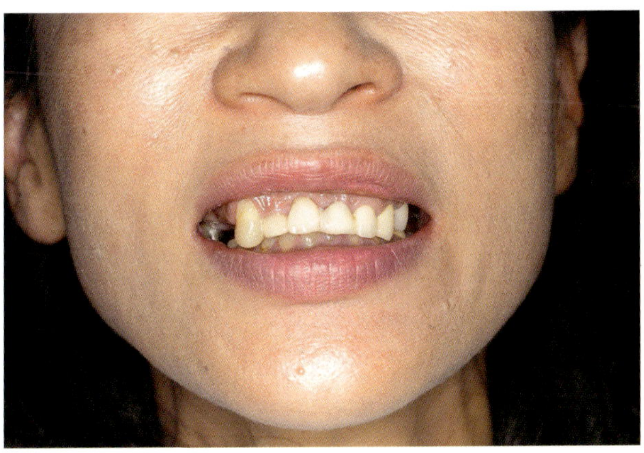

그림 1a. 초진 상태, 과개교합.

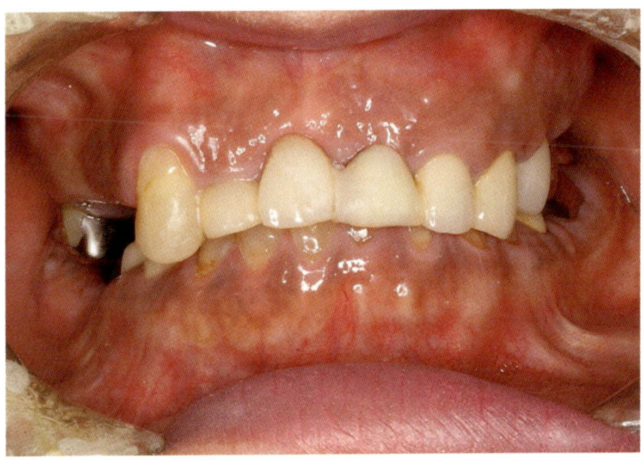

그림 1b. 초진의 구강 내, 정면.

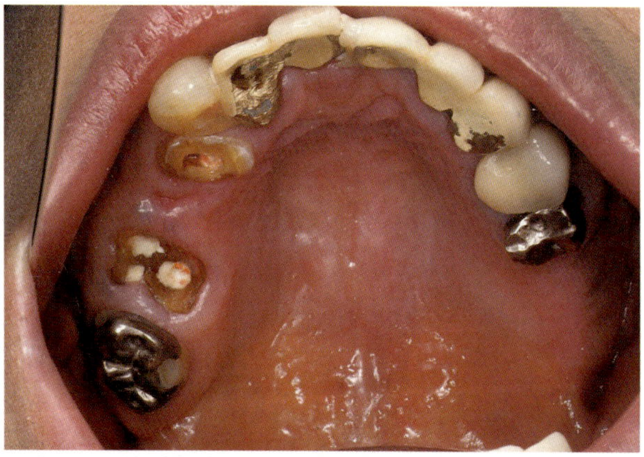

그림 1c. 초진의 상악. 교모로 인해 닳은 교합면.

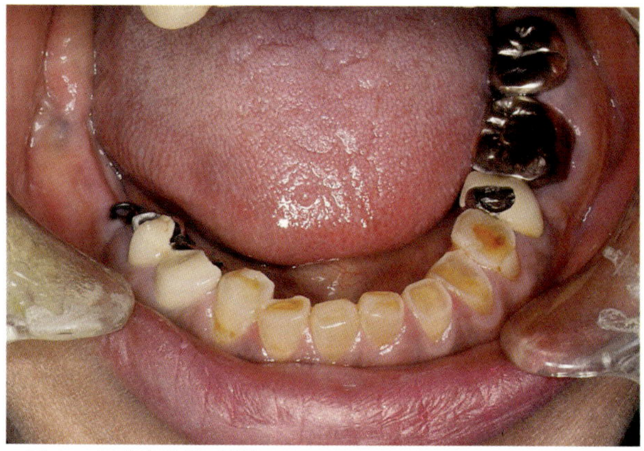

그림 1d. 초진의 하악. 심한 교모.

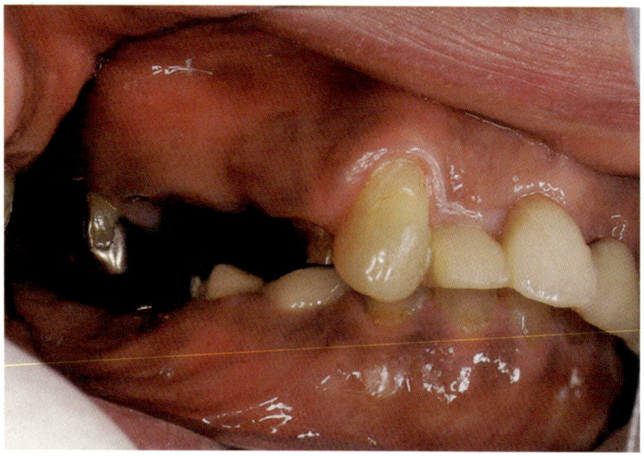

그림 1e. 초진의 우측면 모습.

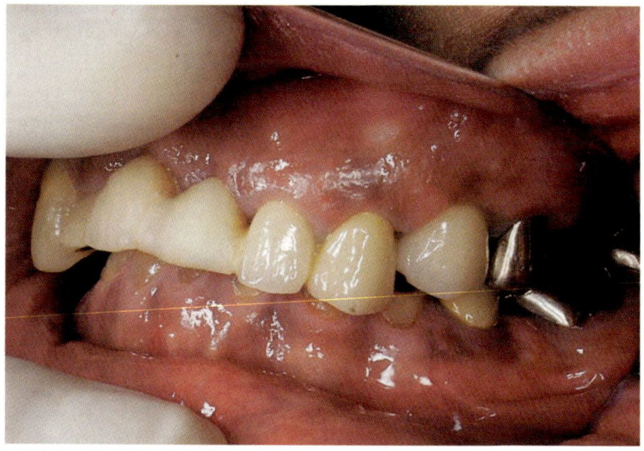

그림 1f. 초진의 좌측면 모습.

거 정도로 충분하다. 그리고 #46, 47 결손은 #44, 45 PFM 크라운을 연결 지대치로 한 conex attachment 유리단 의치가 이미 장착된 흔적이 있다.

잔존치열의 상태를 보면 교합지지는 양측성의 Eichner 분류 B2 상태에서 보존되어, 만약 #46까지 교합된다면 교합지지는 4곳이다. 하악 전치의 교모 때문에 하악의 현재 anterior guidance는 불충분하지만 보철적으로 재구성이 가능하다. 교합관계는 깊은 over bite를 볼 수 있고 현재의 하악위에서는 기능적, 심미적인 수복이나 보철치료가 바람직하지 않고 반드시 교합거상이 필요하다(**그림 1a~f**).

치료계획

환자의 주소인 심미적인 개선과 악구강 기능을 회복하기 위해서는 교합위를 개선하고 이것을 수복물과 보철물로 유지할 필요가 있다. 그러기 위해 이제까지 살아오면서 2차적으로 저위교합에 빠진 교합관계를 먼저 개선하고 심미적, 기능적으로 우수한 수복물과 보철물로 치료하기로 했다.

치료의 실제

일반적인 구강 내·외 검사, 특히 저작근과 턱관절 검사, 저작운동 등을 관찰한 후 구강 내 검사를 시행하고 상·하악 진단모형을 제작한다. 진단모형을 상악은 ear piece형 face bow, 하악은 현재의 교두감합위를 실리콘을 이용해 채득한 바이트를 기준으로 반조절성 교합기에 부착한다.

교합거상 치료

먼저 임상에서 많은 환자로부터 얻은 경험적인 수치를 배경으로 교합거상량을 설정한다. 다시 말해서 여러 가지 원인으로 저하된 교합고경은 어떻게든 회복할 수 있지만 그

회복은 환자의 반응을 보면서 신중하게 부여한다. 저하된 위치에서 서서히 고경을 증가시켜 가면 이상적이지만, 필자는 설정량에 이르기 위해 **맨 처음 '상정량+α'에 교합고경을 부여하고 거기서부터 점점 고경을 감소시켜 최종적으로 상정한 양에 이르도록** 하는 방법을 이용한다(CHAPTER 4 참조). 그러기 위해서는 고경량을 증감할 수 있고 환자의 통증반응이 나타나면 곧바로 환자가 철거해 원래로 되돌아가 초기화할 수 있는 장치가 필요하다.

이 목적에 부합하는 것으로는 **교합거상 스플린트**(또는 bite plate)가 가장 적절하다.

지면과 Camper 평면(CHAPTER 3 참조)을 수평으로 하고, 진료의자를 좌위로 해서 환자를 앉혀 환자의 안모(정면 모습, 측면 모습)를 본다. 환자에게 손거울을 주고 스스로 생각하는 '정상 악위'를 취하도록 한다. 이 위치를 대충 교합기에서 재현해 거상량이 현재의 교두감합위, 하악안정위 및 안정공극량 등과 어떠한 관계인지를 검토한다. 상정된 거상량이 일반적으로 이야기하는 안정공극량인 2~3mm를 넘어 가령 5~7mm가 되어도 일단 잠정적인 수치이므로 이 수치에서 교합기의 incisal pin을 높여 설정해 본다. 동시에 교합기에서 **상·하악 사이의 치열공극을 실리콘 바이트로 기록해 환자의 구강 내에 적합시키고 입술 폐쇄상태, lip support, 비순구, 뺨의 풍융 등 안모의 자연스러움을 환자가 손거울을 보고 확인하면서 경우에 따라서는 시행착오 방법으로 교합거상량을 구하는 것**이 좋다고 생각한다.

교합거상량이 결정되면 교합기의 incisal pin을 고정하고 상·하 치열의 교합면 사이의 공간을 메우는 요령으로 교합거상 스플린트를 제작한다. Posselt 도형(CHAPTER 4, **그림 5** 참조)에서도 제시했듯이 교두감합위에서 대략 20mm 정도의 개구영역은 하악 개폐구로에서 거의 원호의 일부가 된다는 사실로부터, 반조절성 교합기에서 교합거상을 시행해도 하악 회전운동의 중심인 관절 과두의 위치에 변화를 주지 않는다(CHAPTER 4, **그림 5** 참조).

교합거상 스플린트 제작

교합거상 스플린트를 제작할 때는 보통 투명한 교정용 상온중합 레진을 이용한다. 재료의 조건으로는 취급이 간단하고 조절성과 보수성이 우수한 것이 바람직하다.

또한 **일반적으로 유치악의 경우는 상악에 교합거상 스플린트를 적용하는 경우가 많다.** 이유는 스플린트의 안정성, 사용 중 guidance 부여의 정확성 때문이다. 상·하악 결손의 분포상태에 따라서는 하악에 적용하는 경우도 있고, 나중에 서술하듯이 flange type이 되는 경우도 있다. 본 증례는 하악 치열 전치부에 광범위한 교모가 있고 나중에 반드시 치관수복이 필요하다고 진단했으므로 하악 치열에 교합거상 스플린트를 적용하기로 했다. #46, 47 부위는 flange type으로 제작했다. 교합기에서 최대교두감합위는 모든 치아가 균등하게 접촉하고, guidance는 견치를 중심으로 한 group function 형태가 되도록 교합관계를 부여했다.

교합거상 스플린트를 장착할 때 환자에게 "오랜 기간에 걸쳐 저하된 하악위를 한 달 정도 치료해 정복한다."고 장착 목적을 고지한다.

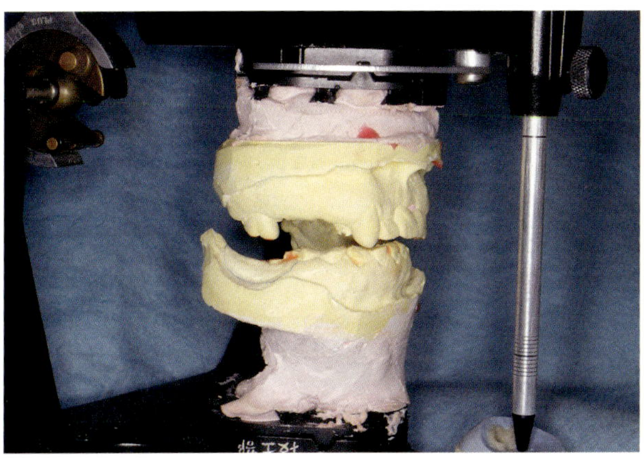

그림 1g. 교합기(Hanau Wideview)에서 교합거상(우측).

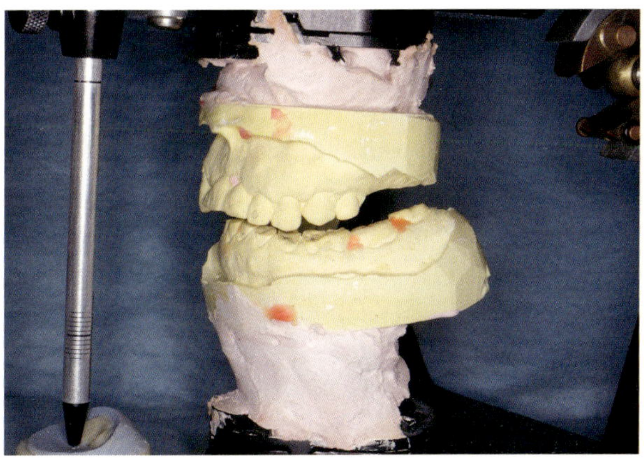

그림 1h. 교합기에서 교합거상(좌측).

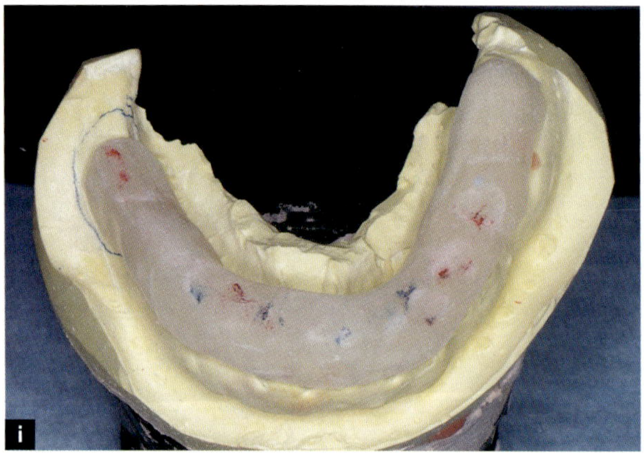

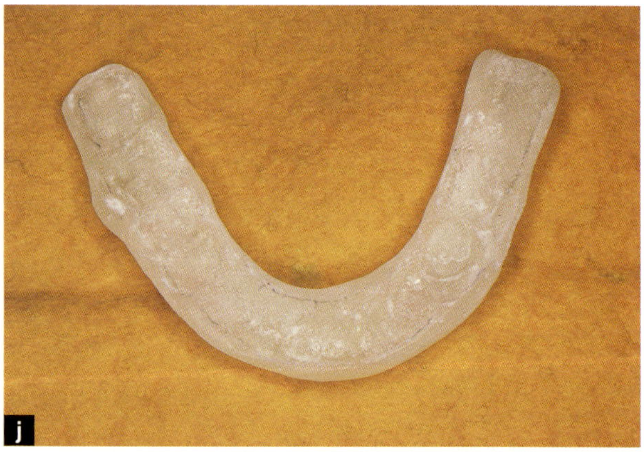

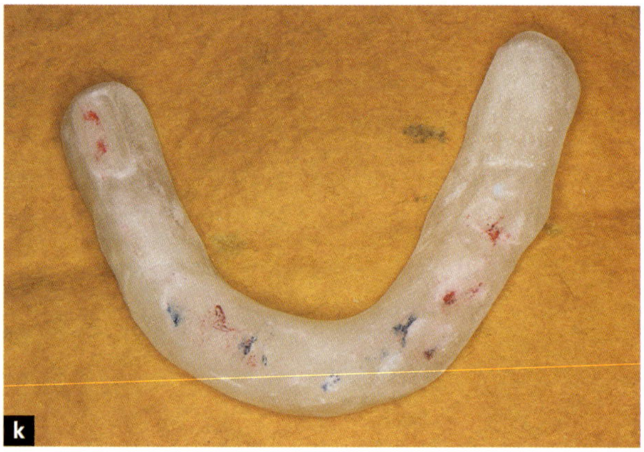

그림 1i. 교합기에서 제작한 교합거상 스플린트.
그림 1j. 교합거상 스플린트의 적합면.
그림 1k. 교합거상 스플린트의 교합면.

교합거상 스플린트의 장착과 조정 및 고정성 교합거상 장치로의 변경을 확인

교합거상 스플린트는 장착되는 치열 각 치아의 치관 최대 풍융부에 외형선을 규정하므로, 교합거상 스플린트를 적합하면 유지력이 생겨 철거할 때 상당한 저항이 있다.

[0일째]

교합거상 스플린트 장착 후, 교두감합위는 교합거상 스플린트가 장착된 치아의 모든 부위에서 교합접촉 하도록 하는데, 전방 guidance는 전치에서 이루어지고, 측방 guidance는 견치를 중심으로 좁은 부분에서 이루어지도록 교합조정 한다. 교합기에서는 incisal pin의 위치로, 교합거상 스플린트에서는 전치부의 두께로 교합거상량을 확인했다.

환자에게 착탈 방법을 교육하고 또한 구강청소 방법과 교합거상 스플린트의 청소법도 교육한다. 맨 처음 장착할 때는 치열이 조이는 느낌이 있지만 익숙해지면 좋아진다는 점과 턱관절, 저작근, 안면에 통증이 생기면 제거할 것 등을 이야기했다. 또한 하루 동안에 저작할 때 이외에는 되도록 오랜 시간, 특히 야간의 취침 중에도 계속 장착할 것을 이야기했다.

[7일째]

이날은 0일째부터 7일째 사이의 환자 이야기를 충분히 듣는 것이 중요하다. 턱관절이나 저작근의 자발통, click 음, 피로, 교합할 때 유발통의 유무, 잔존치열의 이상 유무 등을 검사해 **커다란 문제가 생기면 여기서 교합거상을 중지**한다. 이 증례에서는 위와 같은 징후가 전혀 없었다. 이어서 교합조정을 시행한다. 교합지지를 유지하면서 교두감합위의 접촉점을 삭제해 교합고경을 1mm 정도 저하시켰다. Guidance는 맨 처음과 마찬가지로 되도록 견치보다는 전방에 집중시켰다.

[14일째]

기본적으로는 7일째와 마찬가지로 환자의 증상을 확인하고, 교합고경을 1mm 더 저하시켜 목표인 '이전 교두감합위 +5mm'로 설정했다. 이 상태에서 7일을 더 장착한다.

[21일째]

이제까지와 마찬가지로 검사, 대응하는데 교합고경은 더 이상 저하시키지 않는다.

[28일째]

교합기에 현재의 교합거상 스플린트를 되돌리고 교합기에서 교합지를 물리고 빼는 시험을 하면서 접촉상태를 확인했다. 이 상태의 상·하 잔존치열과 교두감합위의 check bite를 이용해 잔존치와 결손부위의 provisional restoration 제작을 치과기공사에게 의뢰한다(**그림 1g~k**).

Provisional restoration을 이용한 교합관계 유지

[40일째]

준비한 provisional restoration에 맞춰 잔존치의 지대치 형성을 시행한다. 형성하는 지대치의 수에 따라 다르지만 2시간 정도가 필요하다. 형성 후 provisional restoration의 적합을 상온중합 레진으로 수정하여 최종적인 교합고경을 보존한다. 이것으로 모든 잔존치가 provisional restoration으로 치환되었다.

이 상태에서 2주 동안 더 경과를 관찰한다. 이 사이에 교두감합위와 guidance를 충분히 check한다. 확인 후 상·하 provisional restoration으로 구성된 치열의 모형을 제작한다. 모형을 face bow transfer를 이용해 동일 교합기에 부착하고, 교합기의 anterior guidance인 custom incisal guide table을 제작한다(CHAPTER 7 **그림 29a~d** 참조). 그리고 posterior guidance는 각각의 하악위에서 바이트를 채득한 후 조절해 부여하는 것이 정식이지만, 간략하게 전방위 check bite만 채득해 시상과로만을 부여한다. 그 후 측방과로는 Hanau의 공식(L=H/8+12, L: 측방과로각, H: 시상과로각) 등을 이용해 평균적으로 부여하면 충분한 목적을 달성할 수 있다고 생각하므로 간략화하고 있다(**그림 1l, m**).

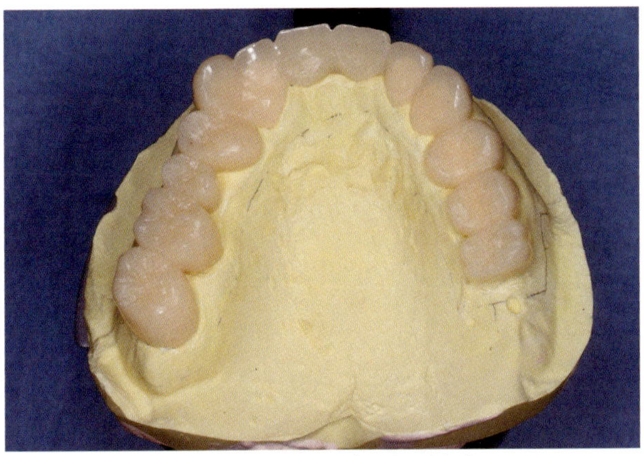

그림 1l. 상악 provisional restoration(임시 보철물).

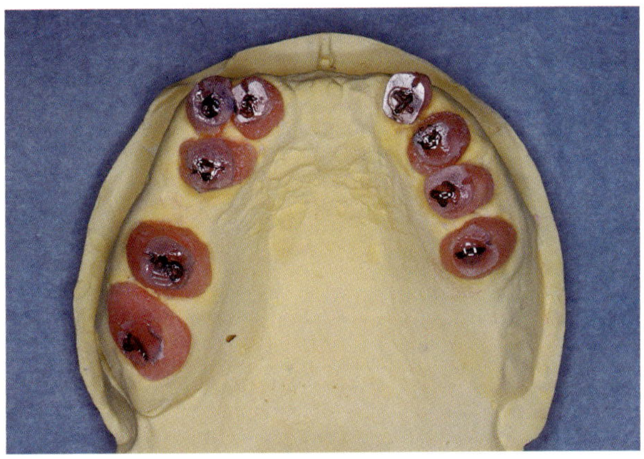

그림 1n. 상악 지대치 인상용 개치 트레이.

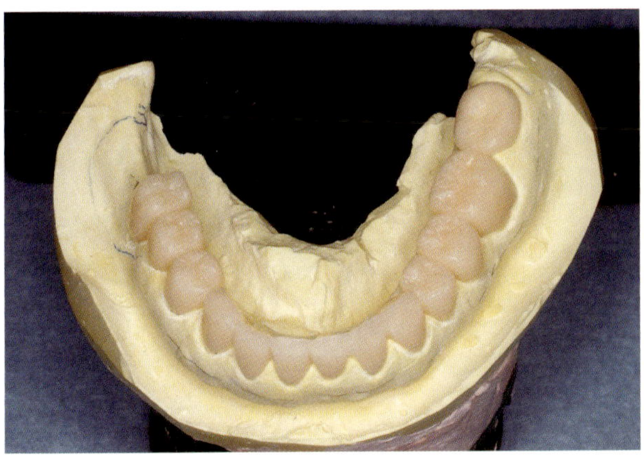

그림 1m. 하악 provisional restoration.

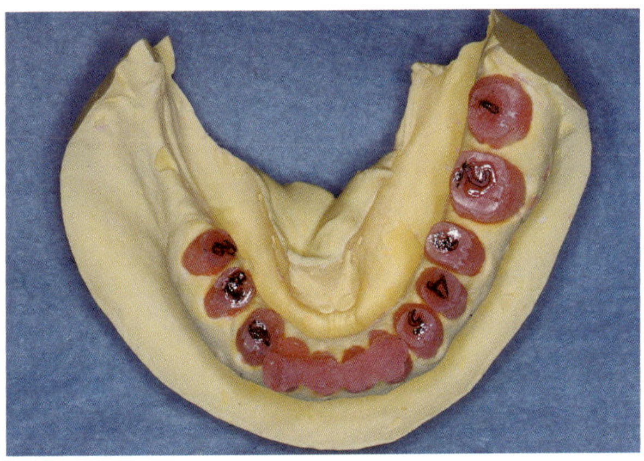

그림 1o. 하악 지대치 인상용 개치 트레이.

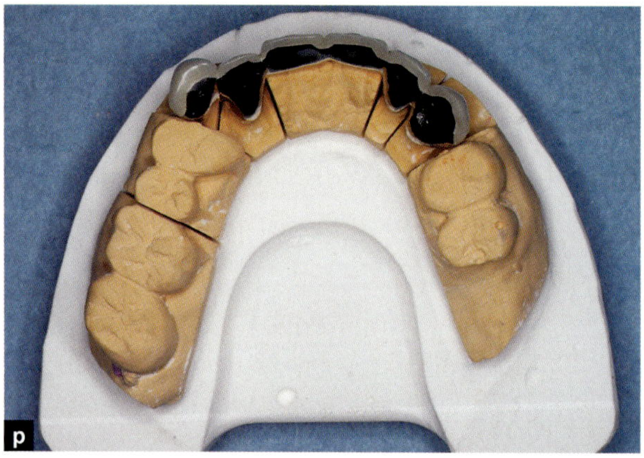

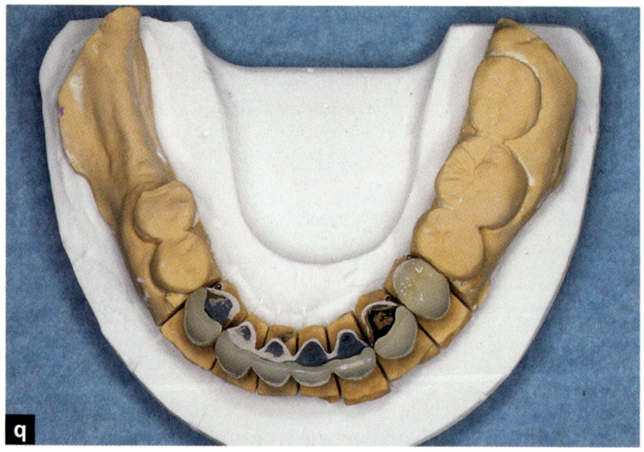

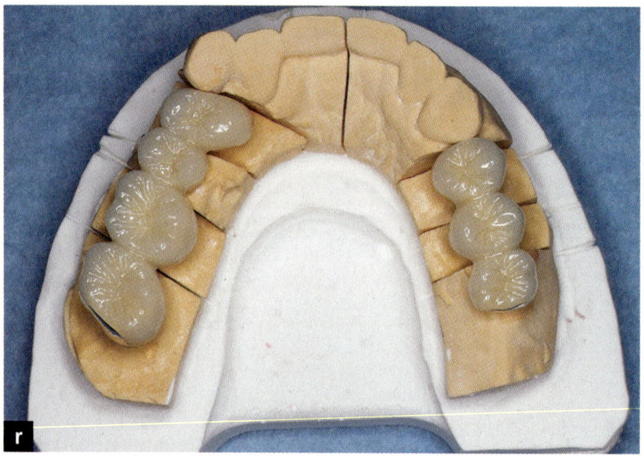

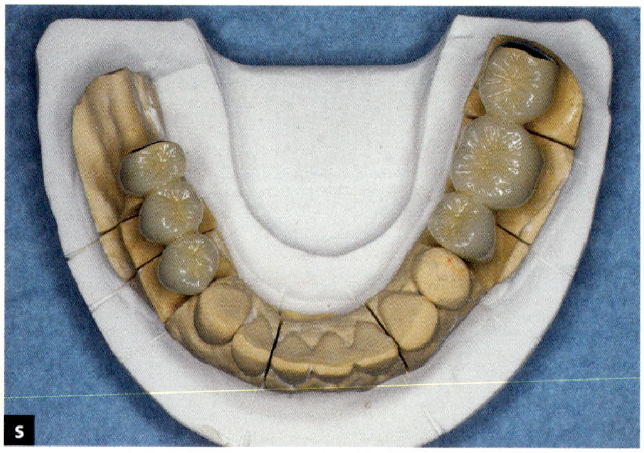

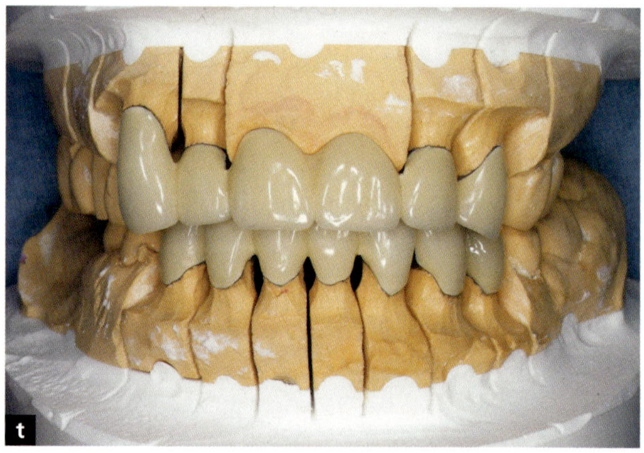

그림 1p. 상악 전치 브릿지(보험).
그림 1q. 하악 전치 브릿지(#34 이외는 보험).
그림 1r. 상악구치부 전장 브릿지.
그림 1s. 하악구치부 전장 브릿지.
그림 1t. 상·하 전치부 브릿지, 연속관.

최종보철물을 이용한 치료

[50일째]

인상채득

지대치 형성 후의 예비인상 채득을 통해 얻어진 모형에서 제작한 개인 트레이와 개치 트레이를 이용해 각 지대치의 정확한 인상을 채득한다(**그림 1n, o**). 물론 지대치 인상에는 여러 가지 방법이 있는데, 개치 트레이를 이용하면 수치 정밀도가 가장 좋은 인상을 채득할 수 있다. 반드시 개치 트레이법에 숙련되어야 할 것이다. 인상은 light body와 heavy body 인상재를 적절하게 이용한다. 최근 시판되는 접착제인 'GC adhesive' 'Fusion adhesive'(GC)는 개치 트레이에 충분히 적용할 수 있다.

교합채득

교합채득은 먼저 교합지지를 담당하는 부위의 provisional restoration을 제거하고 전치만 잔존한 상태에서 tapping 시켜 교합력을 조절한 후에 실리콘 인상재 heavy body type를 이용해 첫 번째의 바이트를 채득한다. 이어서 전치부의 provisional restoration도 모두 제거하고 먼저 채득한 heavy body 해당부에서 전치부로(후술 **그림 2o**와 동일) regular body type의 실리콘 인상재를 쌓아 구치부에서 확보한 위치까지 교합시킨다. 이렇게 해서 전악에 걸치는 최대 교두감합위의 check bite를 채득했다.

보철물

환자의 주소는 심미적인 회복이기 때문에 최종보철물을 제작할 때 눈에 보이는 부분은 모두 자연스러운 형태, 색조를 재현하기로 했다. 전장(facing) 방법의 선택은 환자에게 grinding 습관이 있다는 사실과, 치료비를 되도록 저렴하게 하고 싶다는 희망이 있어서 의료보험이 적용되는 부위는 보험치료를 선택하고 다른 부위는 팔라듐금합금을 사용한 경질레진 전장관을 선택했다.

하악 보철물의 설계는 #31~33, 41~43 경질레진 전장관(보험, 치관고경이 낮으므로 연결관으로 제작했다). #46㊺㊹, 34(단독관), #35~37(연결관, 비보험)이다.

상악은 #㉓㉒21, 11⑫⑬ 브릿지(보험), ⑰⑯15⑭, ㉔㉕26 브릿지(비보험)로 제작했다(**그림 1p~t**).

최종 교합조정

기공 제작 단계에서 90%의 교합관계가 확립되고 교두감합위의 균등한 접촉관계가 부여되었으며, guidance를 전방에 집중시켜 견치를 중심으로 한 guidance를 구성했다.

보철물의 장착

본 증례는 bruxism이 있어 최종보철물 장착 후 문제가 일어날 것으로 예상되므로 모든 크라운-브릿지를 가착하고 대략 1개월마다 경과를 관찰하기로 했다. 가착재는 맨 처음 non eugenol 계열의 'Freegenol temporary pack'(GC)을 사용했고, 나중에는 카복실레이트 시멘트 'Hy-Bond temporary cement soft'(Shofu)를 사용했다(**그림 1u~x**).

최종보철물 장착 후의 경과

장착 직후 상악 전치 브릿지의 #11, 21 pontic 사이의 하부 고형공극 형태가 부자연스러웠으므로 조정했다(**그림 1x**). 장착 1개월째에 #46㊺㊹ 브릿지가 탈락되어 재장착. 2개월째에 #31~33, 41~43 연결관의 탈락을 보였는데, 보통은 있을 수 없는 탈락 현상이었으므로 아직도 grinding

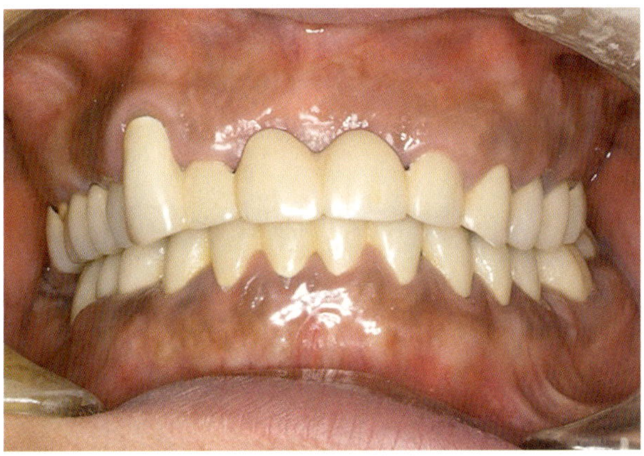

그림 1u. 상·하 전장 크라운-브릿지 가착 당시.

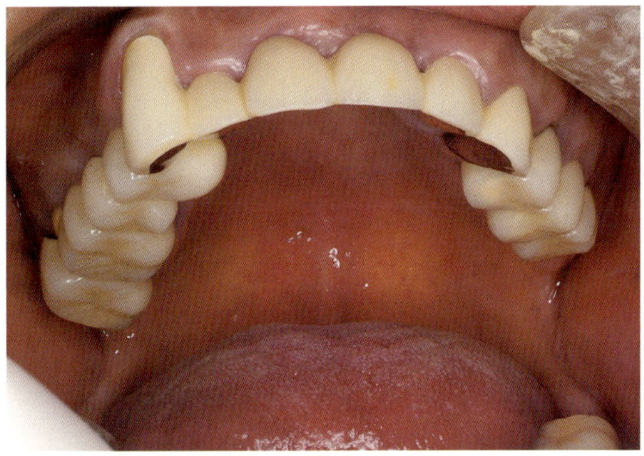

그림 1v. 상악 전장 크라운-브릿지.

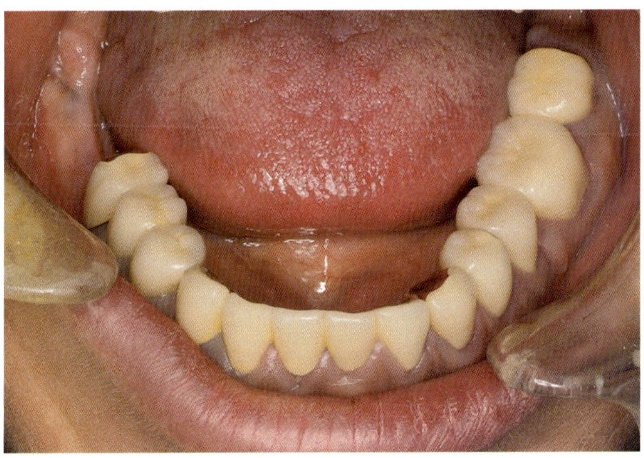

그림 1w. 하악 전장 크라운-브릿지.

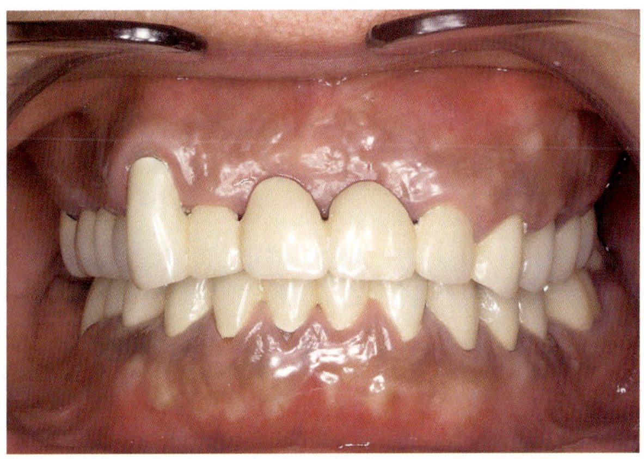

그림 1x. 전치 #11, 21 사이 하부 고형공극의 형태를 수정했다.

습관이 계속되는 것을 의심했다. 3개월째 #31~33, 41~43의 #43 전장(facing)의 일부가 chipping 되었으므로 가착을 철거하고 구강 외에서 치관수복용 복합레진으로 수리해 'Hy-Bond temporary cement soft'로 가착했다.

연성 레진을 사용한 이갈이 방지 스플린트를 적용하기로 하고 장착하였고, 현재까지 보철 후 2년이 경과하고 있다.

이 증례는 교합위의 저하와 bruxism이라는 조건 아래에서 시행하는 수복, 보철치료라는 점에서 많은 것을 생각하게 하는 증례였다.

5-2 증례 2 고도로 교모된 치아를 크라운으로 교합거상①

증례의 개요

환자

74세 남성.

심한 교모 환자로 구치뿐만 아니라 전치도 마모되어 가까운 치과의원의 소개로 대학병원 치과보철과에 내원했다. 교합거상 치료 후 보철치료로 이행했다.

증례의 난이도

Kennedy 분류: 하악 I급

Eichner 분류: B2

주소

치아가 닳아 씹기 힘들다.

기왕력

40세 무렵부터 하악 구치부의 치아가 깨져 치과에서 치료를 받았는데 발치된 치아도 있다. 하악에 의치를 제작했지만 아파서 장착하지 않았다. 1년 정도 전에 상악 구치부와 하악 치조제가 거의 가까워진 것을 느끼고 오랜만에 가까운 치과의원에서 진찰을 받았을 때 대학병원에 가는 것이 좋겠다는 권유를 받고 대학병원 치과보철과에 내원하게 되었다. 이갈이와 이악물기의 기왕력이 있다고 한다.

현재 상태

상악 치열은 많은 치아가 크라운으로 수복되어 있지만 결손은 없다. 상·하 모두 좌·우 #2, 3이 심하게 교모되어 있다. 교합지지는 상·하악 모두 좌·우 #1~3으로만 규정되어 있다. #14~17, 24~27 부위에서 대합관계가 소실되었기 때문에, 좌·우측 모두 소구치보다 후방은 정출 경향이 있다. 대합관계는 Angle Ⅲ급 경향이고 전치의 수평피개(over jet)는 거의 없다(**그림 2a, b**).

잔존치

잔존치의 동요는 거의 보이지 않고 probing pocket depth는 2mm 정도이며, X-ray 검사에서 치관/치근 비율도 정상이다.

치조제의 상태

좌·우 결손부위 치조제의 흡수는 적지만, 현재의 교두감

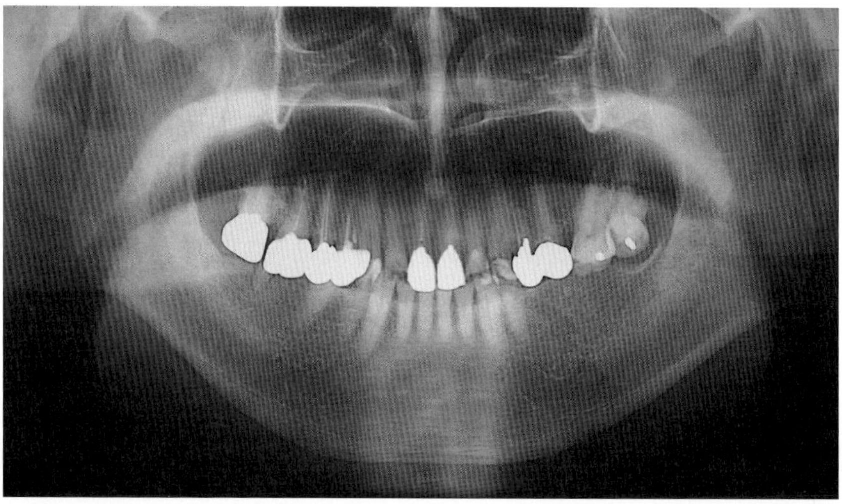

그림 2a. 초진의 파노라마 X-ray 사진.

합위에서는 상악 잔존치열과 거의 접촉하는 것 같다. #46에 잔존치근이 있다. 하악 좌·우의 골융기는 매우 심해서 환자의 교합력을 이야기해준다.

치료계획

환자의 희망은 '심하게 교모된 치열을 자연스럽게 회복하는 것'이었다. 치열에 의한 교합지지의 상실과 잔존치의 교모를 회복하기 위해 교합거상을 시행하고 provisional restoration으로 치열을 구성한 후 시간의 경과에 따른 반응을 보면서 상·하 치열궁의 형태가 정상이 되는 위치까지 교합고경을 수정한다. 이를 위해서는 먼저 **가철성 교합거상 스플린트를 이용해 치료를 진행한다.** 증상이 안정되면 잔존치 부위를 지대치 형성하고 크라운으로 교합고경을 유지한다.

치료의 실제

전처치

수복을 위해 필요한 지대치 형성을 쉽게 할 수 있도록 심한 교모를 보이는 잔존치를 미리 발수, 근관치료 한다. 이 치료는 상·하 소구치보다 전방의 치아를 대상으로 해서 치과보존과 외래에서 전문의가 짧은 기간에 시행했다.

교합평면의 회복과 교합고경 거상의 포인트

교합거상량을 환자의 안모로부터 추측하여 현 상태에서 7mm를 높인 교합거상 스플린트를 장착하고, 2주 후에 5mm로 거상량을 저하시켜 반응을 더 관찰했다. 합계 6주

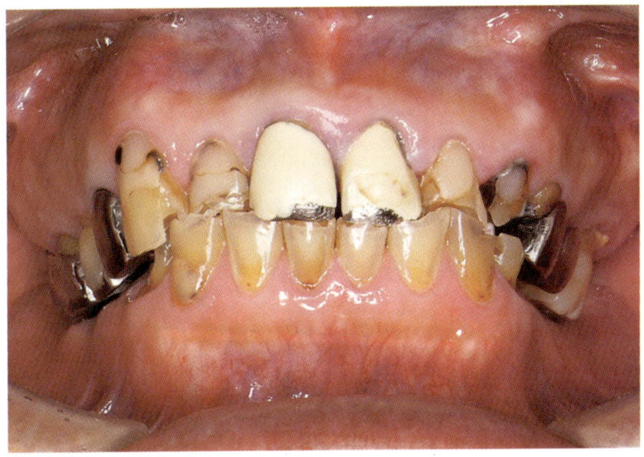

그림 2b₁. 초진의 구강 내 정면 모습.

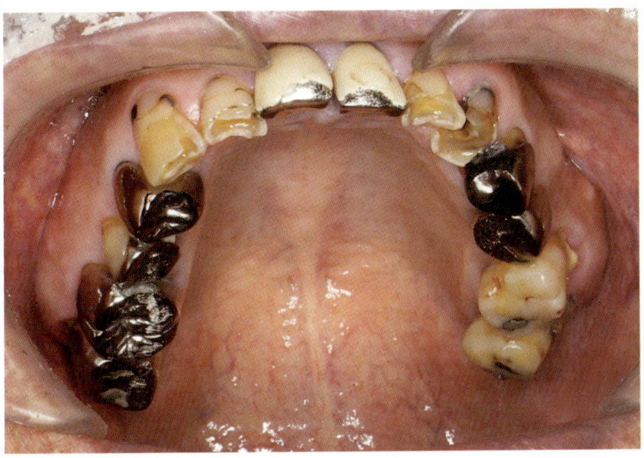

그림 2b₂. 초진, 상악 전치의 교모가 심하다.

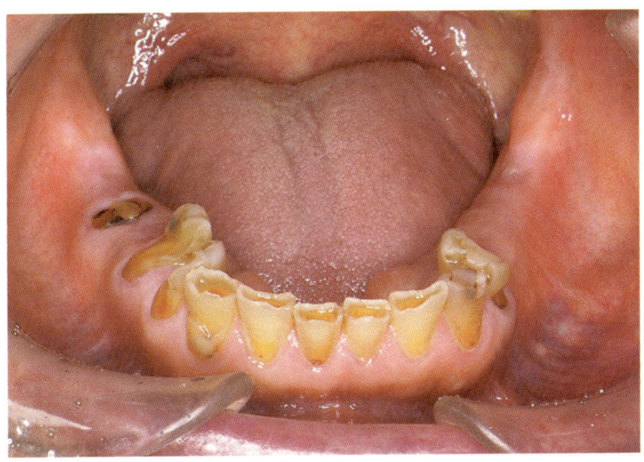

그림 2b₃. 초진, 하악 잔존치의 교모가 심하다.

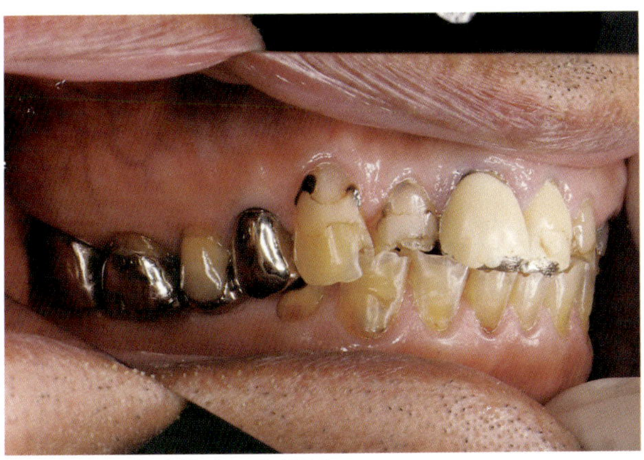

그림 2b₄. 초진, 우측의 교두감합위.

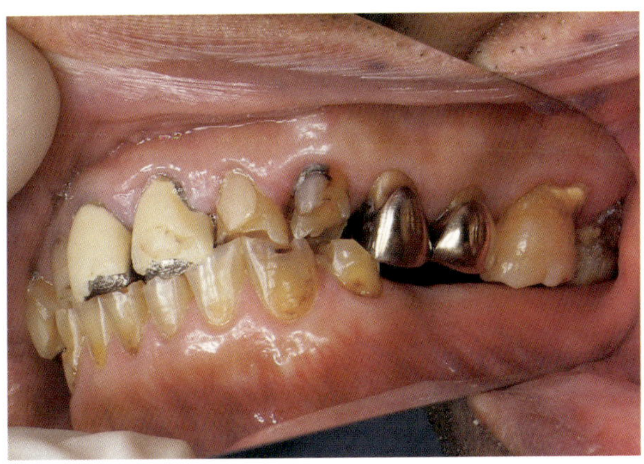

그림 2b₅. 초진, 좌측의 교두감합위.

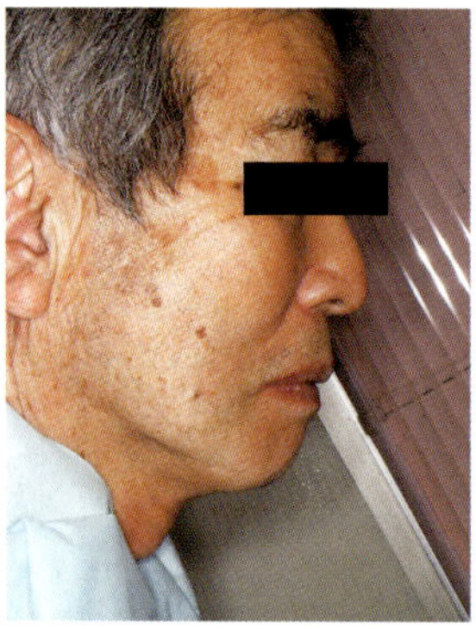

그림 2c. 입술 폐쇄상태에서 적절한 교합고경을 추측했다.

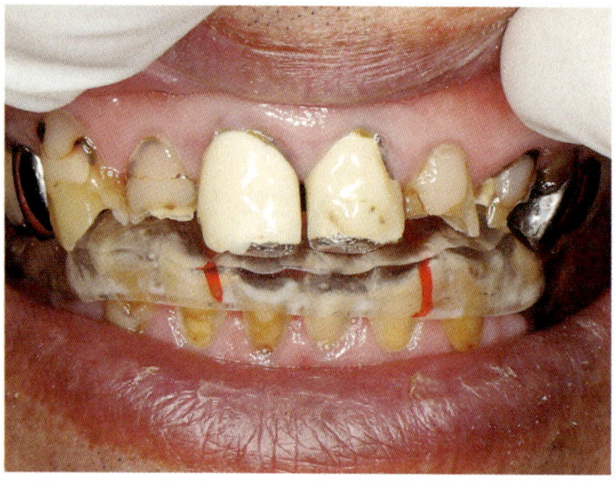

그림 2d. 교합거상 스플린트 장착 후, 최종적으로 5mm를 거상한다.

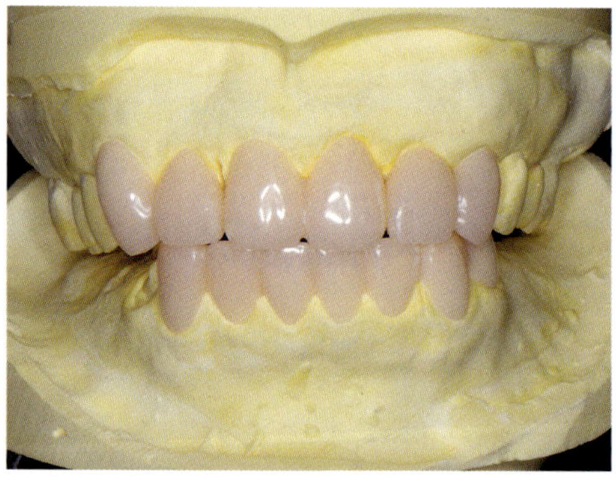

그림 2e. 최종 거상량 5mm에서 provisional restoration을 제작한다.

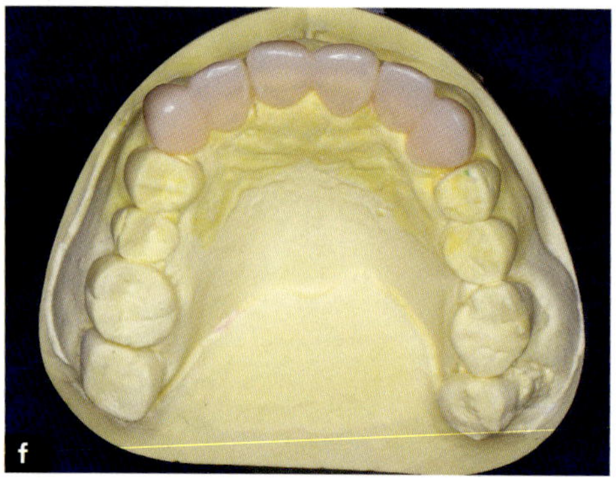

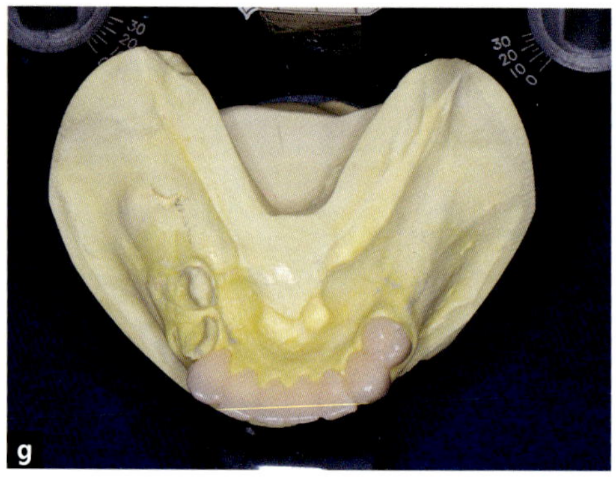

그림 2f. 상악 provisional restoration.
그림 2g. 하악 provisional restoration.

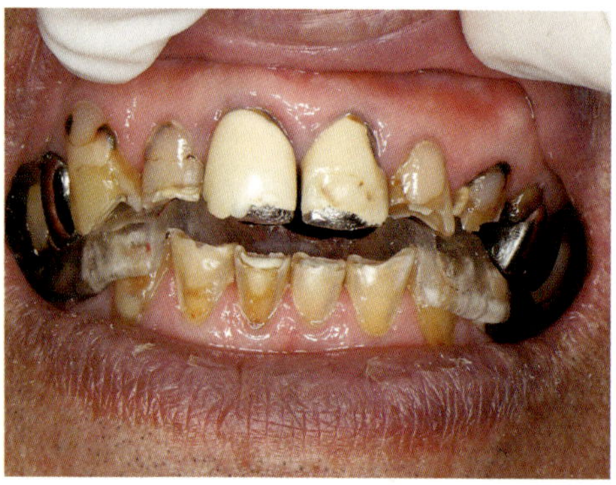

그림 2h. #33~43을 지대치 형성하기 위해 교합고경을 유지하면서 provisional restoration으로 변환한다.

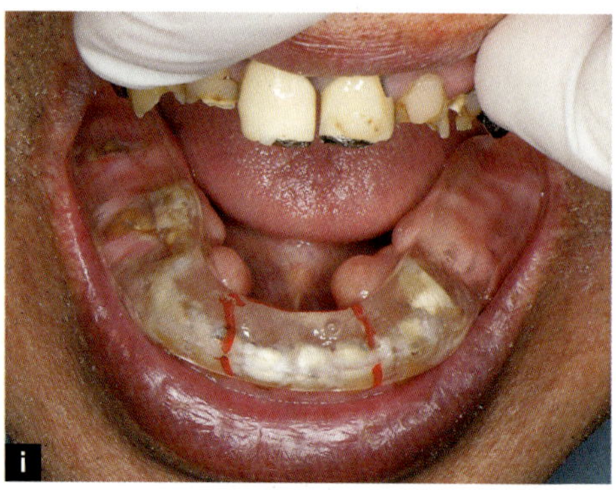

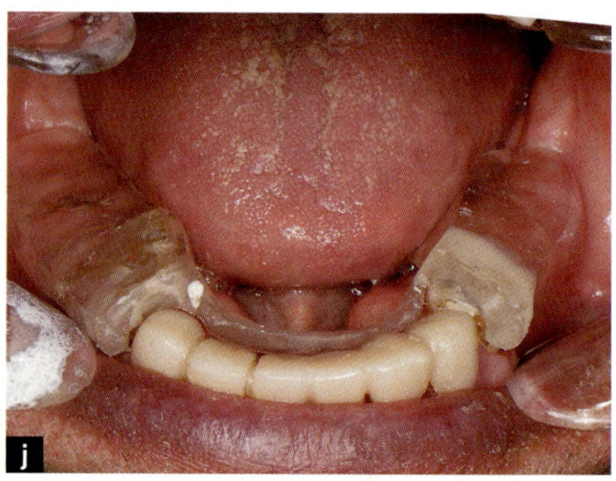

그림 2i. 빨강색 선 안의 하악 전치부를 먼저 provisional restoration으로 변환한다.
그림 2j. 이어서 #33~43을 고정성으로 장착하고, 구치부는 스플린트를 이용해 #34, 44, 45를 지대치로 하는 임시 telescope 의치로 만든다.

동안 교합거상 스플린트를 장착하도록 하여 **턱관절이나 저작근의 자발통, 압통 등의 유무**를 확인하고, 이 거상량의 하악위에서 새롭게 교두감합위를 구성하기로 결정했다. 이 상태에서 4주 동안 더 경과를 관찰한 후 임시 수복치료를 일보 더 진전시키기 위해 수복물을 금속으로 변경하기로 했다(**그림 2c~j**).

크라운 제작

하악은 잔존치 부위가 좌·우 모두 소구치까지 존재하기 때문에 소구치부터 전방은 먼저 크라운으로 형태를 수정하고, 후방 교합지지는 경과를 보면서 하악 의치를 검토하기로 했다.

따라서 먼저 #11~13, 21~23 및 #31~34, 41~45를 연결관으로 상정하여 지대치 형성(**그림 2k, l**)과 인상채득을 시

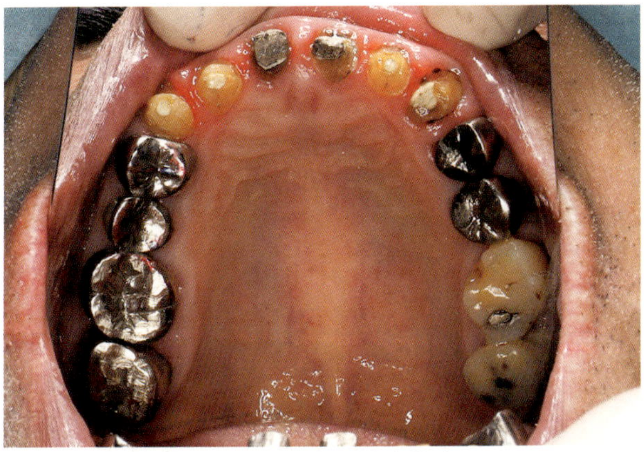

그림 2k. 상악은 #11~13, 21~23을 지대치 형성.

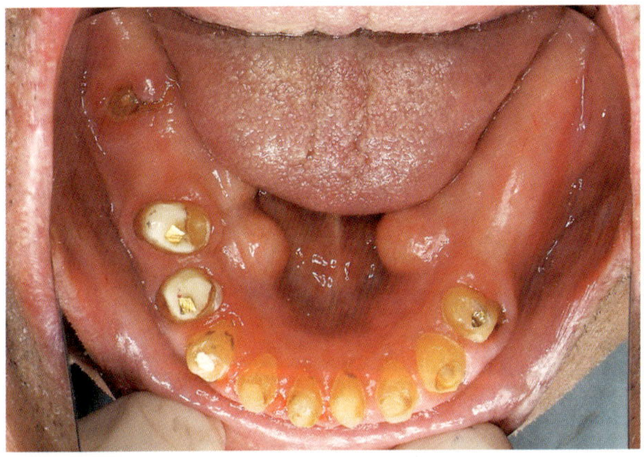

그림 2l. 하악은 나중에 #34, 44, 45의 지대치를 형성한다.

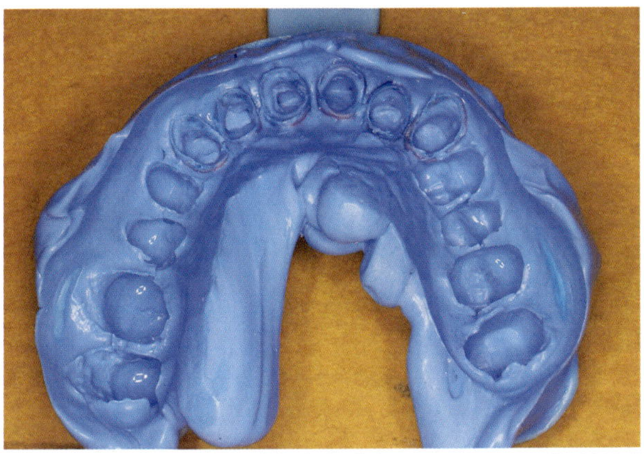

그림 2m. 개치 트레이를 이용하여 상악 #11~13, 21~23을 인상채득 한다.

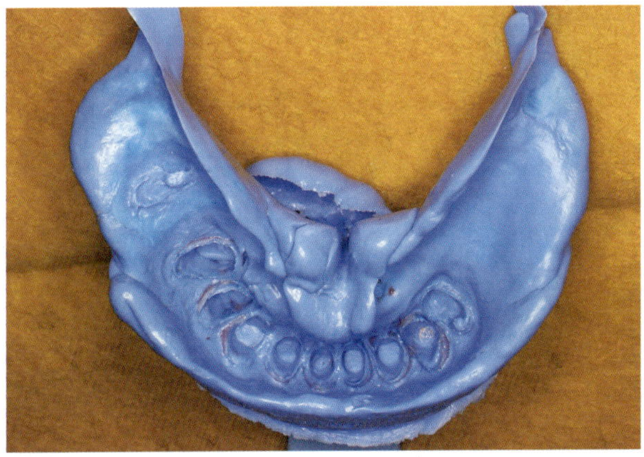

그림 2n. 개치 트레이를 이용하여 하악 #31~34, 41~45를 인상채득 한다.

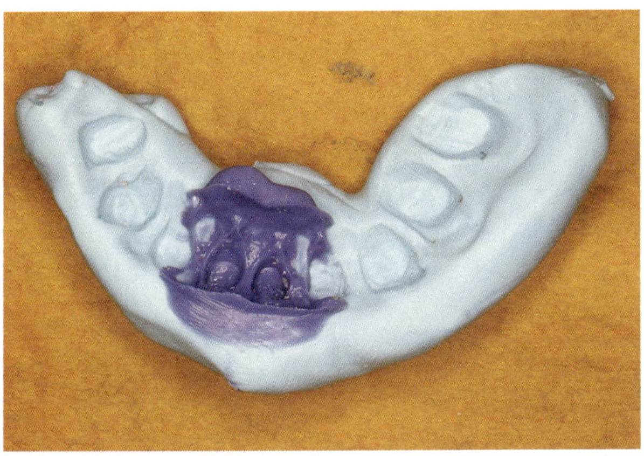

그림 2o. 실리콘 인상재 heavy body type를 이용하여 교두감합위의 check bite를 채득할 때, 좌·우 provisional restoration을 남기고 별개로 채득해 injection body로 결합한다.

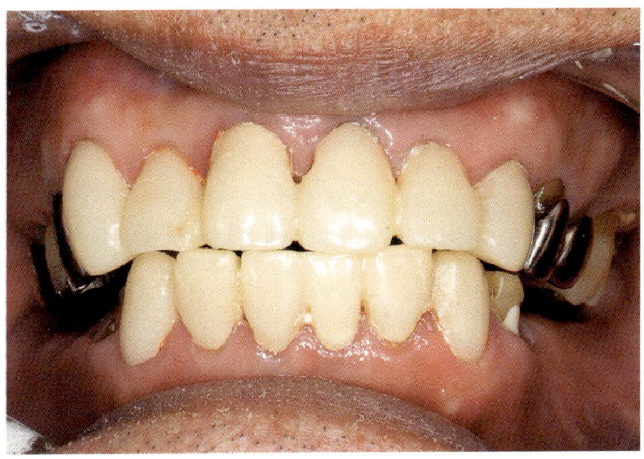

그림 2p. 상·하 provisional restoration 장착.

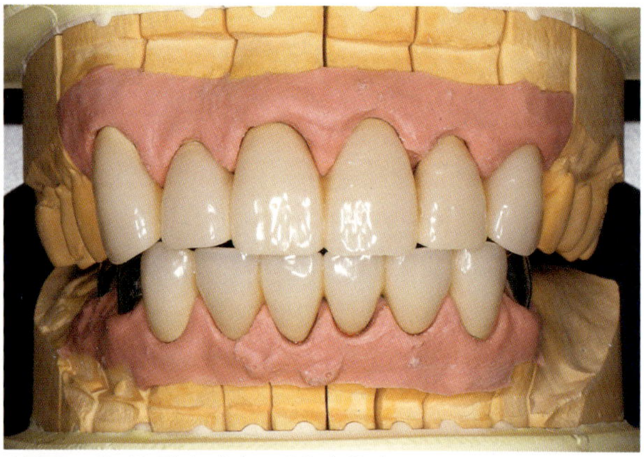

그림 2q. 상·하 연결 전장 크라운의 완성.

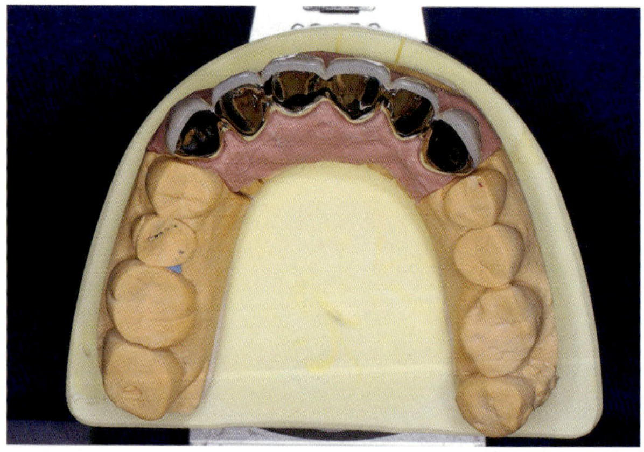

그림 2r. 상악 전장 크라운(보험).

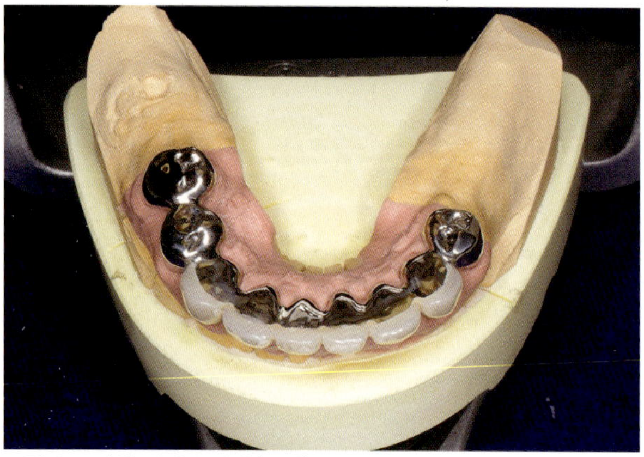

그림 2s. 하악 전장 크라운(보험).

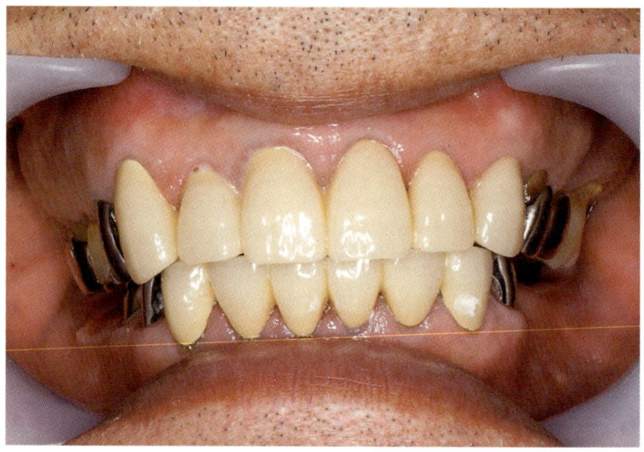

그림 2t. 장착 후의 최종보철물.

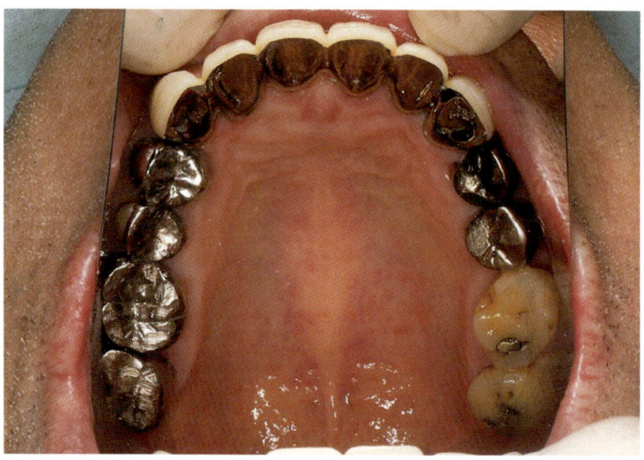

그림 2u. 상악 전치 브릿지.

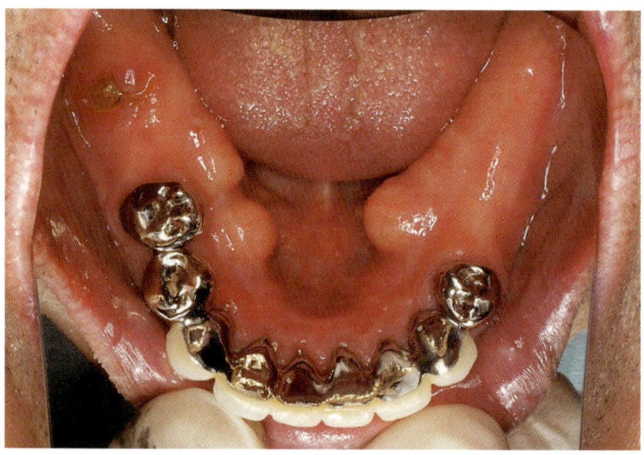

그림 2v. 하악 전치 연결 전장 크라운. 현저한 하악융기를 볼 수 있다.

행했다(**그림 2m~o**).

상·하 연결관의 인상채득을 종료했다. 연결관 부위의 크라운을 시적 후 통법대로 최종 합착했다(**그림 2q~v**).

경과

경과 관찰은 장착 후 2주, 4주, 6주째에 시행했는데 저작기능과 심미성 모두 문제는 없었고, 환자의 악구강계가 받아들일 수 있는 수복물이라고 생각했다. 일단 하악 교합지지와 심미성은 회복되었고, 하악 결손은 #35~37, 46, 47이지만 현저한 하악융기의 존재 및 환자의 나이 등을 고려해 우선 단축치열의 상태로 경과를 관찰하고 필요하면 하악 결손부위의 치료를 검토하기로 했는데, 환자도 이 점에 대해 충분히 납득했다.

5-3 증례 3 고도로 교모된 치아를 크라운으로 교합거상②

증례의 개요

환자

70세 남성.

심한 교모 환자로 구치에도 마모가 있지만 주로 전치가 마모되어 가까운 곳의 대학병원에서 진료를 받았는데, 치아를 모두 삭제하고 총의치를 제작해야 한다는 이야기를 듣고 무서워서 정말로 그렇게 해야 되는지 알아보기 위해 필자가 근무하는 대학병원의 치과보철과에 내원했다. 교합거상 치료 후 보철치료로 이행했다.

증례의 난이도

Kennedy 분류: 상악 Ⅲ급 2류, 하악 Ⅰ급

Eichner 분류: B2

주소

치아가 닳아 얼굴 모습이 변했다. 치료하고 싶다.

기왕력

30세 무렵부터 하악 구치부의 치아가 깨졌다. 가까운 치과의원에서 치료를 받았는데 아파서 그 후 방치했다. 예전부터 상악 구치부가 하악 치조제와 거의 가까워졌고, 원인은 전치의 마모 때문이라고 인식하고 있었지만 저작에 어려움은 없었다. 1년 전 전치에 지각과민이 생겨 오랜만에 가까운 치과의원에 방문했을 때 대학병원에 가는 것이 좋겠다는 권유를 받고 사는 지역의 대학병원에 방문했으나, 모든 치아를 삭제하고 총의치를 제작하는 것이 좋다는 이야기를 들어 정말로 그렇게 해야만 하는지를 상담하기 위해 필자가 근무하는 대학병원의 치과보철과 외래에 내원했다. 이갈이와 이악물기의 기왕력이 있다고 한다.

현재 상태

상악 치열은 몇 개의 치아가 크라운으로 수복되어 있지만 커다란 결손은 없다. 상악 치열은 #11~15, 21~23, 25가 심하게 교모되어 있고 #16, 24는 결손되어 있다. 하악 치열은 #31~33, 41~46이 비정상적으로 심한 교모를 보인다. #34~37, 47은 결손되어 있다.

교합지지는 우측 편측의 2곳에서 규정되어 있지만 심한 교모 상태이다. 좌·우측 모두 소구치보다 후방은 대합관계가 소실되어 있으므로 #17, #25~27에서 정출 경향이 있다.

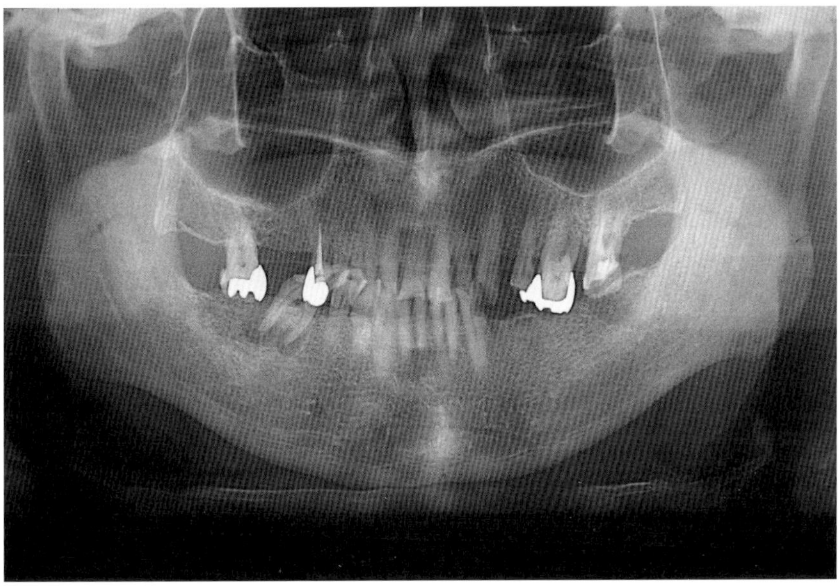

그림 3a. 초진의 파노라마 사진.

대합 관계는 Angle Ⅲ급이고, 전치의 수평피개(over jet)가 마이너스인 반대교합이며, 상악 전치 순측과 하악 전치 설측에 심한 교모면이 보인다. 수복 치아는 상악 구치부의 몇 개 치아에서 볼 수 있는 정도이다(**그림 3a~f**).

잔존치

잔존치의 동요는 거의 보이지 않고 probing depth는 2mm 정도이며, X-ray 검사에서 치관/치근 비율도 정상이다.

치조제의 상태

하악 좌측 결손부위의 치조제는 흡수가 적고 현재의 교두감합위에서는 상악 잔존치열과 거의 접촉하고 있다.

안모의 상태

전형적인 Angle Ⅲ급 상태이고 교모로 인해 2차적인 교합고경 저하가 형성되었음을 시사한다. 시험적으로 상·하악 전치가 거의 접촉하지 않는 하악위를 취하도록 해 안모를 관찰하면 거의 정상처럼 보인다(**그림 3g~i**).

치료계획

환자의 희망이 '심하게 교모된 치열 때문에 변한 안모의 회복'이므로 치열에 의한 교합지지의 상실과 잔존치의 교모를 회복하기 위해 교합거상을 시행했다. Provisional restoration으로 치열을 구성한 후, 시간의 경과에 따른 반응을 보면서 상·하 치열궁 형태가 정상이 되는 위치까지 교합고경을 수정하는 치료에 대해 치료기간, 치료비 등을 설명

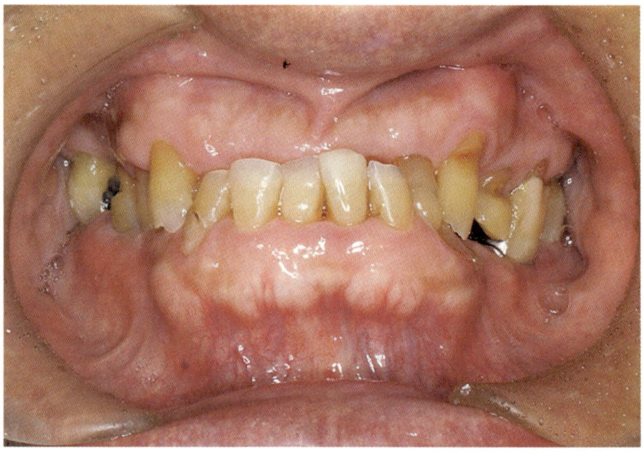

그림 3b. 초진, 교두감합위는 Angle Ⅲ급이었다.

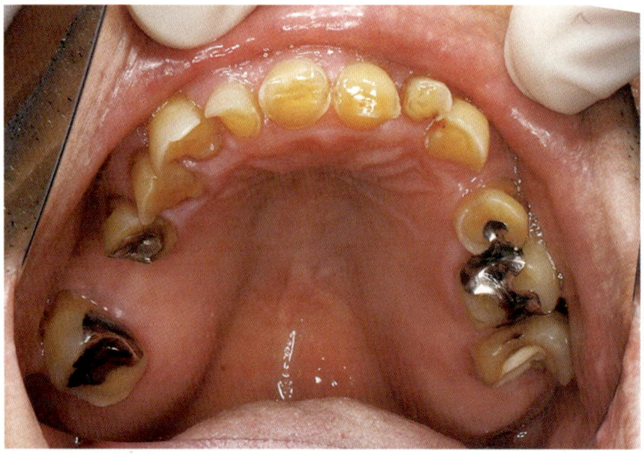

그림 3c. 초진의 상악.

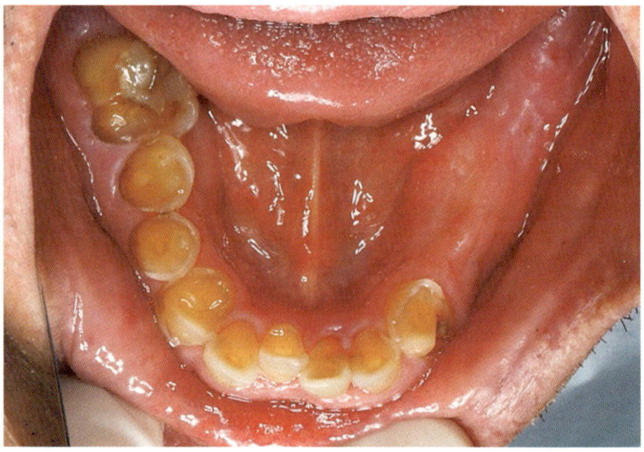

그림 3d. 초진의 하악.

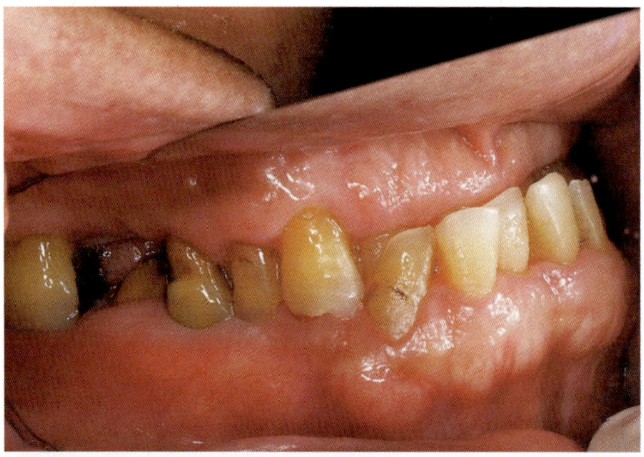

그림 3e. 초진의 교두감합위(우측면 모습).

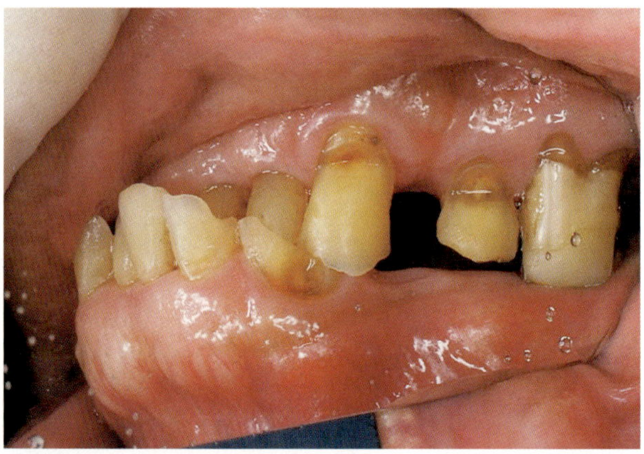

그림 3f. 초진의 교두감합위(좌측면 모습).

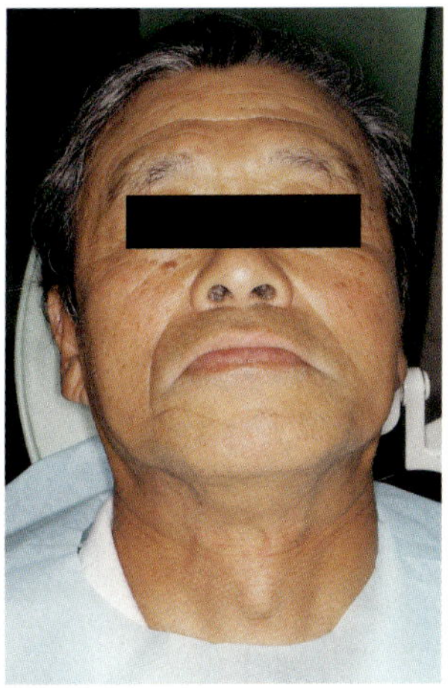

그림 3g. 현재 교두감합위의 안모.

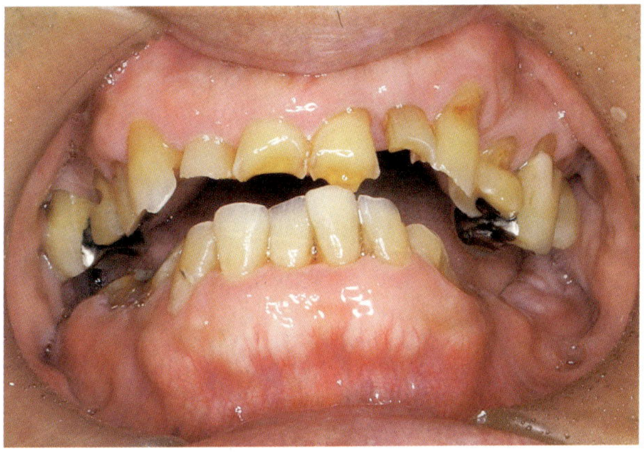

그림 3h. 원래의 교두감합위라고 생각되는 하악위를 취하도록 한다.

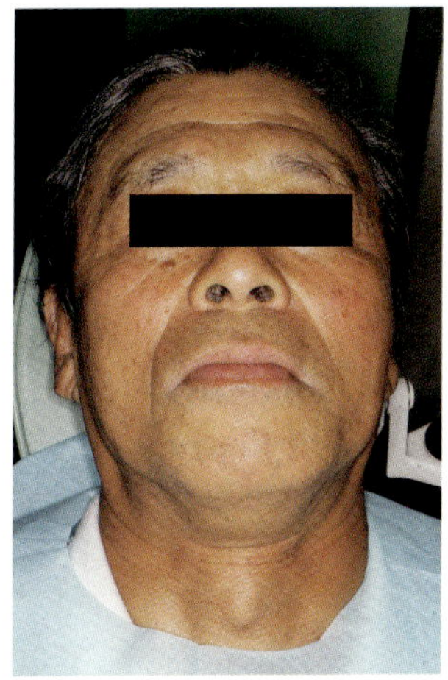

그림 3i. 상정된 교두감합위의 안모.

하고 동의를 얻었다.

치료에 들어가서는 먼저 가철성 교합거상 스플린트를 이용해 '거상량+α'의 방법으로 치료를 진행하여 교합고경을 회복한다. 증상이 안정되면 잔존치 부위의 지대치 형성을 시행해 크라운으로 교합고경을 유지한다. 최종적으로 결손보철을 시행한다.

치료의 실제

전처치

지대치 형성을 쉽게 할 수 있도록 심한 교모를 보이는 잔존치를 미리 발수, 근관처치를 시행했다. 이 치료는 상·하 소구치 전방의 치아를 대상으로 치과보존과 외래에서 전문의에 의해 짧은 기간에 시행되었다.

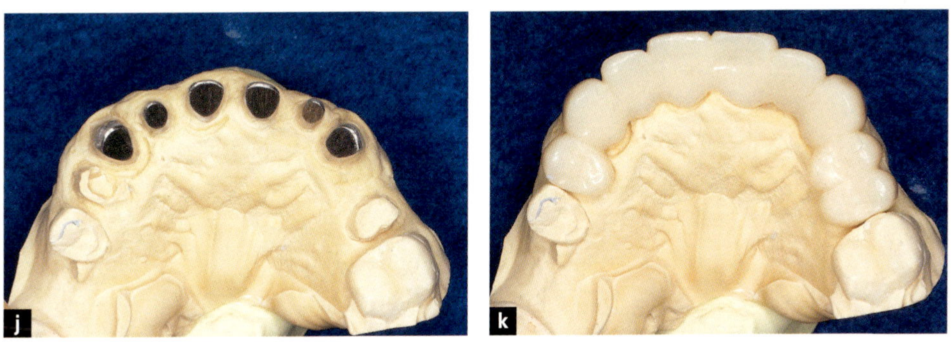

그림 3j. 상악 전치부의 metal core를 제작한다.
그림 3k. 상악의 provisional restoration.

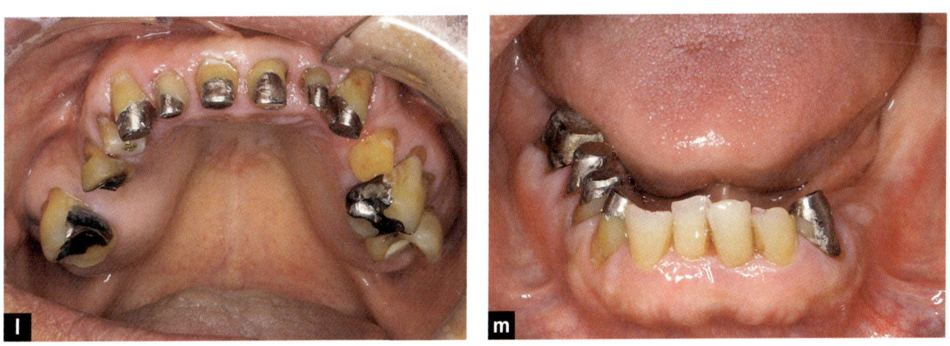

그림 3l. 상악 전치부에 metal core를 장착.
그림 3m. 하악 좌측 견치와 우측 구치부에 metal core를 장착.

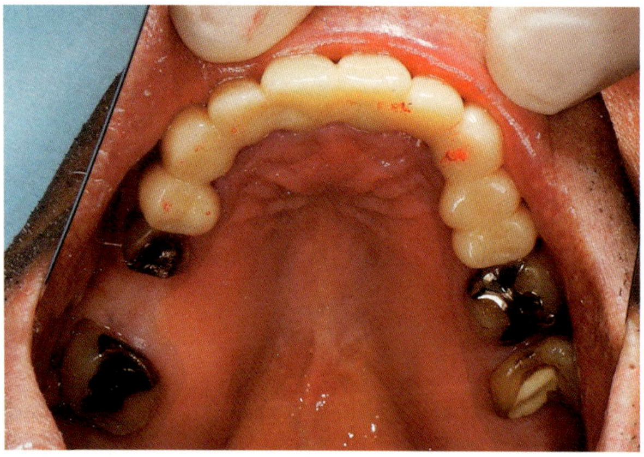

그림 3n. 상악 provisional restoration 장착.

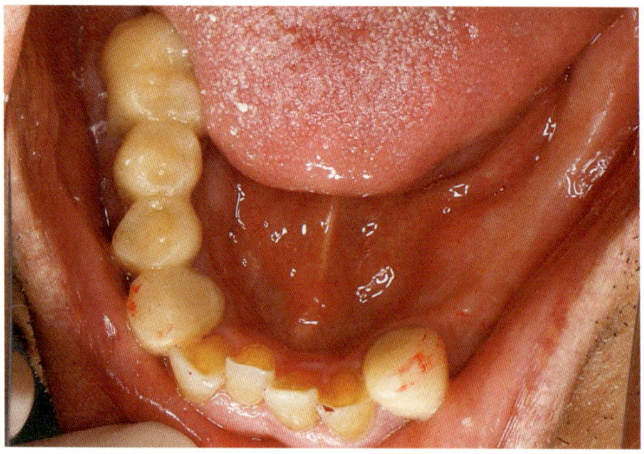

그림 3o. 하악 provisional restoration 장착.

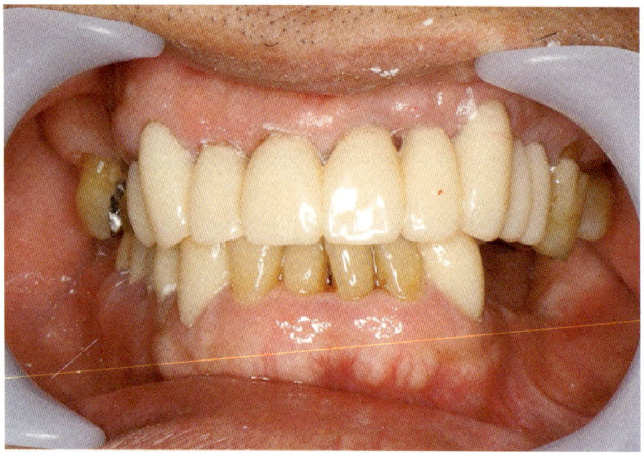

그림 3p. Provisional restoration을 이용한 교합거상 후의 교두감합위.

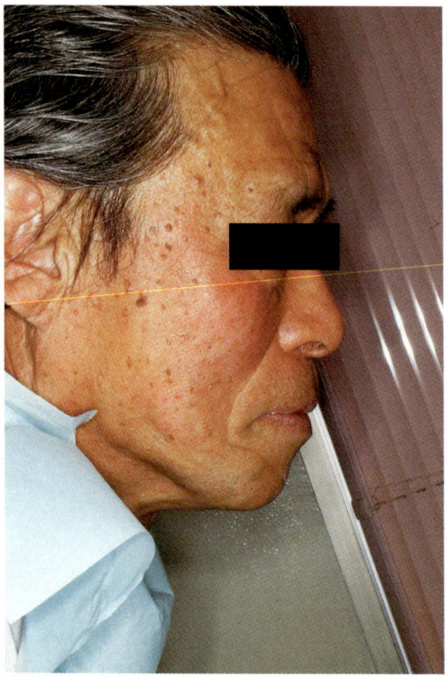

그림 3q. 새로운 교두감합위의 안모.

교합평면의 회복과 교합고경 거상의 포인트

교합거상 스플린트를 하악에 장착하고 환자의 안모로부터 교합거상량을 추측해 현재의 상태에서 7mm 거상하고, 장착 후 2주에 걸쳐 5mm 정도로 삭제하면서 반응을 관찰했다. 합계 6주 동안 교합거상 스플린트를 장착하도록 하여 턱관절이나 저작근의 자발통, 압통 등의 유무를 확인하고, 이 거상량의 하악위를 새로운 교두감합위로 설정하기로 결정했다(**그림 3h, i**). 이 상태에서 4주 동안 더 경과를 관찰한 후 #11~14, 21~23, 25, 33, 43~46에 metal core와 resin core로 축조하고, 지대치 형성을 시행한 후 provisional restoration을 적합, 장착했다(**그림 3j, k**). 이 과정을 거쳐 회복된 교합고경에서 교두감합위와 anterior guidance를 구성할 수 있게 되었다. 이 상태에서 4주 동안 경과를 관찰한 후 통법에 따라 상·하 연결관을 이용한 치관수복을 시작했다. 안모는 회복되어 안면의 여러 근육과 턱관절의 증상도 보이지 않았다(**그림 3n~q**).

경과

필자가 정년퇴직한 후에 치관수복, 결손 보철치료는 필자의 후임 치과의사가 끝마쳤고, 술 후 3년이 지나 현재 경과를 관찰 중이라고 한다.

5-4 증례 4 산부식으로 인한 중도의 tooth wear를 telescope 의치로 교합거상

증례의 개요

환자

56세 여성.

감귤류를 좋아해서 생긴 산부식을 동반하는 심한 교모 환자로 가까운 치과의원의 소개로 필자가 근무하는 대학병원에 내원했다. 상악 전치에 비정상적인 교모가 보여, 교합거상 치료 후 상악 치열과 상악 결손부위를 telescope 의치를 이용해 보철하기로 했다.

증례의 난이도

Kennedy 분류: 상악 Ⅱ급, 하악 Ⅱ급

Eichner 분류: B1

주소

위 치아가 점점 깨진다.

기왕력

거의 매 식사 때와 간식으로 감귤류를 섭취했는데, 모르는 사이에 자기 치아가 부슬부슬해졌다고 한다. 이전 10년 정도는 증상이 줄었지만 상악 치열이 교모되고 치질 바깥층이 점점 파절되었다고 한다. 전반적으로 지각과민 증상이 있다. 상악 좌측 구치부의 결손은 40대 때 브릿지 지대치가 파절되어 발치했다고 한다. 가까운 치과의원에서 그 결손부위에 국소의치 치료를 받았다.

현재 상태

크라운으로 치료되지 않은 상악 #11~13, 21~23은 순측 법랑질이 대부분 결손되었고, 일부에서는 복합레진 수복의 흔적도 볼 수 있다. 상악 전치 절단의 형태가 평단하다는 점에서 상·하악 치열 사이에서 grinding을 하고 있는 것으로 보인다. 개개 잔존치의 동요도는 정상이고, probing pocket depth는 2mm 이하이며, X-ray 검사에서 치관/치근 비율은 정상이다. 그러나 안면고경은 분명한 저위이어서 교합고경의 저하를 생각할 수 있다.

치조제의 상태

결손부위는 #14, 24~27이고 좌측의 유리단 결손은 현재 레진상 의치로 보철 수복되어 있지만 지지가 결여된 설계이다. 결손부위 치조제의 피압변위성은 정상이고 치조제 형태도 정상이다(**그림 4a~c**).

치료계획

먼저 저하된 교합고경을 회복한다. 이를 위해서는 **교합거상 스플린트를 flange 의치 형태로 제작해 적용**한다. 교합

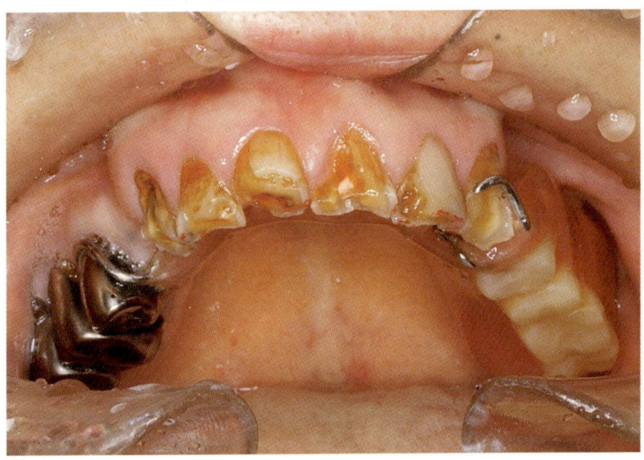

그림 4a. 초진의 상악. 치아 실질의 심한 결손이 보인다.

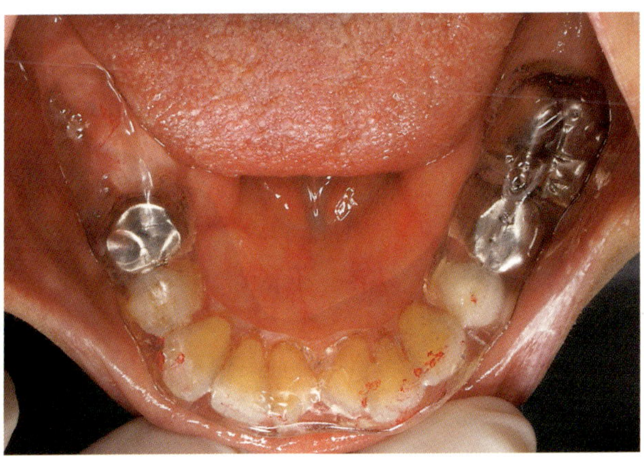

그림 4b. 초진의 하악.

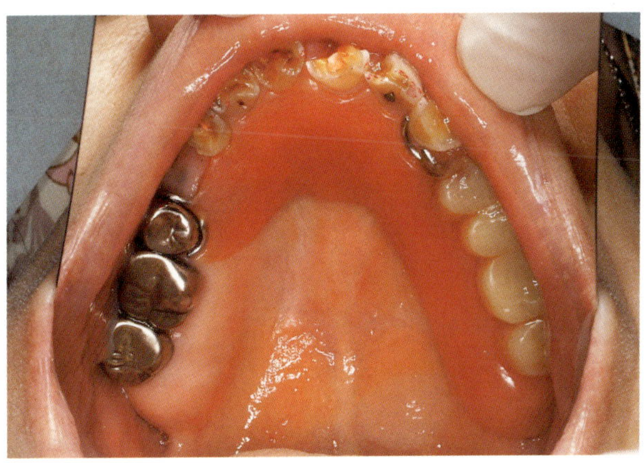

그림 4c. 초진. 상악 좌측 결손부위는 의치로 보철 수복되어 있었다.

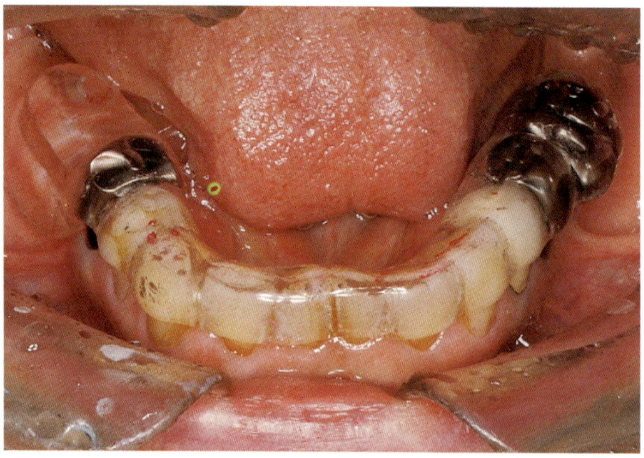

그림 4d. 초진의 최대 교두감합위(ICP)에서 7mm를 높여 교합고경을 설정한 교합거상 스플린트를 하악에 장착. #46, 47 결손은 flange 부위에서 지지를 구했다.

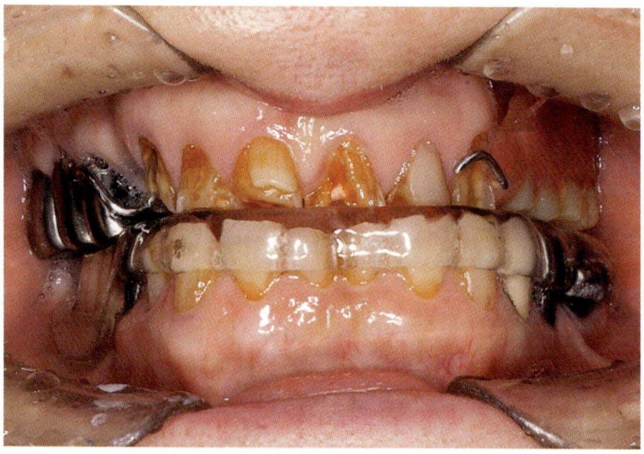

그림 4e. 교합거상 스플린트를 '+7mm'에서 2주 후 '+5mm'로 조정, 그 후 4주 동안 경과를 관찰했다.

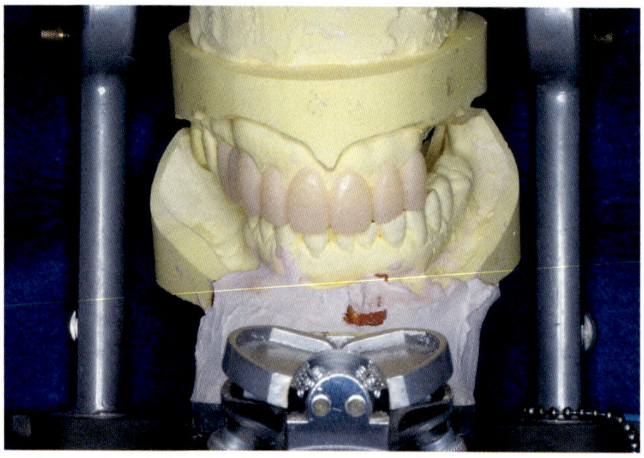

그림 4f. 반조절성 교합기에서 원래의 교두감합위보다 5mm를 거상한 새로운 최대 교두감합위 상태의 provisional restoration을 준비한다.

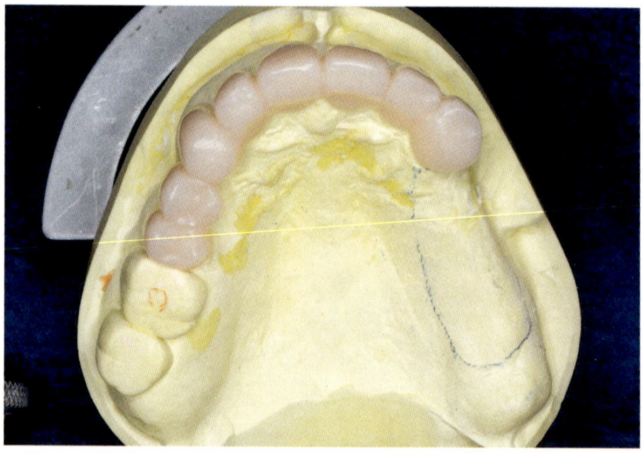

그림 4g. 상악 provisional restoration은 #16, 17을 제외한 잔존치를 대상으로 제작한다.

거상량의 설정은 안모의 회복 상태를 보고 원래의 교합고경이라고 생각되는 높이를 조절성 교합기에서 규정한다. 먼저 그 높이보다 2mm 많은 수치인 7mm의 교합고경 스플린트를 장착해 2주 후 악구강계의 반응을 정밀하게 검사한다. 문제가 없으면 교합거상 스플린트를 2mm 삭제해 규정치를 낮춘다. 이 상태에서 2주를 더 장착하도록 하여 합계 4주 후에 이 교합고경에서 교합재구성을 한다는 사실을 환자에게 예고한다.

최종의치는 환자와 상담한 후에 telescope 의치로 제작하기로 했다. 물론 **크라운-브릿지와 일반적인 국소의치도 좋은 선택**이지만 더 합리적이고 예지성이 높은 보철치료가 가능한 설계는 telescope 의치이다.

치료의 실제

전처치

#11~13, 21~23의 지대치는 미리 발수처치하기로 했다. 이유는 지대치 형성을 할 때 문제가 발생하는 것을 피하고 심미적인 문제에 대응하기 위해서이다.

교합평면의 회복과 교합고경 거상의 포인트

교합거상 스플린트를 이용해 최종적으로 이전의 교두감합위(ICP)보다 5mm 교합거상 하고, provisional restoration인 연결 임시수복물로 새로운 교두감합위를 확보했다. 교합거상 스플린트에서 provisional restoration으로 변환할 때는 한 번에 시행하지 않고, 6전치 및 소구치의 지대치 형성을 시행하여 provisional restoration을 가착했다(**그림 4h, i**)

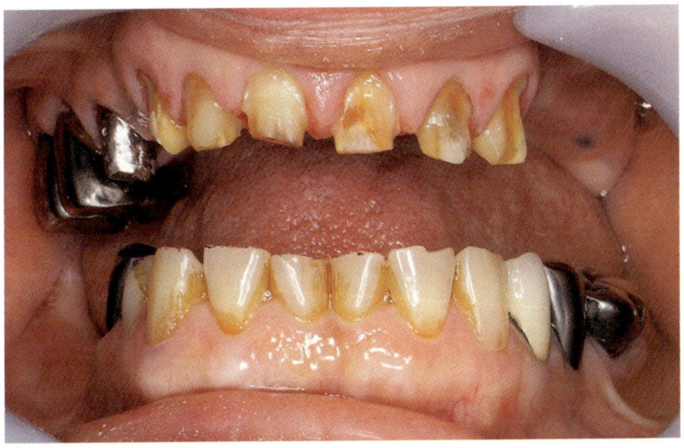

그림 4h. 지대치 형성 후.

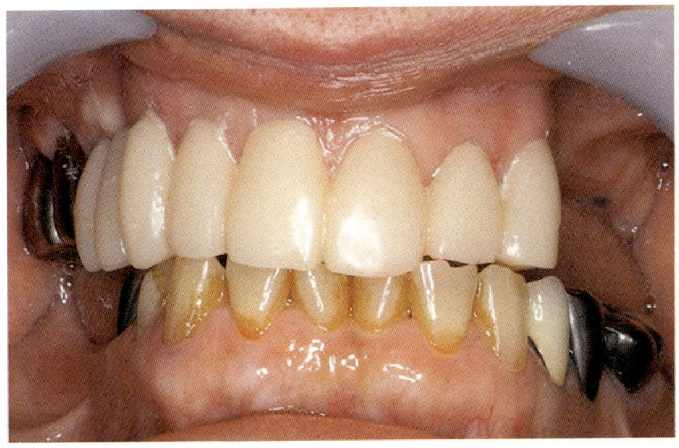

그림 4i. Provisional restoration 장착.

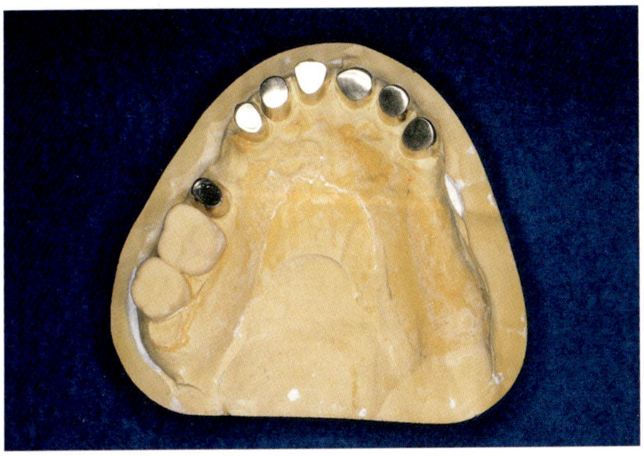

그림 4j. Konuskrone 내관.

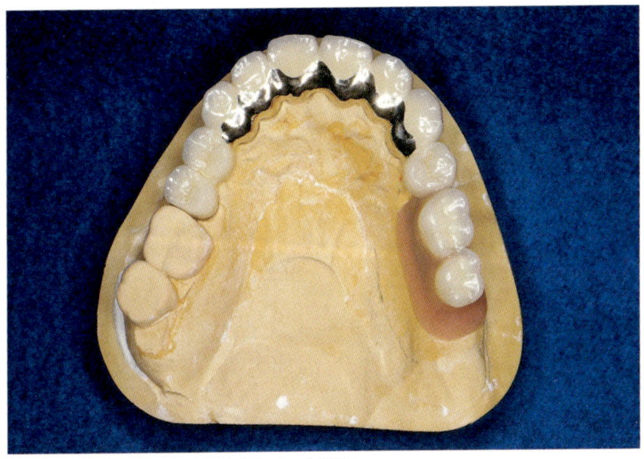

그림 4k. Konuskrone 외관과 가철부.

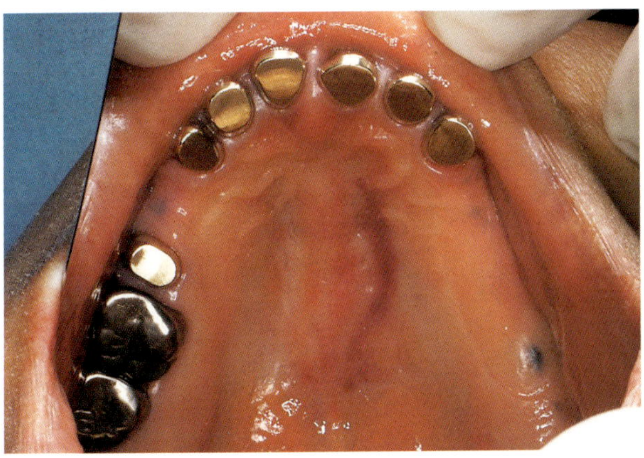

그림 4l. 장착된 내관.

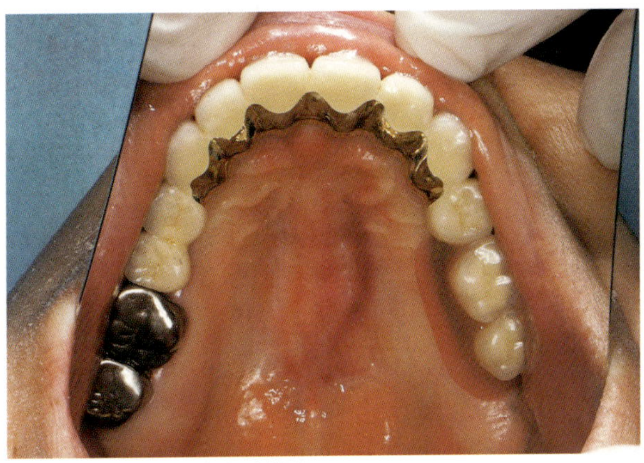

그림 4m. 장착된 외관과 가철부.

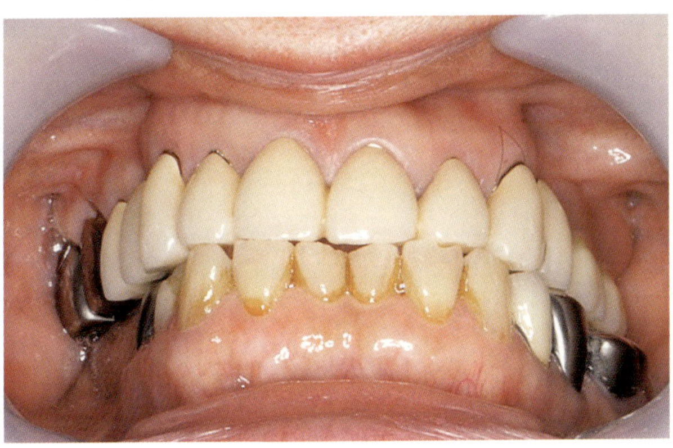

그림 4n. 의치 장착 후.

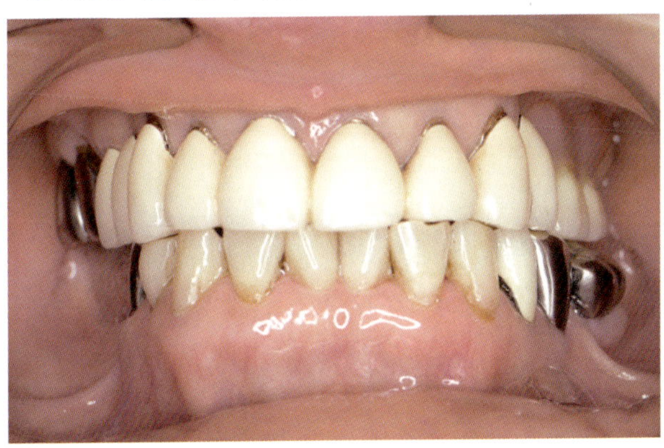

그림 4o. 의치 장착 후 3년째.

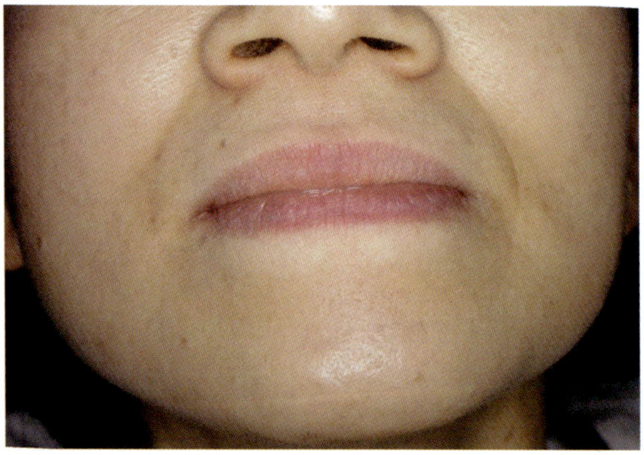
그림 4p. 치료 전(2012년).

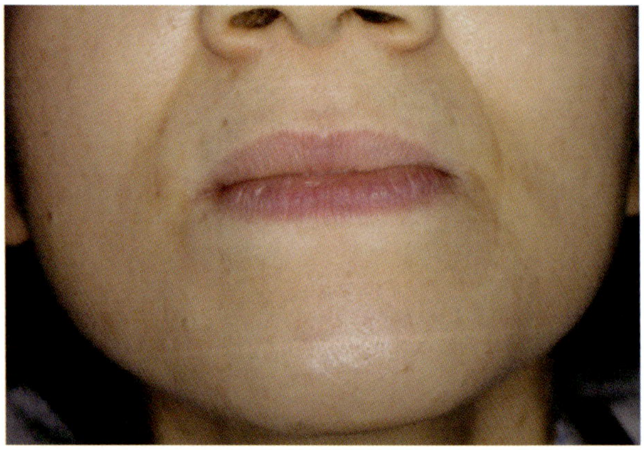
그림 4q. 치료 후(2015년).

의치 설계의 요점

최종의치는 telescope 의치로 제작하기로 했으므로 #11~13, 15, 21~23을 지대치 형성 후 konuskrone로 보철수복했다. 의치는 치열 위에 설계해 유리단 의치가 마치 브릿지처럼 적합하도록 했다(**그림 4h~n**)

최종보철물 장착 후의 경과

의치 장착 후 환자는 의치에 대해 순조롭게 익숙해져 커다란 문제는 없었지만, 익숙해지면서 telescope 의치의 유지력이 증가하여 의치 철거가 어려워졌다. 그렇기 때문에 유지력을 적절히 조정해 대응했다. 환자는 의치의 심미성과 장착감에 대해 커다란 만족을 보였다. 현재 치료 후 문제없이 4년이 경과했다.

5-5 증례 5 의치의 침하와 위치이동이 일어난 증례를 telescope 의치로 교합거상

증례의 개요

환자

74세 남성.

의치의 부적합으로 인한 저작장애를 호소하여 내원. 클라스프 의치의 침하와 위치이동이 일어난 상태이고, 맨 처음의 설계부터 잘못된 전형적인 의치 부적합으로 인한 저작장애라고 생각했다.

증례의 난이도

Kennedy 분류: 상악 Ⅱ급 1류, 하악 Ⅰ급

Eichner 분류: B2

주소

씹기 힘들어서 안정적으로 씹히고 덜 움직이는 틀니를 만들고 싶다.

기왕력

과거에 몇 번이고 의치를 제작했지만 딱딱한 것을 씹을 수 없고, 무리하게 씹으려고 하면 통증이 생기고 의치가 틀어지는 느낌이 있어서 충분히 씹을 수 없었다고 한다.

현재 상태

중심교합위에서 하악 전치가 보이지 않는 점이나 #22 부위 클라스프의 부적합, #23을 의치 제작 후에 발치한 흔적이 보이는 사실에 비추어보면 맨 처음의 설계보다 교합고경의 저하가 있었다는 사실이 거의 확실하고, 교합력이 강한 것은 분명하다고 생각한다.

구치부는 약간의 골흡수를 보이고 동요도 보이지만, 전치부에 치주적인 문제는 적고 74세인데도 개개 치아의 문제점은 적다고 생각한다.

치료계획

어쨌든 씹을 수 있게 해달라는 희망이 있었고, 과거의 경험 때문인지 의치에 대한 불신감 같은 것이 느껴졌으므로 먼저 'konus 임시수복물(removable temporary denture & bridge)'로 교합상태, 저작기능의 향상을 도모하여

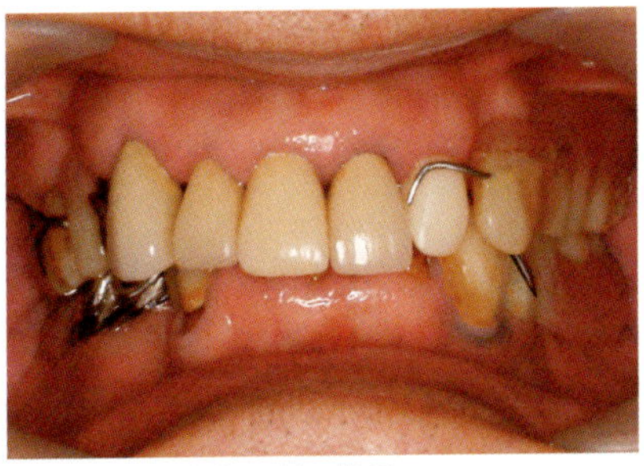

그림 5a. 초진의 중심교합위.

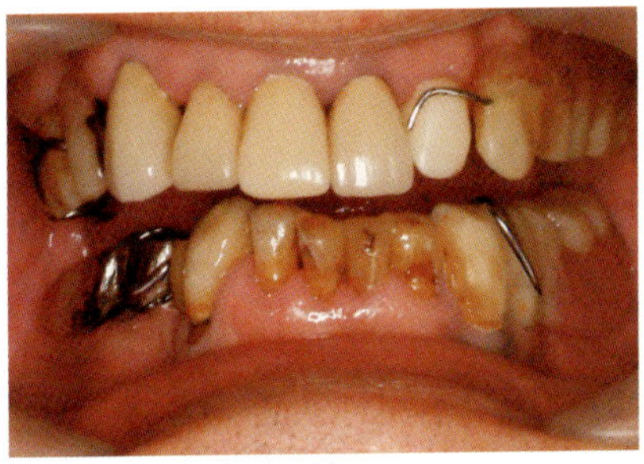

그림 5b. 초진의 개구위.

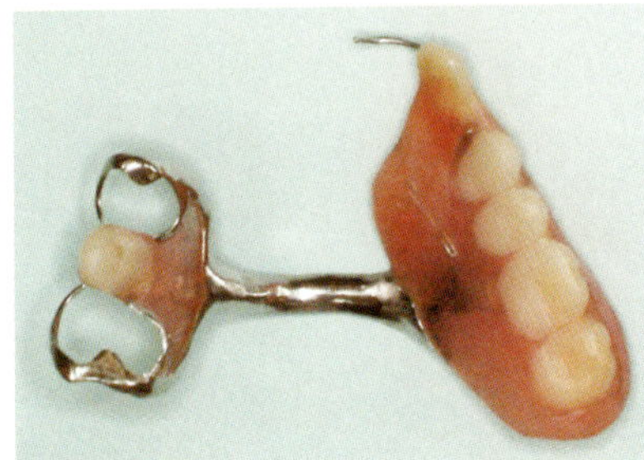

그림 5c. 초진의 상악 의치.

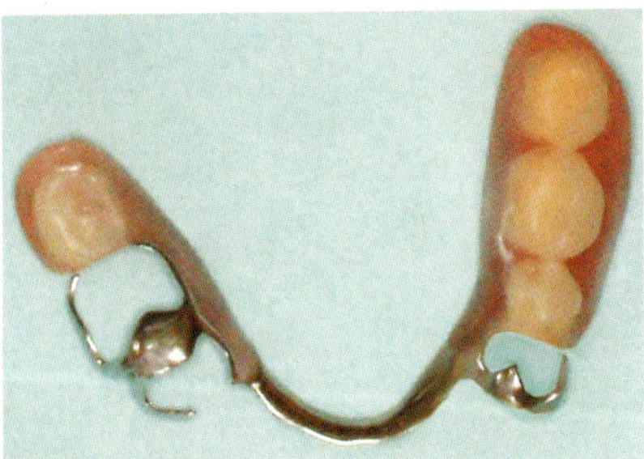

그림 5d. 초진의 하악 의치.

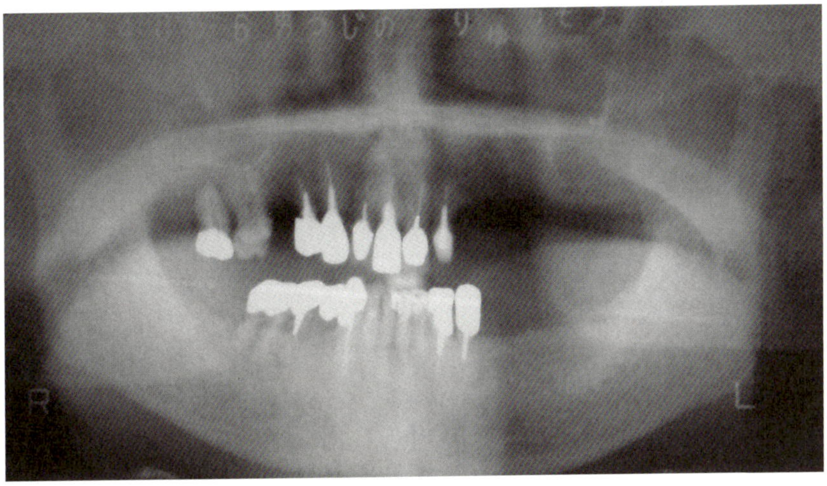

그림 5e. 초진의 파노라마 사진.

신뢰를 얻을 필요가 있다고 생각되었다. 신뢰를 얻은 후라면 'konus 임시수복물'의 연장선인 konus telescope 의치에 대한 동의도 얻기 쉬울 것이라고 생각하고 치료를 시작하기로 했다.

이 방법은 증례의 담당의인 Morimoto 선생이 제안한 것인데, 1개의 단위로 구성된 provisional restoration으로 교합거상과 임시보철을 함께 시행할 수 있다는 장점이 있다. 그러나 일반적인 방법에 비해 잔존치 치주 관리의 안정성에 문제가 있다. 또한 지대치가 생활치인 경우에는 적용할 수 없다. 이 방법에는 한계가 있지만 임상의로서는 하나의 선택지가 된다.

치료의 실제

전처치

통법에 따라 가능한 부분 혹은 합리적이라고 생각되는 부분부터 provisional restoration을 제작하고, 이것을 이전 의치와 연결하여 전악 형태의 환자 가철성 'konus 임시수복물'을 제작했다.

이 증례에서는 근관치료나 치주치료의 필요성이 적고 또한 'konus 임시수복물'로 제작하였으므로 비교적 빨리 안정을 얻을 수 있었다. 또한 환자 본인의 이해력이 충분했으므로 konus telescope의 유용성을 쉽게 이해했다고 생각한다.

이전 치과의사의 지대치 형성이 전악의 평행성을 의식하

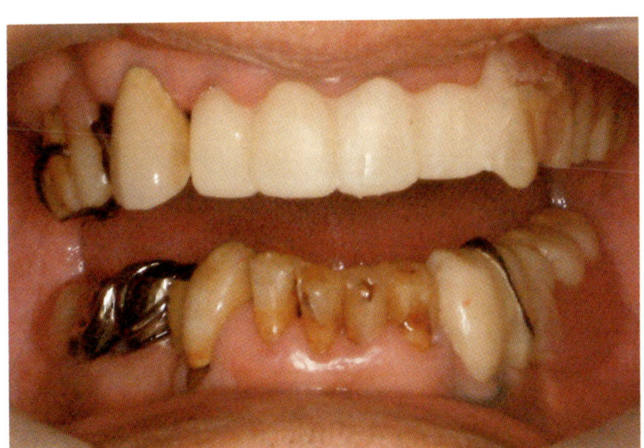

그림 5f. Konus 임시수복물 제작 시작.

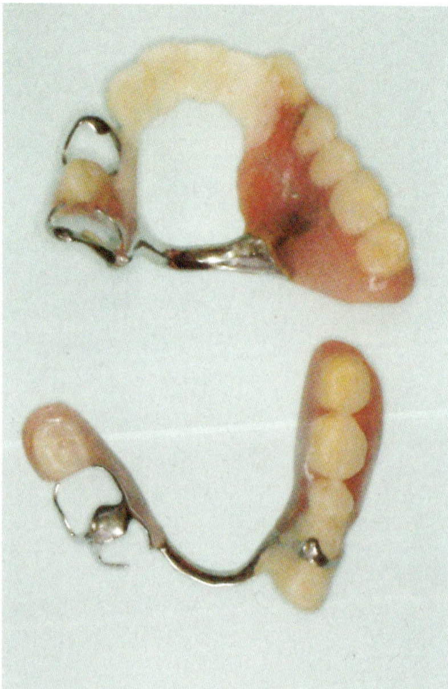

그림 5g. Konus 임시수복물 제작 시작(교합면 모습).

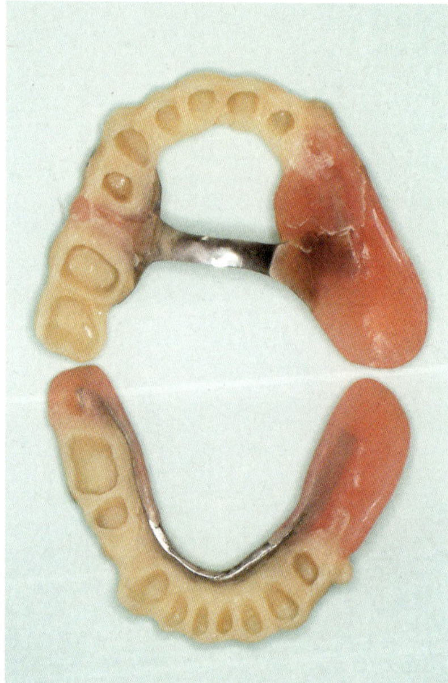

그림 5h. Konus 임시수복물 제작 완료(적합면 모습).

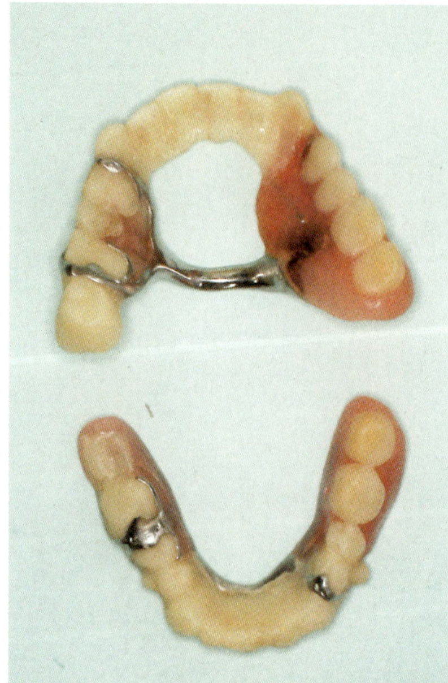

그림 5i. Konus 임시수복물 제작 완료(교합면 모습).

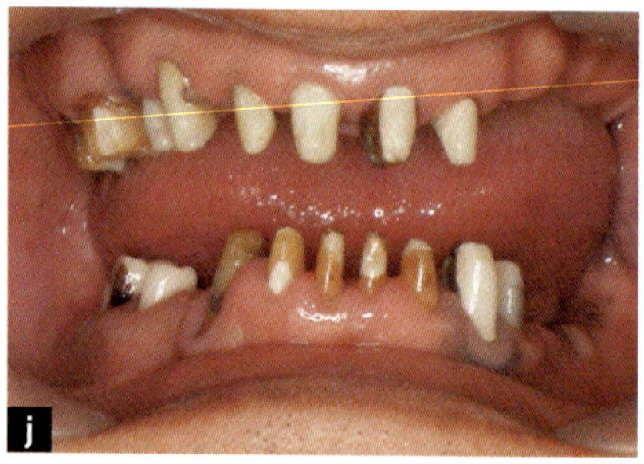

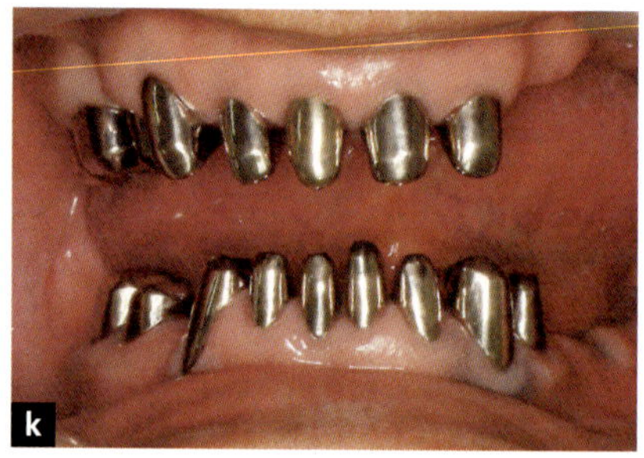

그림 5j. 내관 형성.
그림 5k. 내관 장착.

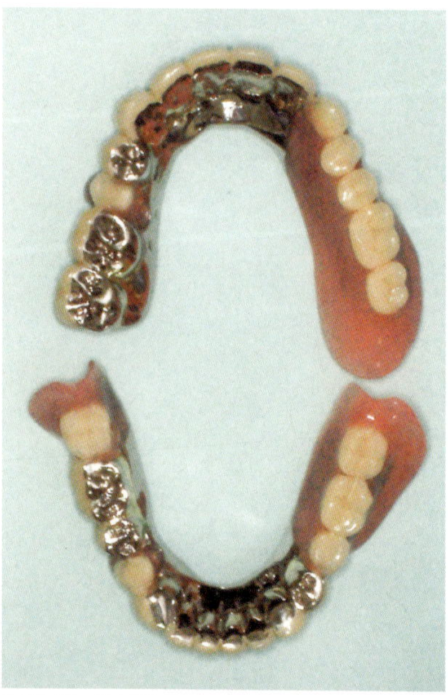

그림 5l. 완성된 konus telescope 의치(교합면 모습).

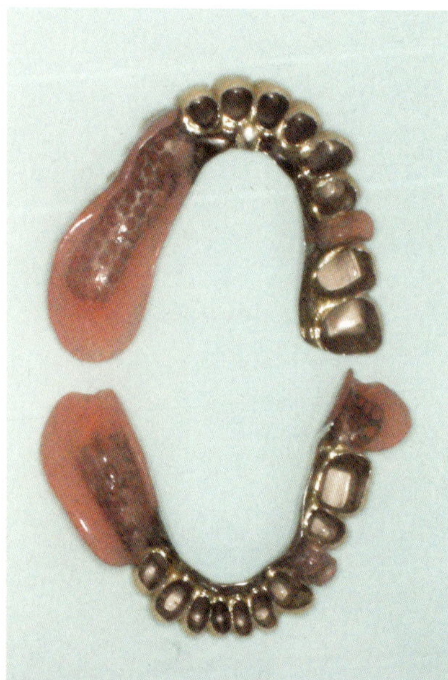

그림 5m. 완성된 konus telescope 의치(적합면 모습).

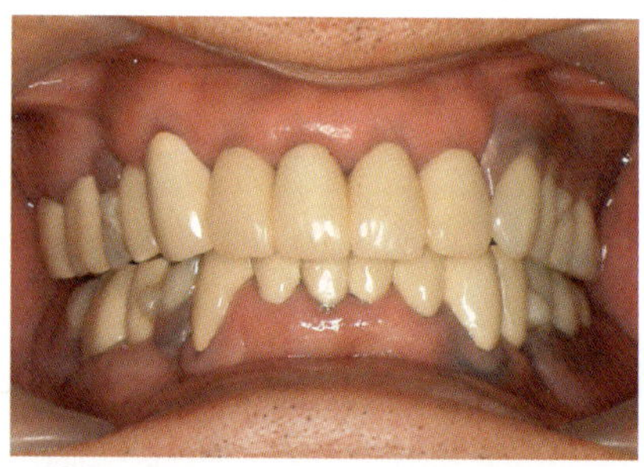

그림 5n. Konus telescope 의치 장착.

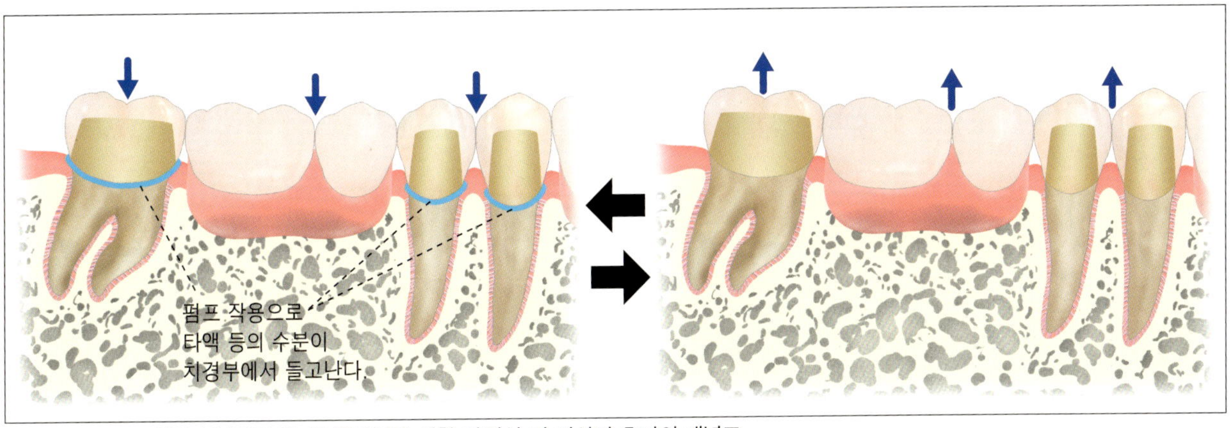

그림 5o. Konus 임시수복물의 상·하 움직임에 의한 자정성 및 마사지 효과의 개념도.

지 않고 시행되었기 때문에 'Super-Bond®'와 레진 core를 이용해 평행성을 수정했다.

교합평면의 회복과 교합고경 거상의 포인트

교합고경은 환자의 안모를 보고, 또한 보철물의 제작 공간에 맞춰 결정했다.

의치 설계의 요점

교합력은 비교적 강하다고 생각되지만 이전 의치의 palatal bar에 강한 거부감을 갖고 있다는 점과 74세라는 나이를 고려하면 상상을 초월하는 교합력은 가해지지 않을 것이라고 예측해, 구개측과 설측에 작은 플레이트를 이용해 보강하는 것으로 끝마치기로 했다.

최종보철물 장착 후의 경과

보통의 증례와 같이 맨 처음 1~2주 정도는 부정수소나 위화감을 호소했지만 3주를 넘길 무렵부터는 거의 문제점이 없었고, 4주째에 교합조정을 하고 종료했다.

Konus 임시수복물의 개요

Konus 임시수복물(환자 가철식 konus type provisional restoration)은 치주질환, 교합붕괴, 다수 치아결손과 같은 치과 난증례의 치료에서, 치아의 보존을 도모하면서 교합관계를 재구축하고 그 관계를 유지하면서 최종보철물이 완성될 때까지 저작기능을 비롯한 구강기능을 영위하기 위한 provisional restoration이다.

치과 상식에 의하면 provisional restoration은 가착하는 것이라고 생각하지만, konus 임시수복물은 환자 가철식이라는 점이 다르다.

가착식 provisional restoration의 최대 단점은 비위생적이라는 점이다. 다시 말해서 provisional restoration은 보통 즉시중합 레진으로 제작되기 때문에 강도를 유지할 필요가 있어 치간공극의 충분한 확보가 어렵고 over contour가 되기도 쉽다. 또한 치간공극이나 pontic 기저부에 가착재가 남기 쉬워서 청소성을 저해하여 대량의 세균 정체나 번식을 초래하기 쉽다. 나아가서는 즉시중합 레진 내부에서도 세균이 번식할 수 있다.

그와 같은 여러 가지 비위생적인 측면에서 오랜 기간에 걸치는 provisional restoration 장착은 치주질환을 악화시키거나 우식을 유발하고, 구취의 원인이 되며 구내염을 일으키기 쉬운 점 등 다양한 문제를 야기하는 경향이 있다. 그 결과 치주조직의 파괴가 진행되고 치아의 동요가 증가하여, 모처럼 치주치료나 근관치료 등을 시행해 보존을 도모한 치아를 치료 완료 전에 발치할 수밖에 없는 경우도 생길 수 있다.

또한 간신히 최종보철물의 완성까지는 이르렀다고 해도 가착에 의해 일어난 치은염 유래의 삼출액이나 쉽게 출혈하는 문제로 보철물의 시멘트 합착이 불완전해지기 쉽다.

그러나 konus 임시수복물, 다시 말해서 provisional restoration을 환자 가철식으로 제작하면 구강 내의 칫솔질은 물론 철거한 konus 임시수복물을 의치세정제에 담가 멸균, 소독이나 표백할 수도 있어서 일반적인 provisional restoration의 단점을 대부분 해소할 수 있다. 다시 말해서 가착성 provisional restoration의 최대 단점인 비위생성을 해소해 치아의 안정적인 보존에 크게 기여할 수 있다.

거기에 추가해 특히 중증도 치주질환의 경우에는 교합력

에 의해 konus 임시수복물 자체가 아주 조금 상·하 운동을 일으켜 펌프작용으로 타액 등의 수분이 치경부에서 들고날게 되어 기계적인 자정성이 작용한다고 생각한다(**그림 5o**). 더불어 즉시중합 레진이 움직이면 치은 마사지 효과도 기대할 수 있다. 이러한 것은 konus 임시수복물을 철거하면 칫솔질이 쉽다는 수동적인 특성뿐만 아니라, 저작이나 대화를 하는 것만으로도 자정성과 마사지 효과가 동시에 작용한다는 기능적인 치료 의치로서의 특성도 가지고 있다고 생각한다.

이러한 작용으로 konus 임시수복물을 장착한 대부분의 환자에서 치은의 종창이나 발적은 거의 완전히 해소된다. 치아의 동요도도 상당히 개선되어 양호한 구강 상태를 확보하고 나서 최종보철물(대부분이 konus telescope) 제작으로 이행하는 것이 가능하다.

또한 konus 임시수복물은 konus telescope 의치나 konus telescope 브릿지의 보철 전처치에서 핵심적인 방법인데, **조작은 조금 번잡하지만 일반적인 합착식 크라운이나 브릿지에서도 보철 전처치로 활용할 수 있다.**

이상과 같은 사실로부터 오랜 치료기간이 필요한 증례에서 konus 임시수복물은 매우 효과적인 방법이라고 생각한다.

Konus 임시수복물의 장점

치주질환에 대해

치주질환으로 치아의 동요도가 많은 경우 교합력에 의해 konus 임시수복물 자체가 ㎛ 단위의 상·하 움직임을 일으켜, 펌프작용으로 타액 등의 수분이 치경부에서 들고날게 되어 매우 효과적인 자정성을 얻을 수 있다. 그리고 레진의 상·하 움직임에 의한 마사지 효과도 기대할 수 있다. 물론 환자 가철성이기 때문에 하루에 몇 차례 철거해 칫솔질하면 고정성 provisional restoration과는 비교할 수 없을 정도의 높은 청소성도 확보된다.

교합관계의 개선 도구로서

Konus 임시수복물은 교합붕괴가 일어난 증례 혹은 교합관계의 개선이나 교합거상이 필요한 증례에 대해서 턱관절이나 저작근에 과도한 부담을 주는 일이 없이 조금씩 수정할 수 있다. 증상을 확인하면서 조금씩 수정을 반복하여 생리적인 범위 내에서 악위를 개선할 수 있으므로 턱관절질환과 같은 증상을 일으키는 일이 적다. 만약 이상한 증상이 생긴 경우라도 비교적 쉽게 원래의 악위로 되돌아 올 수 있다. 그리고 **수면을 취할 때 konus 임시수복물을 철거해 두면 신경근기구의 폭주를 막아 이악물기 등을 방지할 수 있어서** 저작근이나 턱관절의 안정을 도모할 수 있으므로 턱관절질환이 일어날 위험을 매우 낮춘다(이것은 일반적인 over denture에서도 같다고 할 수 있다).

지대치의 보호와 안정

치주치료와 근관치료, 지대축조 등이 완료된 치아에 대해 보철처치가 완료될 때까지 과도하거나 부적절한 교합력을 가하지 않고 안정적으로 보호할 수 있다.

심미성에 대해

Konus telescope의 적응증은 대부분의 경우 난증례이다. 따라서 치료기간이 길어지는 경향이 있으므로 치료기간 중의 심미성 확보라는 의미에서도 중요하다.

최종보철물인 konus 의치의 prototype(원형)으로서

Konus 임시수복물 제작이 거의 완료되면 그것은 바로 최종보철물인 konus 의치나 konus 브릿지의 원형 또는 시제품의 의미를 갖는다. 모양이나 크기는 물론이고 바(bar)나 플레이트와 같이 위화감의 원인이 될 수 있는 구조물의 위치나 크기, 나아가서는 적절한 악위를 얻을 수 있는지 등 여러 가지 측면에서 정보를 얻을 수 있어 예지성이 높은 최종보철물을 제작할 수 있다. 그리고 환자 자신의 의견이나 희망을 듣고 가능한 경우 konus 임시수복물을 그 방향으로 변경해 보면 실제로 그 의견이나 희망이 올바른 것이었는지의 여부를 검증할 수 있으므로 환자 만족도가 높은 최종보철물을 제작할 수 있다.

Konus 임시수복물의 단점

생활치의 지각과민 문제

생활치의 경우에는 냉수통이나 온수통이 일어나기 쉽고, 치수보호에 문제가 생긴다. 치아의 표면을 약제나 합성수지 등으로 코팅해도 환자 가철식으로 제작하는 이상 이러한 문제점을 완전히 해결하기는 어렵다.

필자의 경우에는 치수를 보존하려면 가착할 수밖에 없다고 생각하는데, 가착하면 치주질환 등에 대한 장점이 사라져버린다. 또한 telescope 의치의 적응증은 많은 경우 난증례여서 유수치 상태로 평행성을 확보하기 어려운 경우가 많다. 그리고 최종보철물 장착 후에 강한 치수 증상이 나타나는 경우 내관을 삭제하고 치료할 수밖에 없으므로, konuskrone로서는 커다란 마이너스가 된다는 관점에서 발수 처치를 하더라도 보다 질 높은 telescope 의치를 지향하는 경우가 많다.

5-6 증례 6 저위교합의 전악 수복물을 임플란트 보철로 교합거상

증례의 개요

환자

54세 남성.

이전부터 이갈이와 이악물기로 인해 보철물이 파손을 반복해 왔다고 한다. 초진 때 상·하악 보철물이 전악에 걸쳐 파손이 일어나 있었다. 저위교합을 동반한 저작장애를 주소로 내원했다. 발음장애와 심미장애의 해소에 대한 욕구가 높고, 임플란트 치료를 이용한 교합재건을 희망했다. 교합거상을 통해 전악의 심미보철을 시행했다.

증례의 난이도

Kennedy 분류: 하악 I급

Eichner 분류: B2

주소

씌운 것이 흔들흔들해서 음식물을 먹기 힘들다. 또한 말하기 힘들고 보기 흉하다.

기왕력

40대 전반에 하악 양측 대구치를 발치했다. 그 후 상악 전치부의 동요와 보철물의 파손을 반복했다. Bruxism이 있다는 사실은 본인 스스로도 알고 있다.

현재 상태

상악은 #11~17, 21~24, 27에 재근관치료가 필요. #25, 26은 이차우식. 하악 양측 구치부가 오랫동안 결손되었으므로 대합치의 정출이 보인다. 교합평면은 anti-Monson curve가 되어 있다. 하악은 #34, 44에 근관치료가 필요. #35~37, 45~47은 결손 상태이다. 저위교합을 보이고 발음, 심미, 저작에 장애가 생겨있다. 턱관절에 이상은 없고 경도의 치주질환이 있다(**그림 6a~d**).

하악 치조제의 상태

좌·우 구치부 치조제의 흡수는 경도이다. 교두감합위에서 denture space가 매우 좁다.

치료계획

치주치료와 근관치료가 필요한 치아의 근관치료를 하고, 상악에 전악의 provisional restoration을 장착했다. 이를 통해 적절한 교합평면과 전치부의 lip support를 확인했다. 저위교합의 개선을 위해 하악 결손부에 임플란트 치료를 시행해 vertical stop의 획득을 도모하기로 했다.

전악에 provisional restoration을 장착하고, **'거상량 +α'의 방법을 이용해 적절한 악위를 결정**한다. 심미적 요구의 개선을 위해 all ceramic을 사용해 보철치료를 하기로 했다.

임플란트 상부구조는 술자 가철성으로 제작하고 hybrid 재료를 사용한다. 술후 night guard 사용을 의무화하기로 했다(교합고경의 설정 과정은 CHAPTER 4 교합거상의 흐름을 참조).

치료의 실제

전처치

#11~17, 21~24, 27은 재근관치료를 시행했다. 그리고 상악에 provisional restoration을 장착해 심미적인 문제에 대응하면서 동시에 상악 교합평면의 설정을 위해 이용한다.

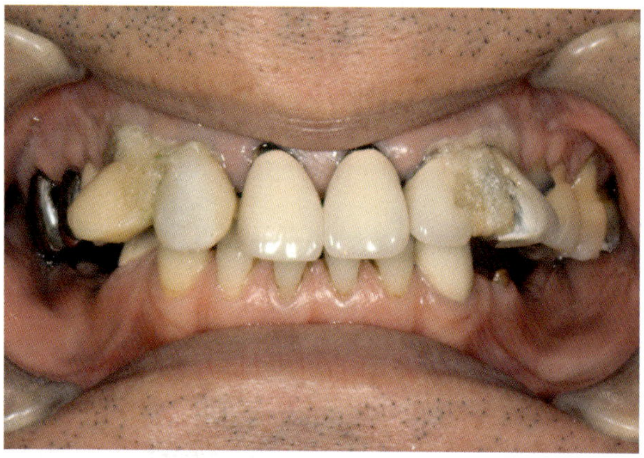

그림 6a. 술전의 교두감합위.

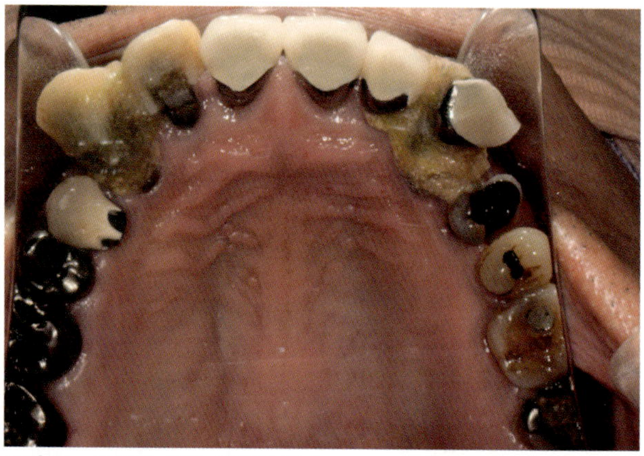

그림 6b. 술전의 상악 교합면 모습.

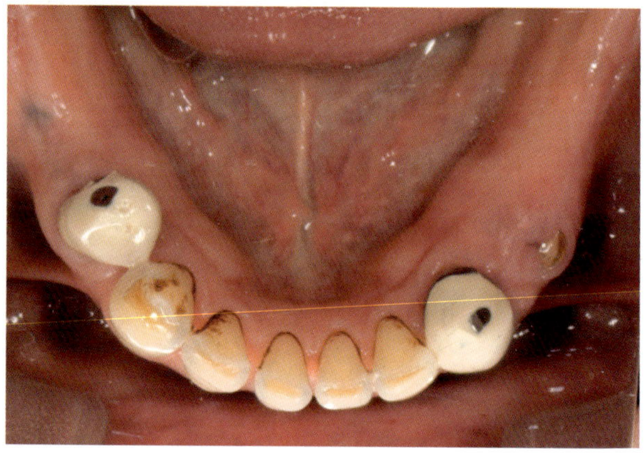

그림 6c. 술전의 하악 교합면 모습.

교합평면의 회복과 교합고경 거상의 포인트

상악의 최종보철 완료 후 #35, 36, 45, 46에 임플란트를 식립하기로 했다.

검사 결과 저위교합으로 진단하였으므로, 상악 치열의 보철치료 종료 후 하악 치열에 임플란트를 포함한 치료를 시행할 때 교합거상을 실시하기로 했다.

하악 임플란트의 provisional restoration을 사용해 이전 교두감합위보다 4mm 거상하고, 대략 4주 동안 경과를 관찰해 하악의 최종보철을 시행하기로 했다.

보철 설계의 요점

하악 구치 결손부위는 술자 가철성의 임플란트 상부구조로 제작했다. 이악물기가 강하므로 보철물이 파손되었을 때 대응하기 위해서이다.

자연치의 보철은 심미적인 희망에서 모두 all ceramic으로 수복했다.

최종보철물 장착 후의 경과

발음장애, 심미장애, 저작장애는 모두 개선되어 순조롭게 진행되었다. Night guard 장착도 준수하고 있다(**그림 6g~p**).

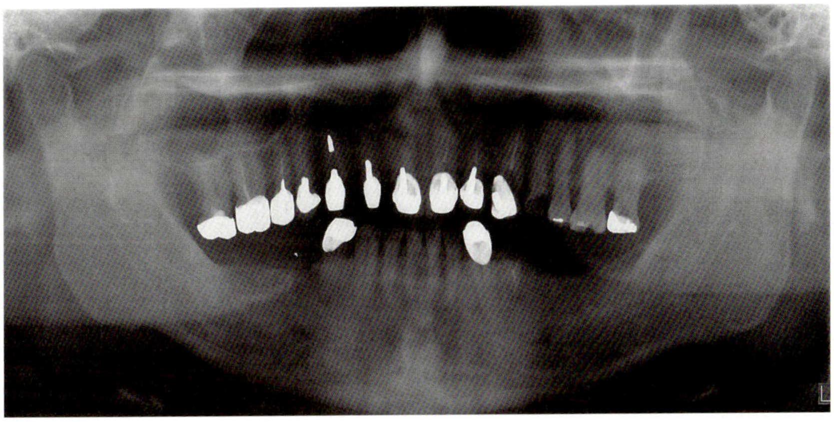

그림 6d. 술전의 파노라마 사진.

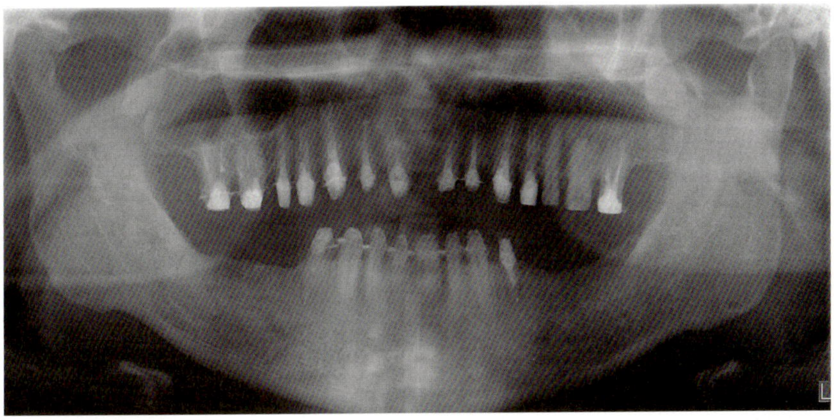

그림 6e. 술중, 상악 provisional restoration을 장착했을 때의 파노라마 사진.

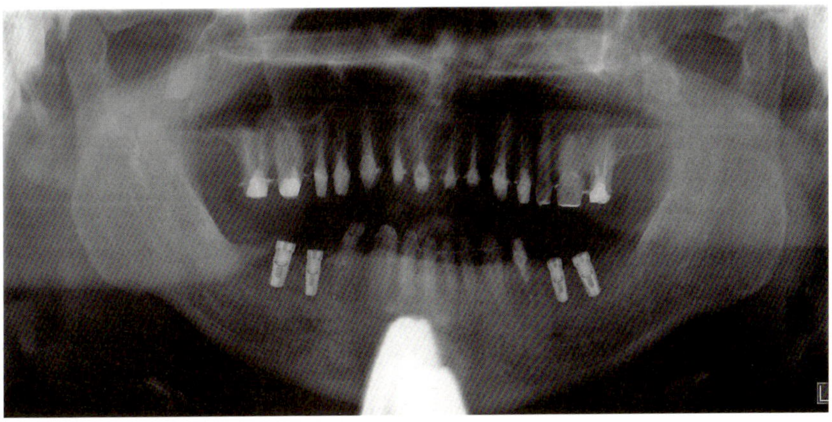

그림 6f. 술중, 하악 구치 임플란트 식립 후 교합거상 중인 상태의 파노라마 사진.

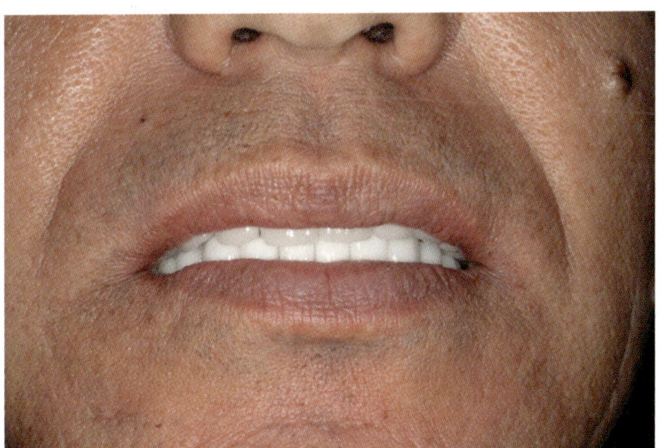

그림 6g. 술후의 정면 모습.

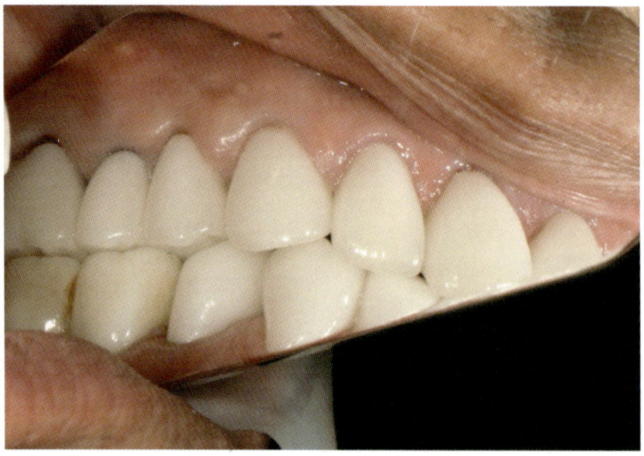

그림 6h. 술후의 우측면 모습.

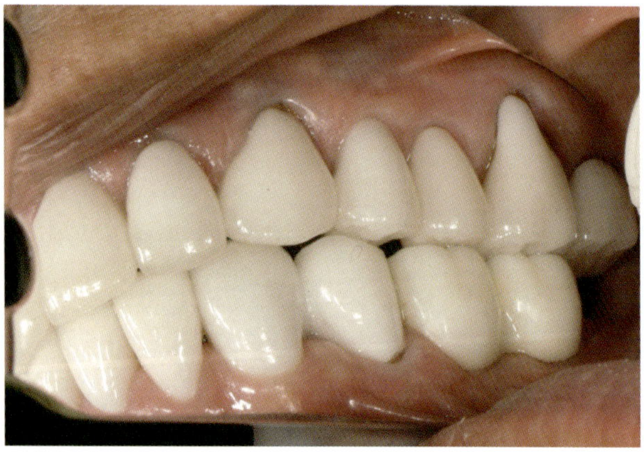

그림 6i. 술후의 좌측면 모습.

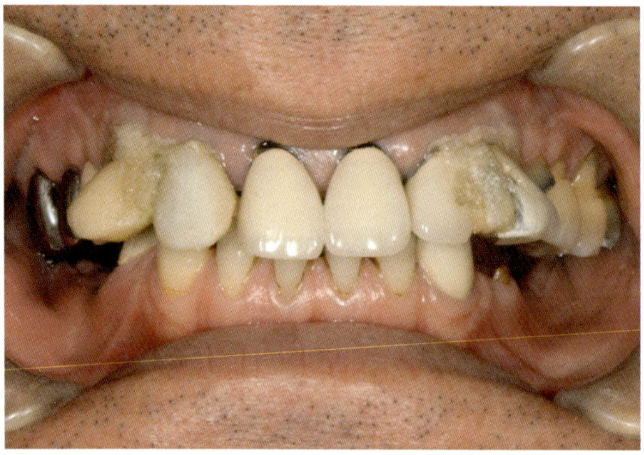

그림 6j. 교합거상 전의 정면 모습.

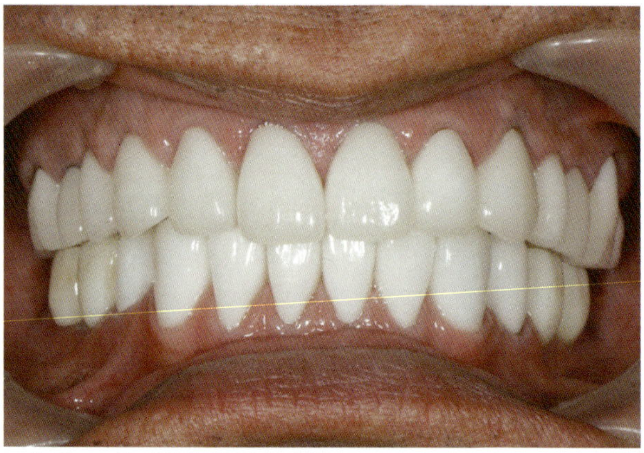

그림 6k. 교합거상 후의 정면 모습.

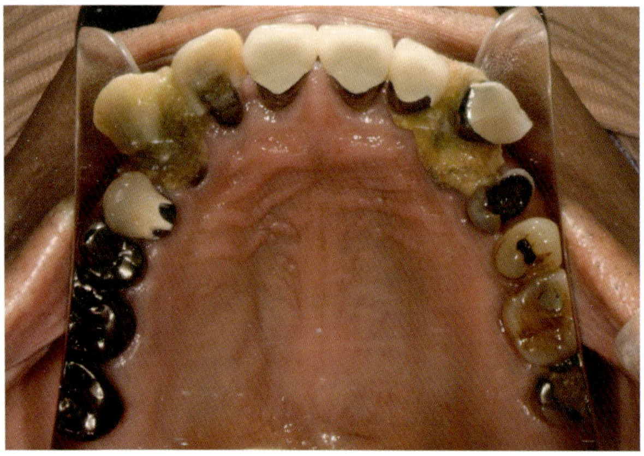

그림 6l. 술전의 상악.

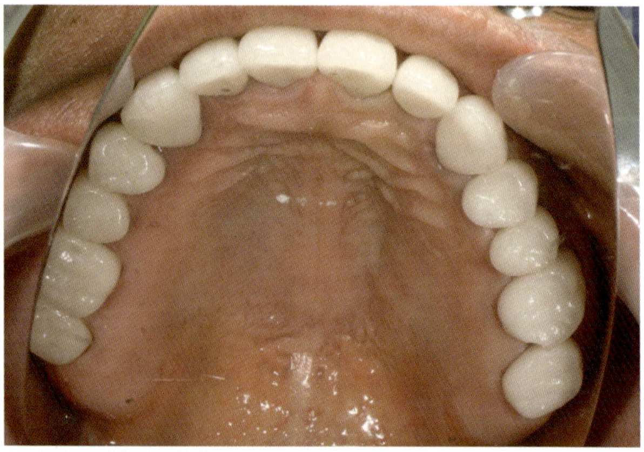

그림 6m. 술후의 상악.

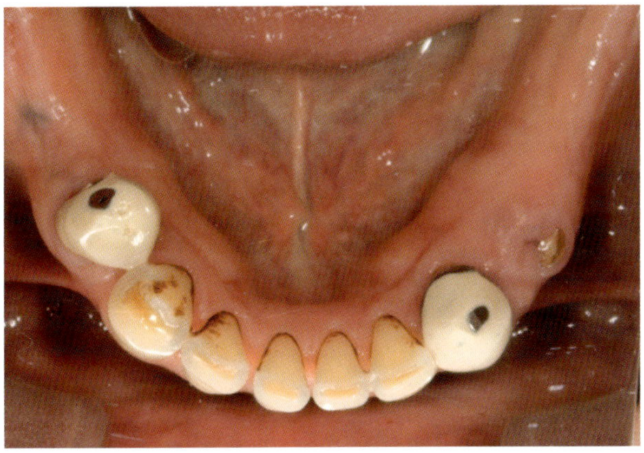

그림 6n. 술전의 하악.

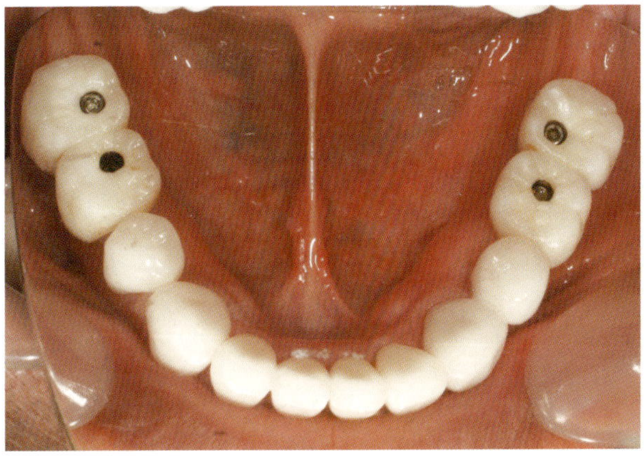

그림 6o. 술후의 하악.

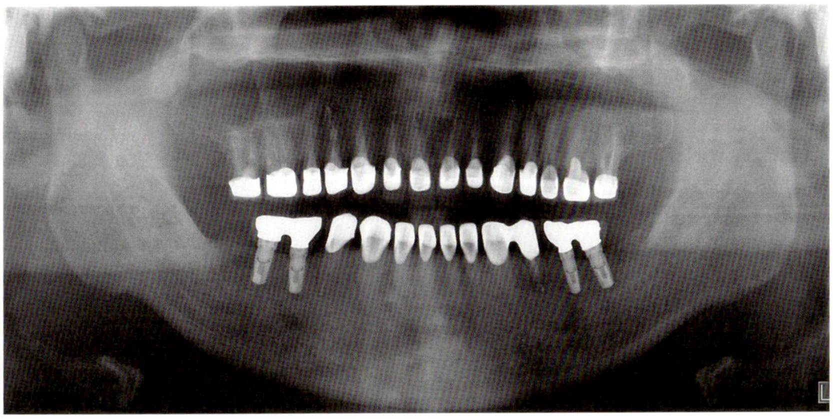

그림 6p. 교합거상과 최종보철 완료 후의 파노라마 사진.

PART 3

교합고경과 교합평면 회복의 난증례

CHAPTER 6

난증례와 엇갈린 교합에 대한 대응

상·하악 치열에 결손이 있지만 잔존치에서 교두감합위가 유지되어 교합고경이 일단 남아있는 증례의 결손 보철치료에서는 그 교합고경을 그대로 보존한다. 하지만 대부분은 현 상태의 교합고경이 저위된 상태이므로 교합고경을 회복시켜 최종적인 보철치료를 시행하는 경우가 많다.
그러나 잔존치가 있어도 치열 결손부위의 분포에 따라서는 상·하 치열의 교두 접촉관계가 없는 증례가 있다. 이처럼 교합이 엇갈려 있는 결손 증례를 '엇갈린 교합' 증례라고 부르는데 결손 보철치료를 시행하는 경우 난증례가 될 수 있는 요소를 포함하고 있다. 난증례가 되기 쉬운 이유는 상·하악 잔존치가 결손된 부위 혹은 거기에 구축된 인공치열 또는 의치와 서로 맞물리므로 의치의 안정이 어려워지기 때문이다. 참고로 이러한 결손 형태가 가진 증례의 난이도에 착안해 '엇갈린 교합'이라고 이름을 붙인 사람은 쓰루미대학의 고 오바나 진이치(Obana Jinichi) 교수라는 사실은 기억해 주었으면 좋겠다.

6-1 엇갈린 교합이란?

'엇갈린 교합'의 치열 결손에는 상·하악의 전·후로 엇갈린 경우(**그림 1, 2**)와 좌·우로 엇갈린 경우(**그림 3**), 그리고 이 2가지가 복합된 병태가 있다(**그림 4a, b**).

주로 교합지지의 안정성과 치열 결손 상태를 조합해 결손 치열의 치료 난이도를 표현할 수 있는 '교합 3각'이라는 개념이 Miyaji에 의해 발표되고 실천되었다. 교합 3각은 치열 결손의 병태를 단순히 결손치아 수의 많고 적음, 중간결손, 유리단 결손과 같은 2차원적인 전개에 머무르지 않고 '교합지지'라는 개념을 이용한 결손치열의 분류인 Eichner의 분류(**그림 5**)를 더 진화시켰다. '상·하 2개 치아가 1곳의 교합접

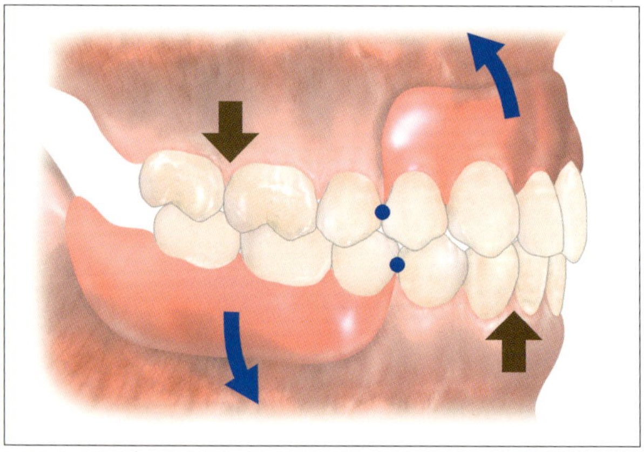

그림 1. 전·후로 엇갈린 증례의 모식도. *Hosoi Toshio, Kawawa Tadaharu, Hirai Toshihiro, Igarashi Yoshimasa 편. Color atlas 교합저작장애의 임상, 퀸테센스 출판 2001.에서 변경 인용.

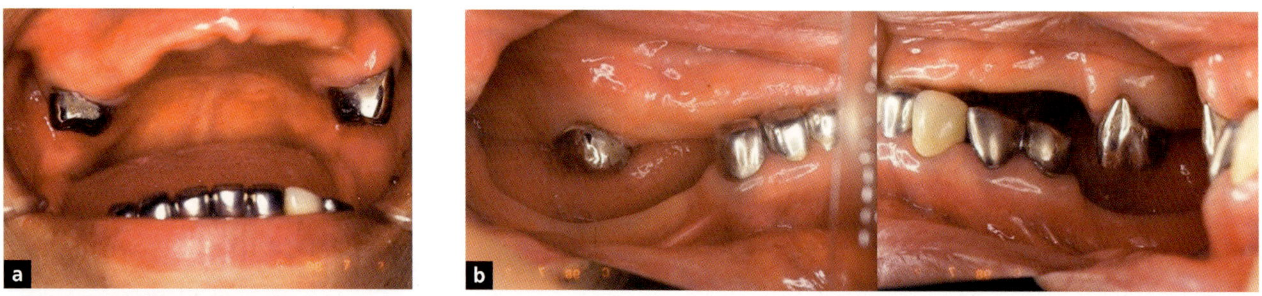

그림 2a, b. 전·후로 엇갈린 교합.

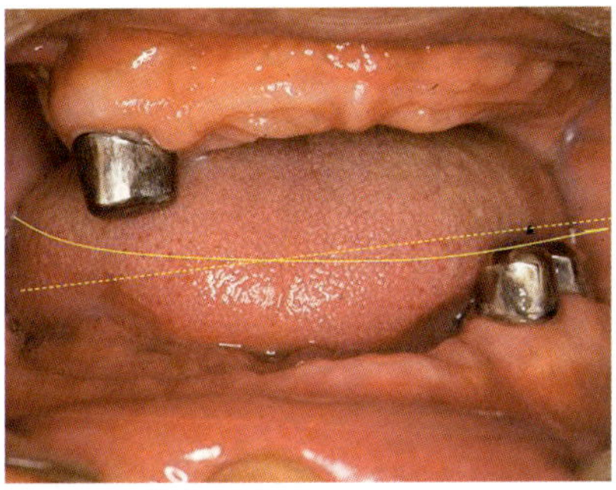

그림 3. 좌·우로 엇갈린 교합.

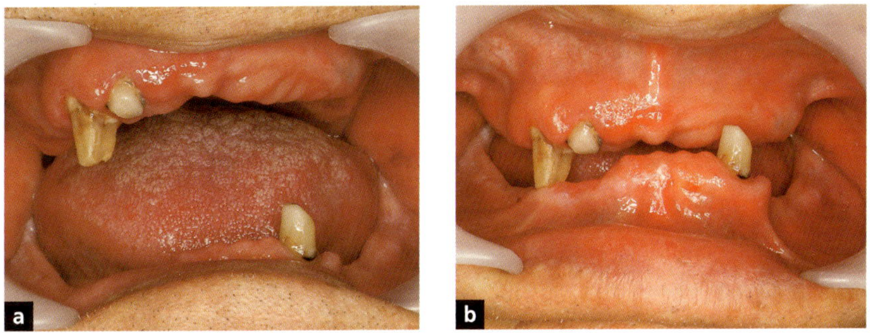

4a, b. 전·후, 좌·우로 엇갈린 교합의 복합.

촉을 영위하는 경우에 교합지지가 생기고, 건전치열에서는 상·하 28개 치아가 14곳의 교합접촉점을 만든다.'라고 생각해서 치열의 치아 수와 교합지지점의 많고 적음에 따라 결손치열을 3차원적으로 분류한 것이다(**그림 6**).

이 분류에 의하면 엇갈린 교합은 '교합이 붕괴되어 있는' 카테고리에 속하고, 결손치열의 보철치료 중에서도 가

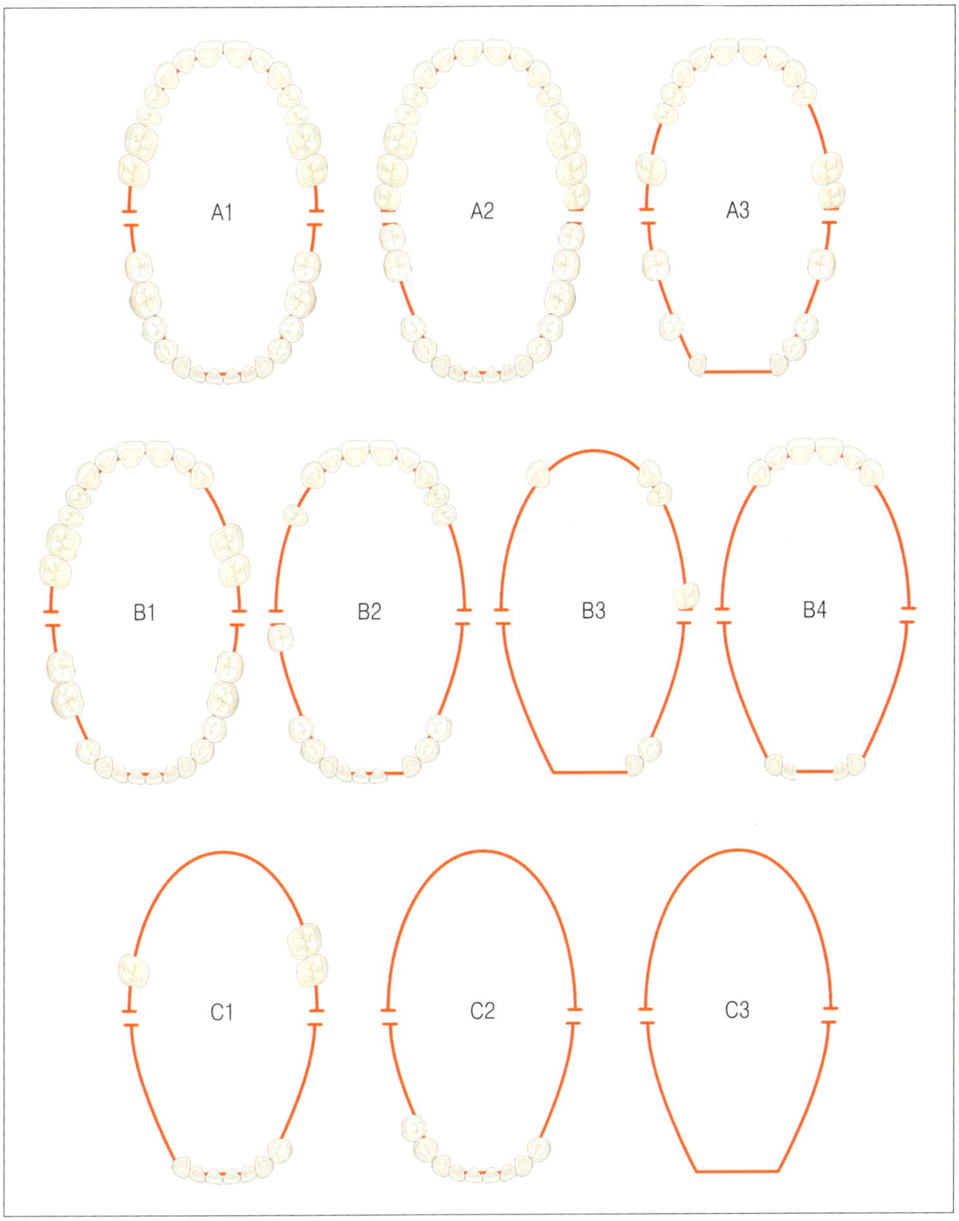

그림 5. Eichner의 분류. C1이 엇갈린 교합, B3~B4가 엇갈린 교합 직전의 상태이다.

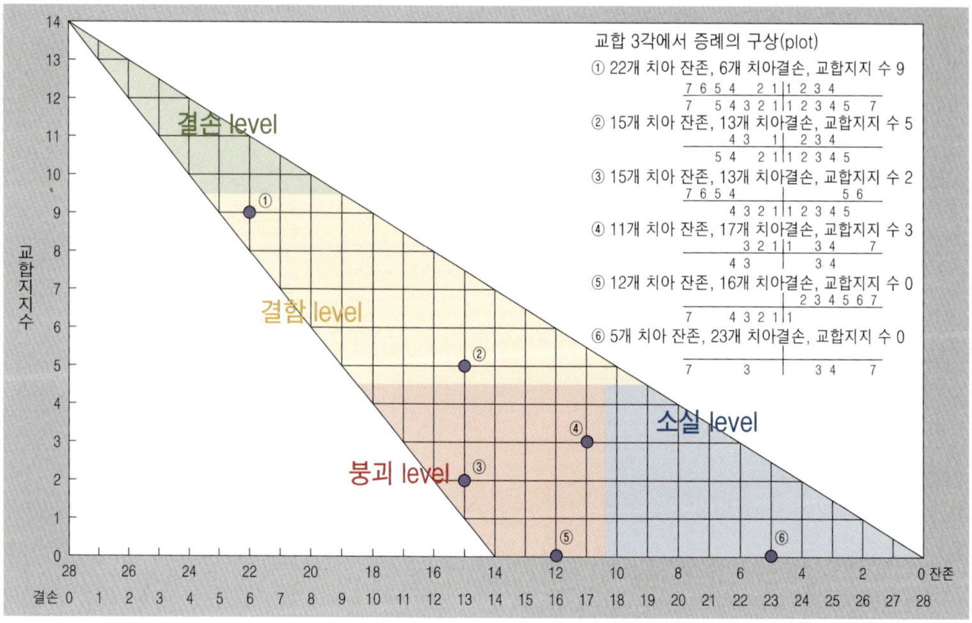

그림 6. Miyaji의 교합 3각.

장 어려운 대응이 예상되는 치열 결손의 병태라고 기록되어 있다.

또한 Cummer에 의한 교합지지를 기준으로 한 결손치열 분류는 엇갈린 교합 증례의 병태와 교합채득을 생각할 때 효과적인 개념이다(**그림 7**).

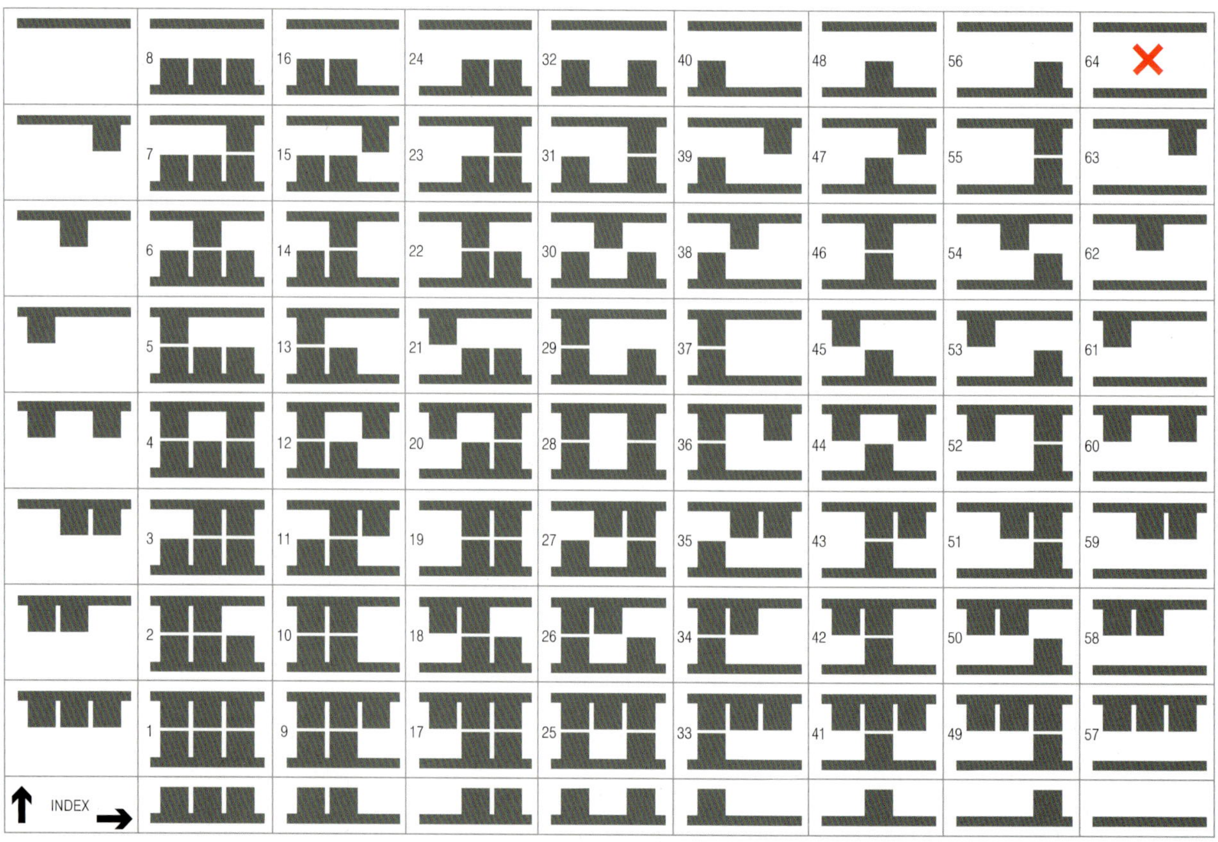

그림 7. Cummer WE가 교합지지를 기본으로 결손치열을 분류한 Cummer의 분류. 좌·우 구치부와 전치부를 3부위로 간주하고 분류한다. 1은 상·하 유치악, 64는 상·하 무치악이고, 1~64의 사이에서 다양한 교합관계를 생각할 수 있다.

6-2 엇갈린 교합에서 의치의 지지

엇갈린 교합의 모든 증례에서 지지양식은 지대치와 치조제 점막에 의한 혼합지지이다. 2가지 지지 중에서 어느 쪽이 우위인지는 결손 형태, 결손부위 치조제의 피압변위성, 염증의 유무 등으로 결정되고, 2가지 지지요소를 어느 정도의 결합강도로 연결할 것인지는 술자가 설계를 통해 결정한다. 결손 보철에서 국소의치의 설계는 교합접촉의 회복이라는 의치의 목적에서 보면 모든 증례에서 동일하게 rigid support가 바람직한데, 이것은 유리단 의치 설계의 기본원칙이기도 하다.

엇갈린 교합의 경우에는 유리단 의치의 기본 대응에 추가해 교합지지에 대한 대응을 더 중시하는 설계가 필요하다.

지대치와 치조제 점막에 의해 얻어지는 혼합 지지양식의 안정이란 '의치 인공치열이 교합압을 받아 여러 방향에서 3차원적으로 동요하는 것을 지대치와 결손부위 치조제 위의 flange 부위를 이용해 가능하면 억제하고, 인공치열 위의 교합접촉이 가능하면 자연치열과 크게 차이가 나지 않는 변위성이 되도록 한다.'는 것을 표현해야 한다.

그러나 엇갈린 교합의 경우 특히 클라스프 의치로 대응할 때는 자연히 한계가 생긴다. 왜냐하면 강력한 '연결 강도'를 얻지 못해 완전한 rigid support를 실현할 수 없기 때문이다.

사람은 결손이 생겼다고 해서 저작 습관을 쉽게 변화시킬 수 없으므로 원래의 습관으로 저작을 영위한다. **그 결과 엇갈린 교합은 상·하악 결손부위에 대한 상호 회전과 침하가 큰 경우에 생긴다.** 이로 인해 결손부위 특이적인 치조제 흡수가 생기고 이것이 의치상의 안정을 저해하는 원인이 되는 것이다.

따라서 엇갈린 교합에서 기본 명제는 **'지대치와 결손부위 치조제에서 요구하는 지지를 어떻게 안정시킬 것인가?'**라고 할 수 있다. **지지**를 충분히 부여하기 위해 의치의 수평 동요 방지를 담당하는 **파지**작용을 충분히 부여하고 더불어 **유지**를 설정할 필요가 있다.

다시 말해서 엇갈린 교합에서 국소의치의 설계는 간단한(단순한) 결손 형태의 설계를 더 엄격하게 준수하는 것이다. 또한 앞으로는 증례에 따라 임플란트 보철로 대응하는 경우도 증가할 것으로 생각되므로 결국 의치의 지지를 충분히 도모하는 것이 매우 중요하다.

6-3 의치의 안정을 어떻게 구할 것인가?

의치 인접 지대치의 효과적인 활용과 보호

의치의 안정을 구하기 위해서는 엇갈린 교합상태가 되는 곳의 flange 부위의 안정을 도모하기 위해 **인접 지대치를 효과적으로 이용하는 것과 동시에 지대치를 보호하는 것**이 중요하다. 그리고 결손 치조제의 flange 부위에 대해서는 기능인상을 채득하여 가동 연조직과의 한계까지 변연형성을 확실히 하고 크게 확대시켜 충분한 지지를 획득한다. 증례에 따라서는 의치상에 의한 파지도 충분히 구한다.

잔존치 부위에 치관수복이 필요한 경우, 잔존치는 단독으로 수복하고 결손부위만 국소의치로 설계하는 것은 의치 부위가 움직이는 영향으로 결국 보철물 자체가 파손되거나 지대치가 파손 또는 탈락되는 경우도 있다. 따라서 조건이 나쁜 증례에서는 모든 지대치를 의치에 포함해 1개 단위로 구성하는 설계인 telescope 의치가 증례의 예후를 양호하게 만들기 위해서는 더 바람직하다.

그러나 어떠한 경우에도 정기적으로 경과를 관찰할 때 특히 **치조제 점막 지지의 효과에 대해 검사, 대응**하는 것을 잊지 말고, 의치의 동요를 검사하고 평가, 대응해야 한다(**표 1, 2, 그림 8a~c**).

표 1. 경과 관찰에서 배운 것

경과 관찰에 의한 소견	■ 성공인가, 실패인가?
후향적 연구 (임상 현장의 경과 관찰을 포함)	■ 이것들의 집적으로 특정 임상 방법의 평가가 가능하다 ■ 임상 결과를 다음의 임상에 활용할 수 있다 ■ 임상을 막연하게 해서는 안 된다 ■ 장기 유지관리의 중요성

표 2. 의치 동요의 평가

의치 동요의 평가	대응	
동요 없음[동요 0]	아무 것도 하지 않는다	
정상 동요[동요 1] (촉진으로 감지)	경과를 관찰한다	
과도한 동요[동요 2] (시진으로 감지)	Relining (교합시켜서는 안 된다)	직접 relining 'mild reberon DIL' Relining할 때 레스트, 외관에 하중을 가한다
		교합조정
비정상 동요[동요 3] (교합할 때의 동요)	Relining	직접 relining 'mild reberon DIL' Relining할 때 레스트, 외관에 하중을 가한다
		교합조정

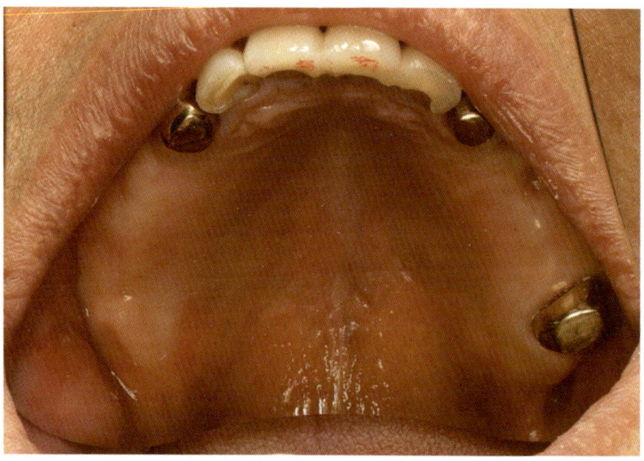

그림 8a. 의치 동요의 검사법① 시진으로 의치상 하부 점막을 검사.

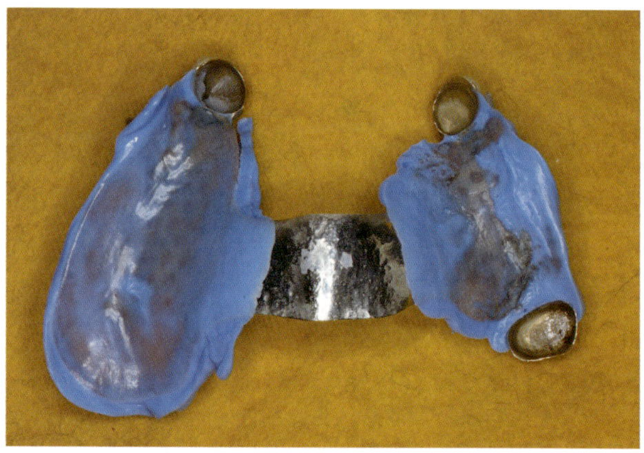

그림 8b. 의치 동요의 검사법② Fit checker 등을 적용.

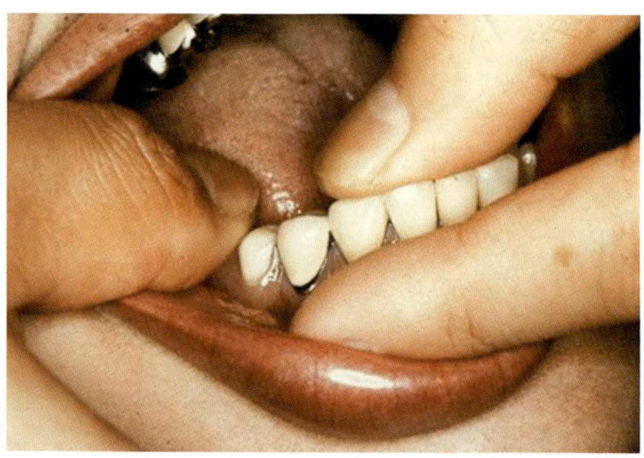

그림 8c. 의치 동요의 검사법③ 촉진으로 동요 검사. 손가락 압력으로 검사. 결손부위에 간헐적으로 하중을 가해 의치상의 동요와 지대치의 동요를 감지한다.

잔존 지대치의 효과적인 이용을 도모하는 것은 지대치의 구조 강도에 상응하는 지지요소와 연결 강도를 동시에 실현시키기 위한 레스트를 설정하고, 파지요소를 부여하여 보다 정확하고 영속적으로 하악위를 회복하는 설계를 시행하는 것이다.

지대치가 건전한 경우 명확한 지지와 파지를 얻기 위해 필자는 telescope 의치를 즐겨 설계한다.

만약 클라스프 의치를 적용하는 경우에는 전처치를 통해 지대치에 크라운을 수복하고 적극적으로 의치 안정요소를 부여한다. 다시 말해서 최종적으로 설계되는 의치의 안정에 기여하도록 지대치에 지지, 파지, 유지요소를 적절히 부여한다. 하지만 이 방법은 동일한 증례를 telescope 의치로 보철하는 것보다 번잡하면서도 번거로운 처치가 필요하다는 것을 잊어서는 안 된다.

경과 관찰의 포인트

경과 관찰에서는 특히 의치상 하부 치조제의 흡수에 배려해 상당히 빈번한 recall(치주질환 환자에서는 3개월에 1회, 우식 환자는 6개월에 1회 정도)을 시행하고, 특히 상악 치조제 점막이 비후되지 않도록 빨리 tissue conditioning을 시행한다. 그러기 위해 의치 구조는 원칙적으로 skeleton 형태의 레진상 설계가 적절하다. 최근 등장한 지연경화형 relining 재료인 'dynamic impression liner DIL'(가메미즈화학공업)은 tissue conditioning에서 relining으로 직접 이행할 수 있는 임상적으로 우수한 재료이므로 임상 현장에서 자주 사용하고 있다.

6-4 증례 1 전·후, 좌·우 복합형의 엇갈린 교합 증례를 상악은 telescope 의치, 하악은 클라스프 국소의치로 대응

증례의 난이도

Kennedy 분류: 상악 Ⅱ급, 하악 Ⅱ급 1류

Eichner 분류: C1

증례의 개요

환자는 80세 여성. 상악 구치의 소수치 잔존과 하악의 Kennedy 분류 Ⅱ급 1류 결손 증례이고, 잔존치에 의한 교합접촉은 없다. 상악 의치의 불안정을 telescope 유지장치의 적용과 의치상의 부여를 통해 개선하여 저작기능을 회복한다.

주소

위 틀니가 불안정해서 씹기 힘들다.

기왕력

40대 때부터 치주질환으로 치아가 결손되었다고 한다. 현재의 의치는 2년 전에 가까운 치과의원에서 치료를 받은 것

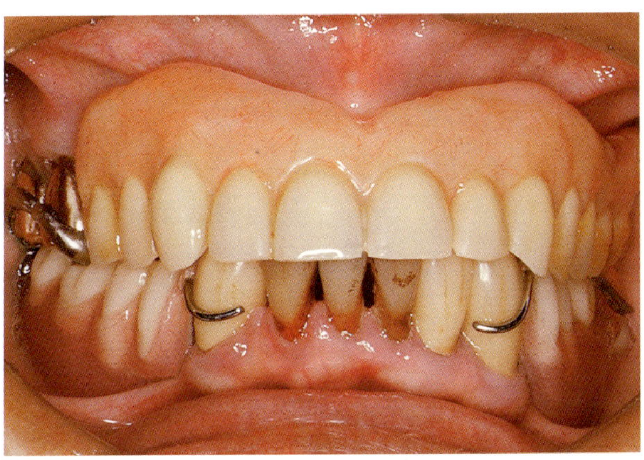

그림 9a. 치료 전, 오랜 기간 사용해 변색된 의치가 장착되어 있다.

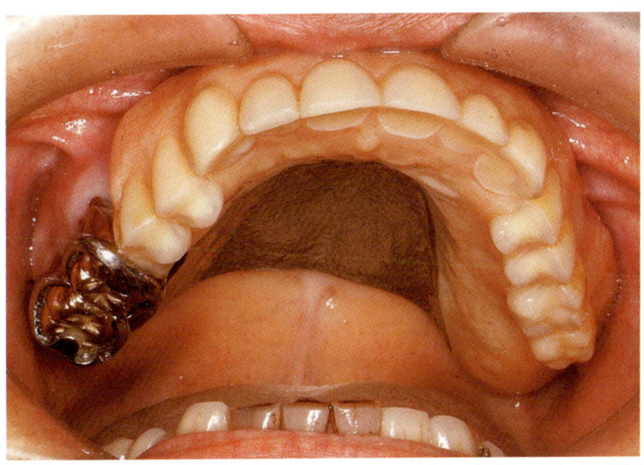

그림 9b. 상악은 대구치 2개를 clasped tooth로 이용한 금속 프레임워크가 있는 의치이다. 하악 전치가 아래에서 밀어 올리는 현상으로 인해 의치 인공치의 교모가 심하다. 상악 우측 클라스프는 clasped tooth에서 벗어난 상태이다.

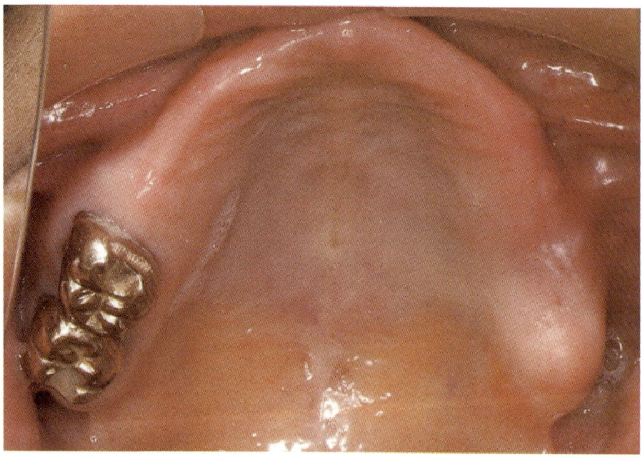

그림 9c. 상악 전치부 치조제는 약간 flabby gum이었다.

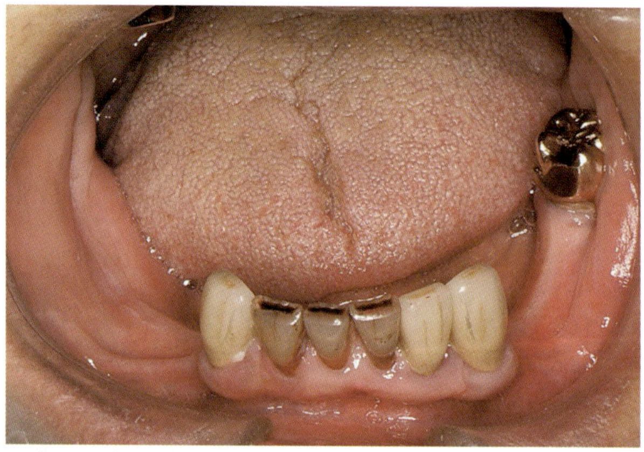

그림 9d. 하악 결손은 Kennedy 분류 II급 1류이고, 지대치와 치조제는 정상이었다.

인데, 상악은 크라운 지대치에 full plate의 프레임워크가 있는 클라스프 의치, 하악은 레진상 의치로 치료를 받았지만, 상악 의치의 움직임이 신경 쓰였고 상악 치조제가 말랑말랑해졌다고 한다.

현재 상태

상악의 잔존치는 #16, 17의 2개 치아이고, 지대치의 동요, probing depth, X-ray 검사의 치관/치근 비율 등은 정상이다. 2개 치아 모두 근관치료 된 실활치이고, 연결 크라운으로 수복되어 있다.

상악 결손부위 치조제의 상태는 전방 부위에서 약간 flabby gum이지만 tissue conditioning으로 치유되는 정도라고 생각한다(**그림 9c**).

하악의 잔존치는 #31~33, 37, 41~43이고 #37은 크라운으로 수복되어 있다. 잔존치의 상태는 정상이다(**그림 9d**).

치료계획

상악은 결손의 상태를 고려해 telescope 의치를 이용한 보철, 하악은 표준적인 클라스프 의치를 이용한 치료를 계획했다.

전처치

상악 결손부위 치조제 전방의 피압변위성이 과도해서 flabby gum이 되어가는 부위를 볼 수 있으므로 현재의 의치를 이용해 tissue conditioning하기로 했다.

교합평면의 회복과 교합고경 거상의 포인트

통법에 따라 하악안정위를 기준으로 교합고경을 설정했다. 교합거상은 시행하지 않는다. 교합평면은 총의치의 설정 기준과 마찬가지로 설정했다.

의치 치료의 포인트

상악은 #16, 17의 크라운 수복물을 제거한 후 임시수복물을 제작해 의치를 적합시키고, 동시에 치조제의 tissue conditioning을 시행했다. #16, 17에는 telescope 내관, 외관을 설정하고, 외관에서 skeleton 형태의 유지 격자를 만들어 의치의 레진상을 보강했다. 의치는 구개 부위를 무구개 형태로 제작해 장착감에 배려했다(**그림 9e~g**).

하악은 표준적인 Kennedy 분류 Ⅱ급 1류의 RPPA(Rest bi-Proximal Plate Aker's *상세한 것은 Igarashi '국소의치 성공을 위한 3원칙. 움직이지 않고, 오염되지 않고, 부

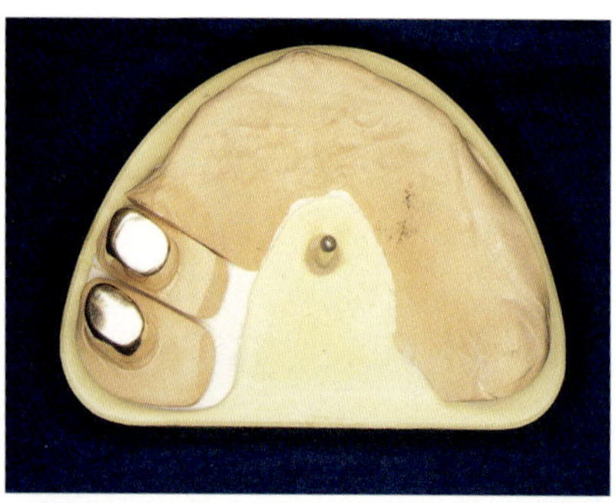

그림 9e. 우측 구치부의 2개 치아를 telescope 의치의 지대치로 제작했다.

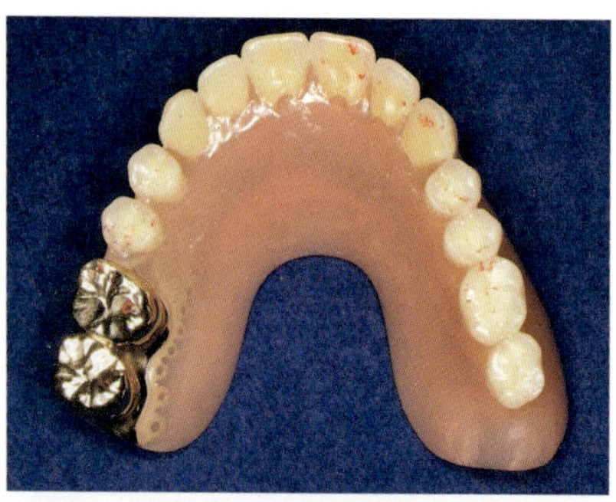

그림 9f. 의치는 구개 부위를 넓게 개방한 의치상 형태로 충분히 기능할 수 있다.

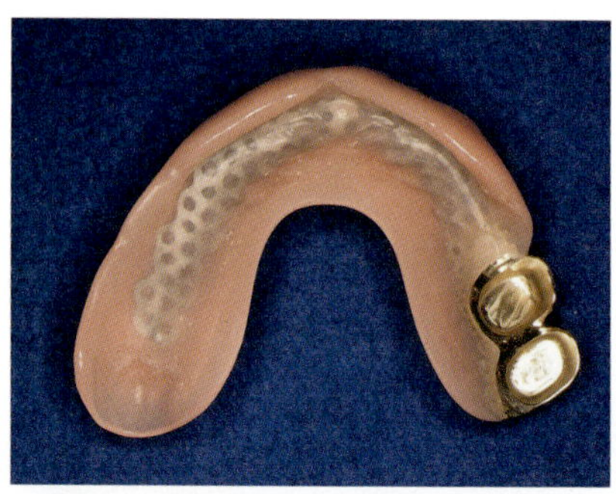

그림 9g. 상악은 skeleton 형태 프레임워크가 있는 의치로 제작했다.

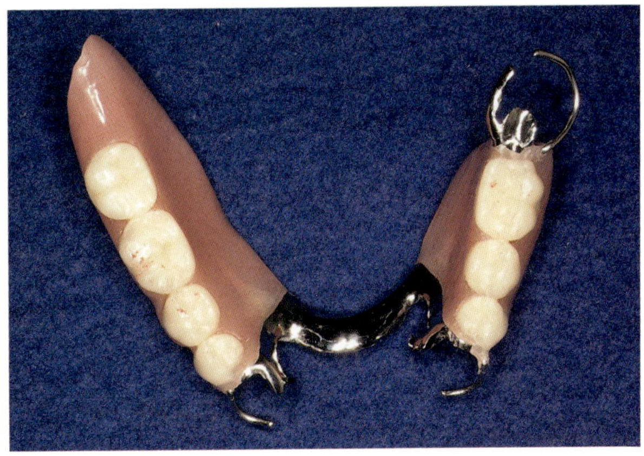

그림 9h. 하악은 표준적인 RPPA(Rest bi-Proximal Plate Aker's) 의치로 제작했다.

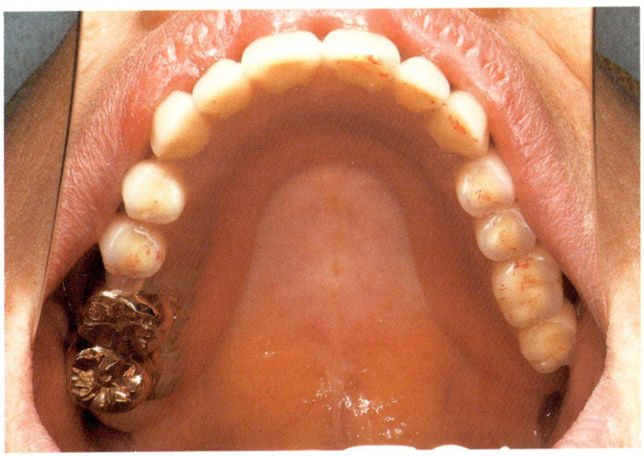

그림 9i. 상악에 의치를 장착.

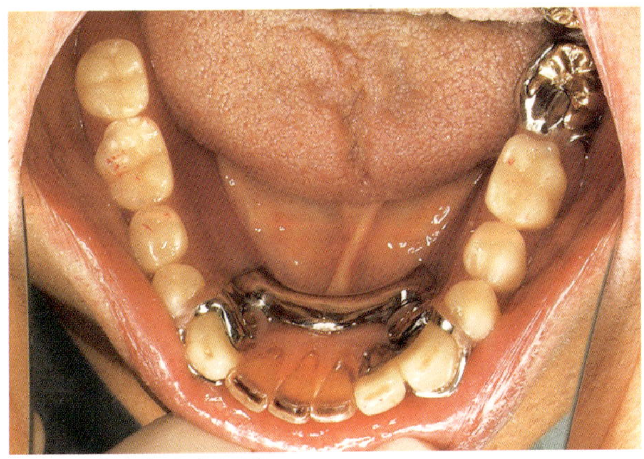

그림 9j. 하악에 의치를 장착.

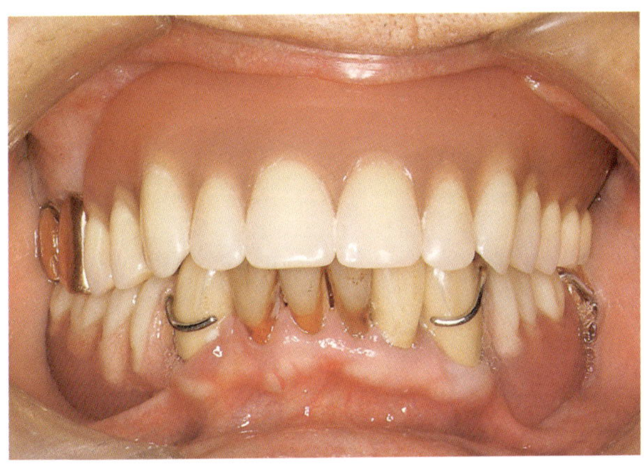

그림 9k. 상·하 의치가 장착된 정면 모습.

서지지 않는' 도쿄: 퀸테센스출판 2015를 참조) 의치를 설계했다.

기능할 때 상악 의치의 안정이 문제가 된다는 점에서 상·하 의치에 group function 형태의 측방운동을 부여했다(**그림 9h~k**).

증례의 경과

장착 맨 처음부터 환자의 만족을 얻었다. 특히 상악 구개 부위에 의치상이 존재하지 않는 것이 크게 만족을 주었다. 증상이 안정되어 6개월마다의 경과 관찰을 6년 동안 계속하고 있다.

6-5 증례 2 엇갈린 교합 일보 직전의 증례를 상악은 All on 4 임플란트 브릿지, 하악은 임플란트로 대응

증례의 난이도

Kennedy 분류: 상악 Ⅳ급, 하악 Ⅰ급

Eichner 분류: B3→거의 C1

증례의 개요

환자는 47세 여성. 5년 전 다른 치과의원에서 전악 보철치료를 완료. 상악 전치에 자발통이 있어 본원에 내원. 저위교합이고 bruxism이 있었다.

X-ray 검사 결과 #11, 21에 파절이 있었다. 환자는 일반적인 가철성 의치를 이용한 보철치료는 희망하지 않았다. 임플란트를 이용한 치료를 시행하는 과정에서 **provisional restoration을 이용하면서 교합거상을 도모해** 전악의 보철치료를 시행했다.

주소

위 앞니가 붓고 씹으면 아프다.

기왕력

40대 전반부터 상·하악 구치가 파절되어 발치 처치를 받았다. 그 후 국소의치를 장착했다.

5년 정도 전에 전악의 보철치료를 받았다.

상악은 cross arch full anchored 브릿지를 장착(**그림 10a1**). 하악은 magnetic attachment를 이용한 국소의치 치료를 받았다(**그림 10a2**). 전신적인 기왕력은 없다.

현재 상태

상악은 #11, 17, 21, 27만 잔존, cross arch full 브릿지가 장착되어 있다. X-ray 검사 결과 #11, 21에 파절이 있어

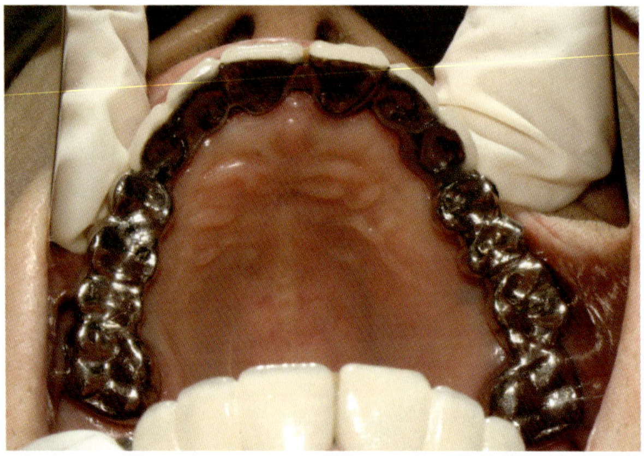

그림 10a1. 초진의 상악 교합면 모습. #17~27의 cross arch full 브릿지가 장착되어 있다.

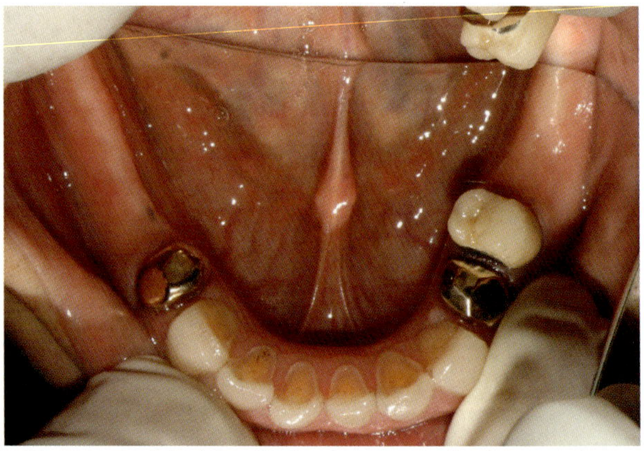

그림 10a2. 초진의 하악 교합면 모습. #34, 44의 magnetic attachment를 사용한 국소의치였지만 부적합 때문에 사용하지 않았다.

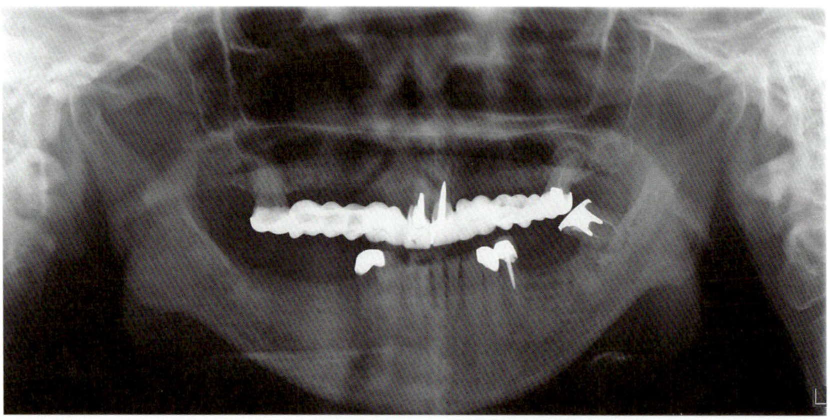

그림 10b. 좌·우 구치의 vertical stop이 소실되었으므로 저위교합이 생겼다.

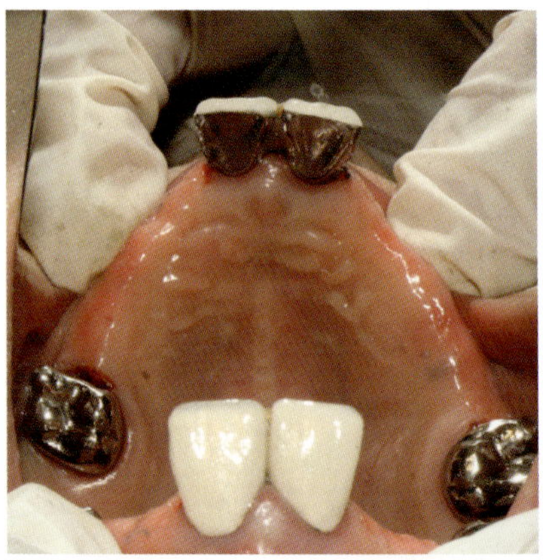

그림 10c. #11, 17, 21, 27만 지대치로 하는 브릿지가 장착되어 있었다.

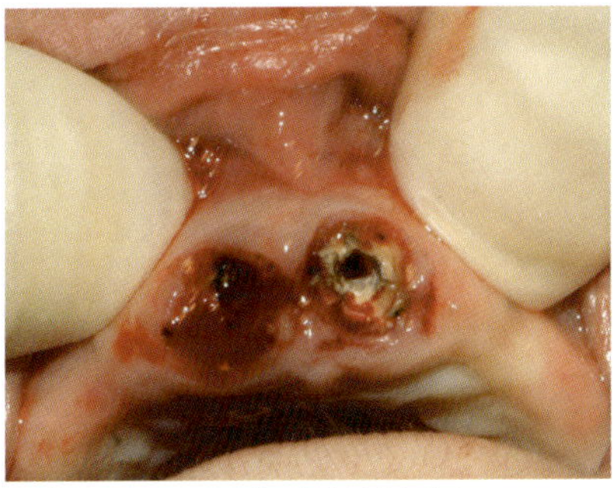

그림 10d$_1$. #11, 21에 파절이 보인다.

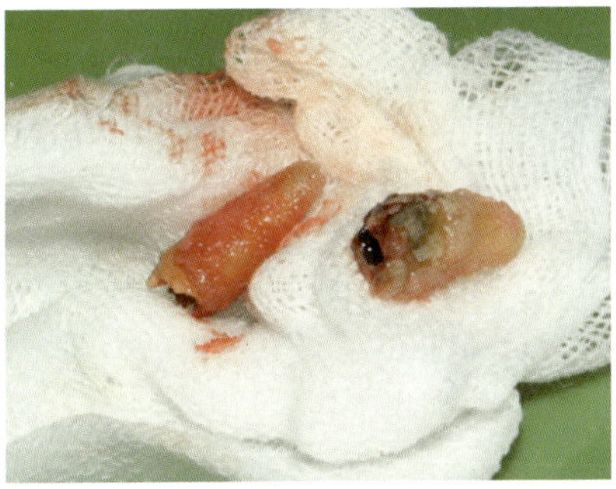

그림 10d$_2$. #11, 21의 발치 치아.

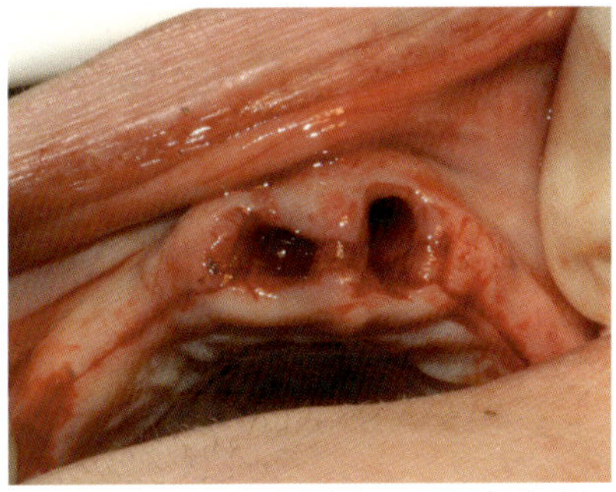

그림 10d$_3$. All on 4 임플란트 수술의 절개선.

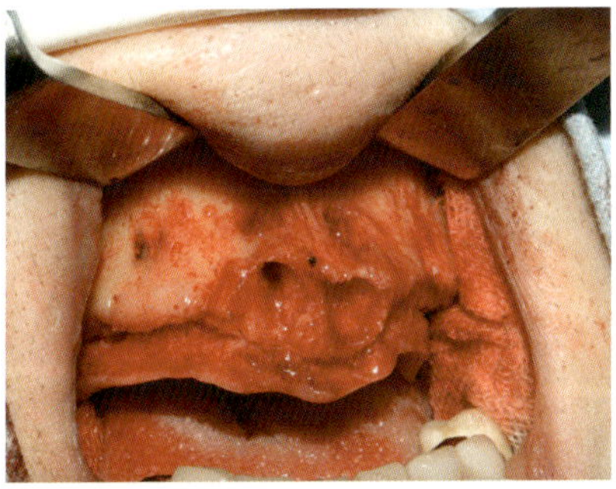

그림 10d$_4$. 전층변으로 박리. 수직적, 수평적으로 골흡수가 생겼다.

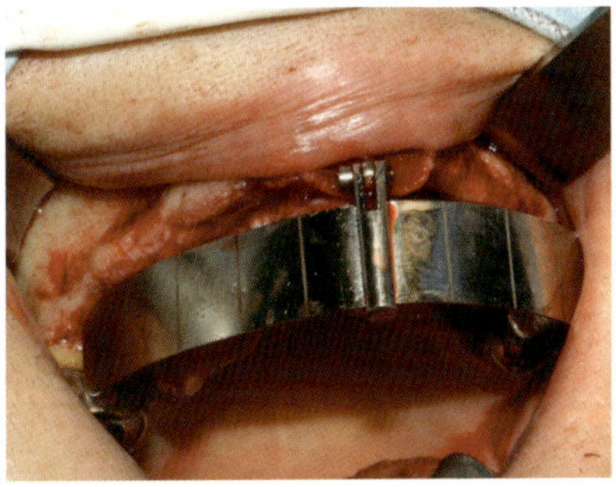

그림 10d$_5$. Surgical guide 장착.

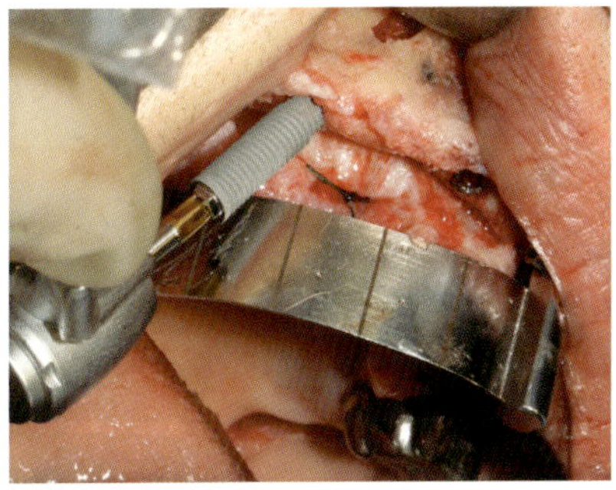

그림 10d$_6$. 임플란트 식립 수술.

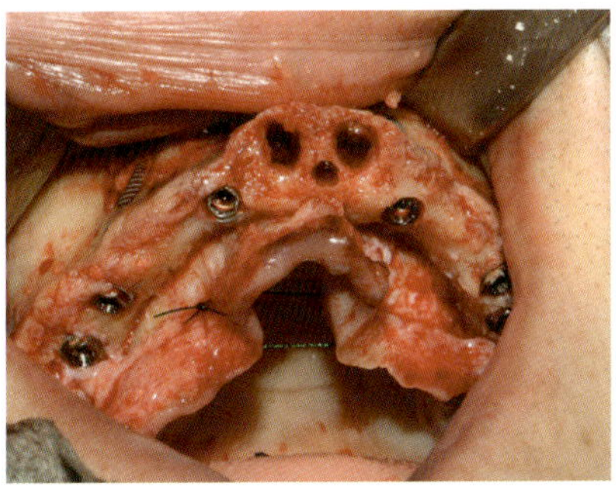

그림 10d$_7$. #12, 15, 16, 22, 25, 26 부위에 6개의 임플란트를 식립했다.

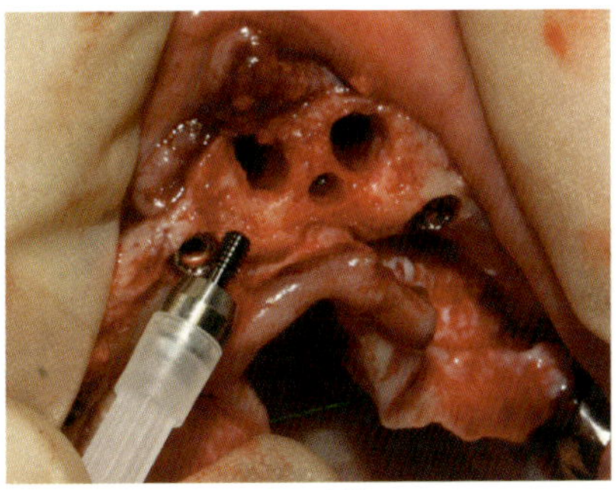

그림 10d$_8$. Abutment 장착.

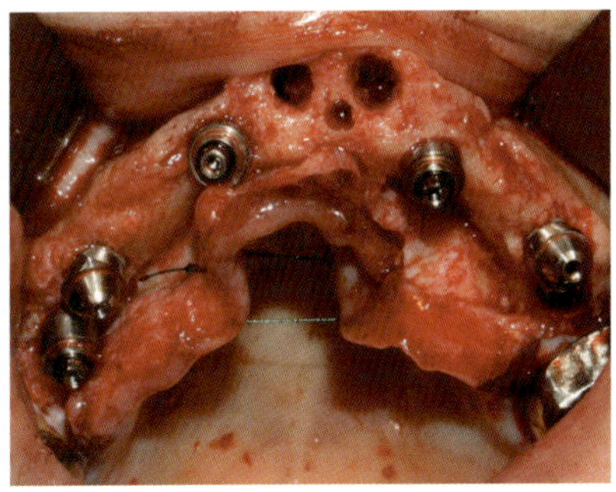

그림 10d$_9$. Multi unit abutment를 장착했을 때.

서 주소의 원인이 되었다. 상악 브릿지의 동요도는 Ⅱ도, 하악은 #36, 37, 45~47이 결손. #34, 44는 magnetic attachment 장착을 위한 coping 상태이고 결손부위는 국소의치가 장착되어 있다. #31~33, 41~43은 순측 porcelain laminate veneer로 심미수복이 시행되어 있다. #38은 coping, #35는 metal ceramic 크라운으로 보철되어 있다. 교합지지는 좌측 대구치에서 간신히 존재하지만 저위교합을 보이고, 본인도 clenching을 느낀다.

#27, 34, 35는 감염근관 처치가 필요하고 턱관절에 이상은 보이지 않는다.

치조제의 상태

상악 치조제는 #12~14, 22~24에 걸쳐 중등도의 수직적 골흡수와 협측에서 중등도의 수평적 골흡수를 보인다.

하악 치조제는 #35, 36, 45~47에 걸쳐 경도의 수직적 골흡수와 협측에서 경도의 수평적 골흡수를 보인다.

치료계획

환자는 국소의치 사용을 원하지 않았다. 그렇기 때문에 X-ray 소견을 바탕으로 상악의 결손 보철은 All on 4 시스템을 이용한 임플란트 치료를 적용했다.

하악 결손부위도 임플란트 보철을 적용했다. **저위교합이기 때문에 임플란트 치료 과정에서 상·하 provisional**

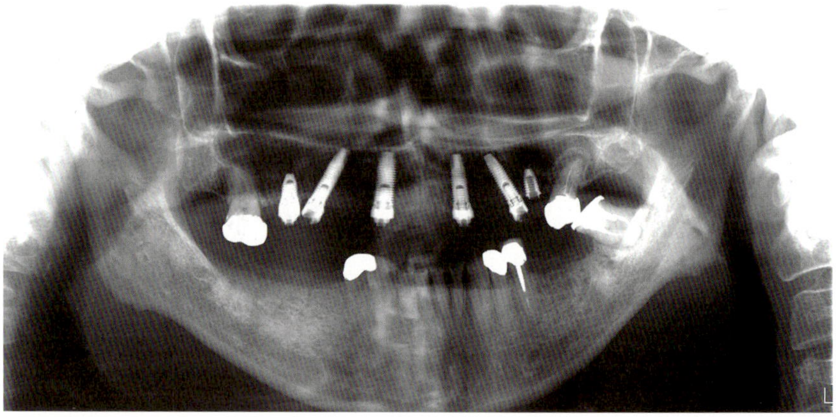

그림 10e. 수술 직후의 파노라마 사진.

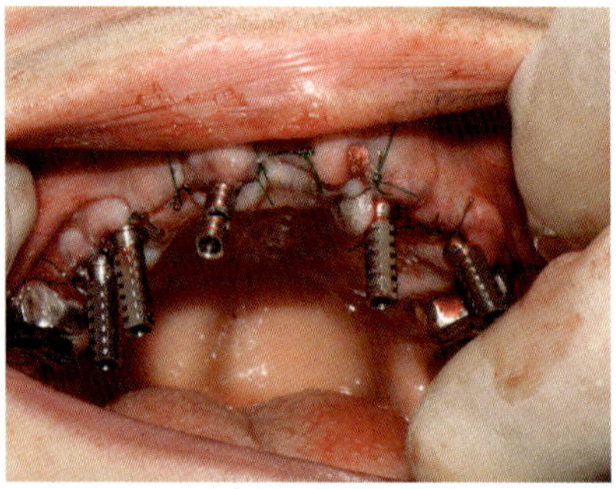

그림 10f. 즉시부하 보철을 위한 temporary abutment를 장착했다.

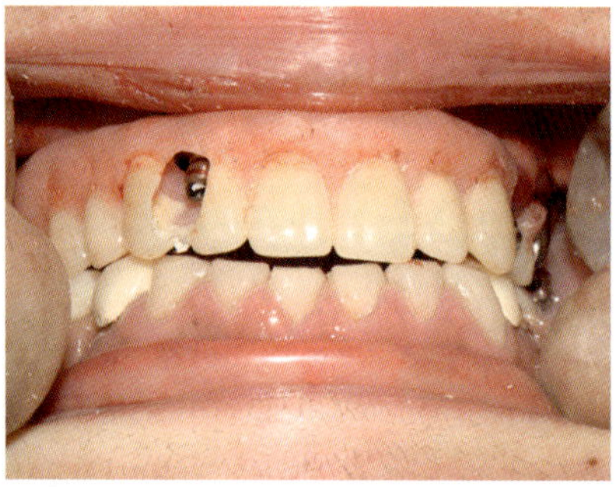

그림 10g. 즉시부하 상부구조를 시적.

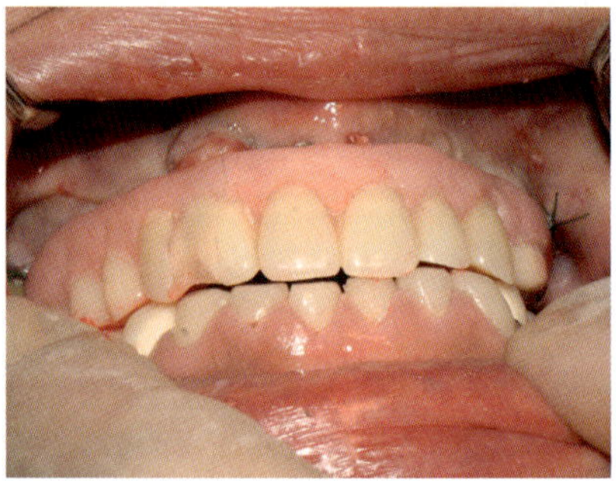

그림 10h. 즉시부하 상부구조를 장착했을 때.

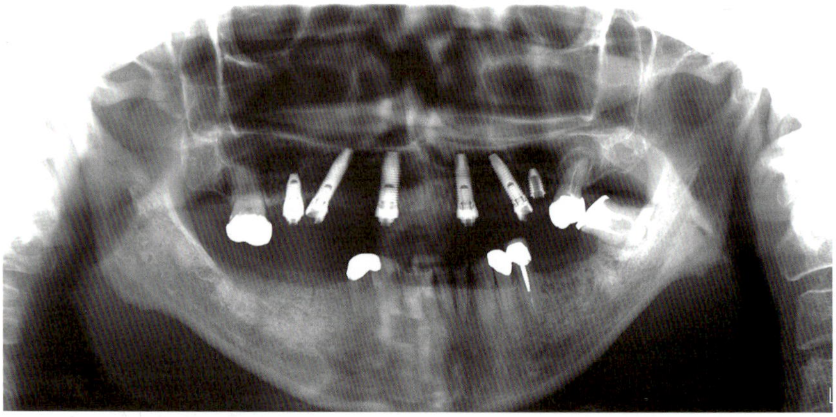

그림 10i. 교합거상 전.

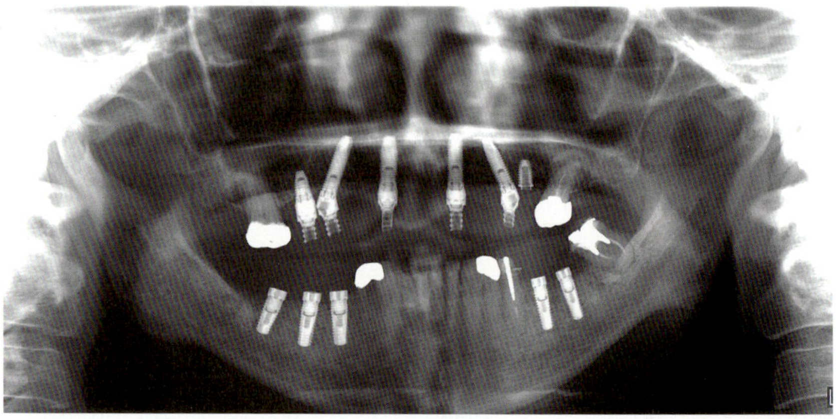

그림 10j. Provisional restoration을 사용해 교합거상을 도모했다.

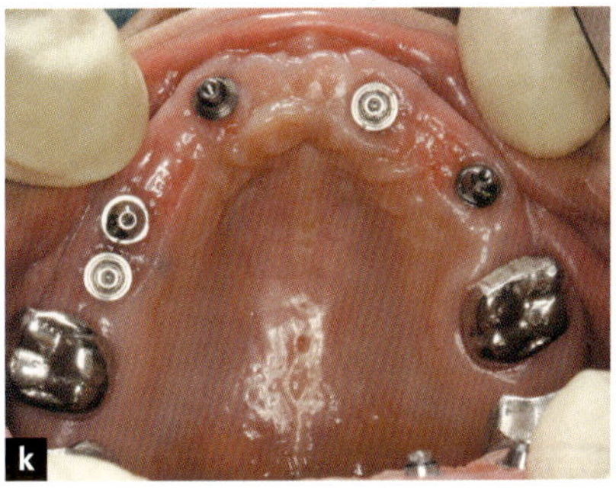
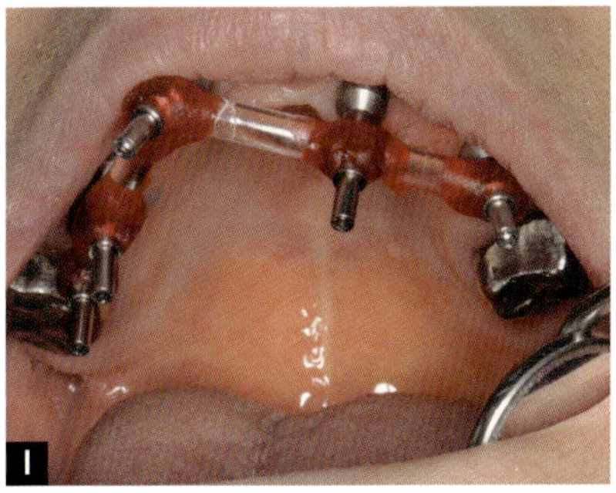

그림 10k. 최종인상을 채득할 때의 구강 내 모습.
그림 10l. 상악 All on 4 상부구조의 최종인상.

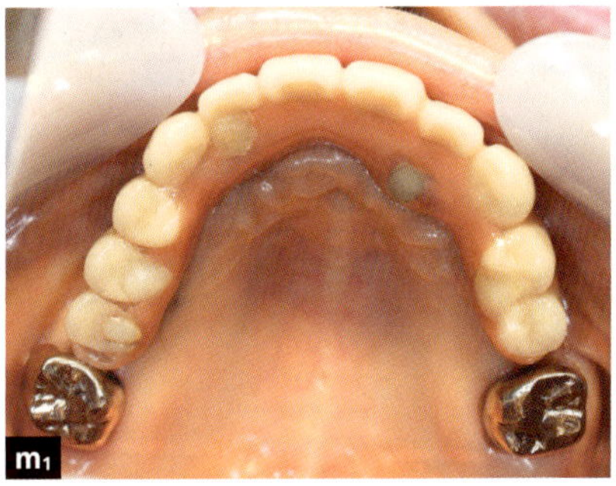
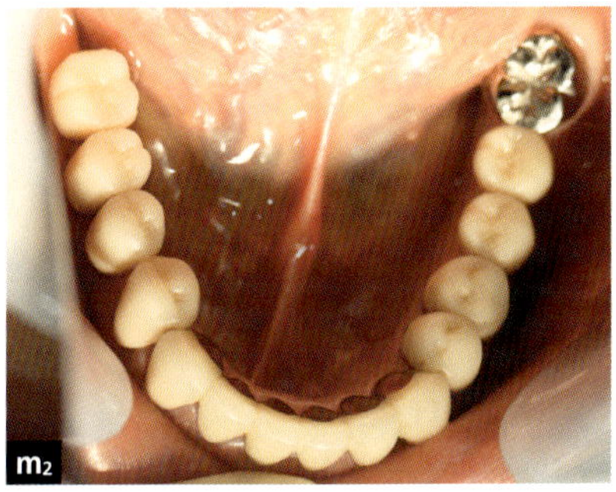

그림 10m$_1$. 상·하악 최종보철을 종료했을 때. 상악 교합면 모습.
그림 10m$_2$. 하악 교합면 모습.

restoration을 사용할 때 교합거상을 도모하기로 했다. **교합거상은 시간을 두고 '거상량+α'의 방법을 도입했다.** Provisional restoration은 발음과 심미적 요인의 개선을 도모하기 위해서도 활용했다.

교합거상이 적절한 것을 확인한 후 최종보철을 장착해 교합의 안정을 도모하기로 했다.

최종보철 후에는 night guard 장착을 의무화하기로 했다.

전처치

상악에는 All on 4 시스템을 이용한 임플란트 치료를 계획했다. 따라서 **즉시부하가 가능한 경우에 사용하는 상부구조를 위한 인상채득과 초진 때의 교합고경과 같은 악위의 교합채득을 시행해 교합거상을 준비했다.** 또한 전악의 치주치료를 시행했다.

교합평면의 회복과 교합고경 거상의 포인트

상악 All on 4 상부구조를 사용해 교합평면을 적절하게 부여했다. 하악도 #35, 36, 45~47에 임플란트를 식립해 provisional restoration을 장착하고(**그림 10j**), **'거상량+α'의 방법으로 교합거상을 시행했다.**

최종보철치료는 이전의 교두감합위보다 4mm 거상된 위치에서 시행했다.

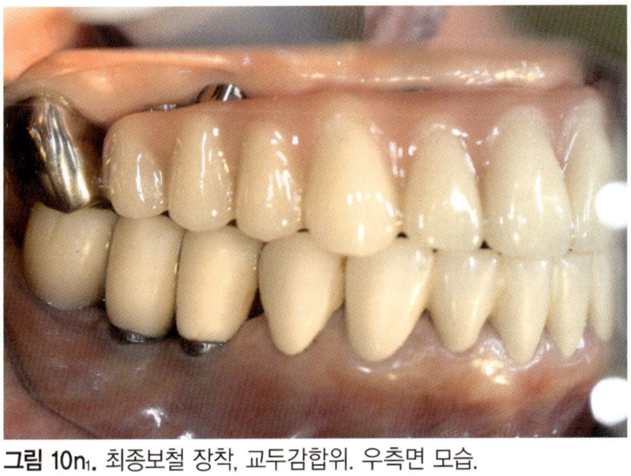

그림 10n$_1$. 최종보철 장착, 교두감합위. 우측면 모습.

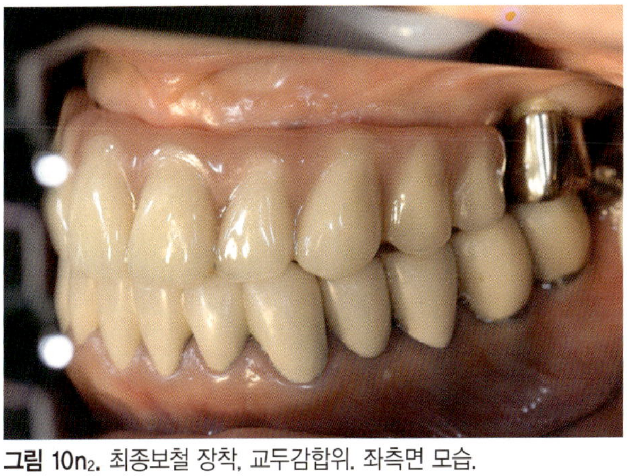

그림 10n$_2$. 최종보철 장착, 교두감합위. 좌측면 모습.

증례의 경과

교합고경의 거상을 통해 심미성이 개선되어 환자의 만족도가 높았다.

또한 dental IQ가 향상되어 night guard 장착과 정기검진을 위해 술후 7년 동안 내원을 계속하고 있다.

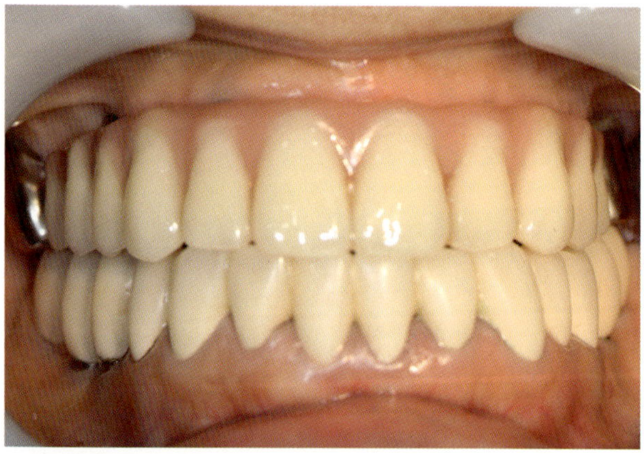

그림 10o. 최종보철 장착, 교두감합위. 정면 모습.

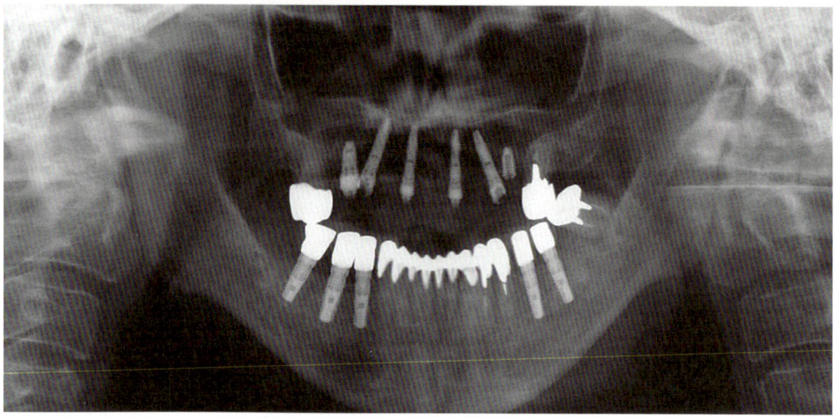

그림 10p. 교합거상이 끝났을 때의 파노라마 사진.

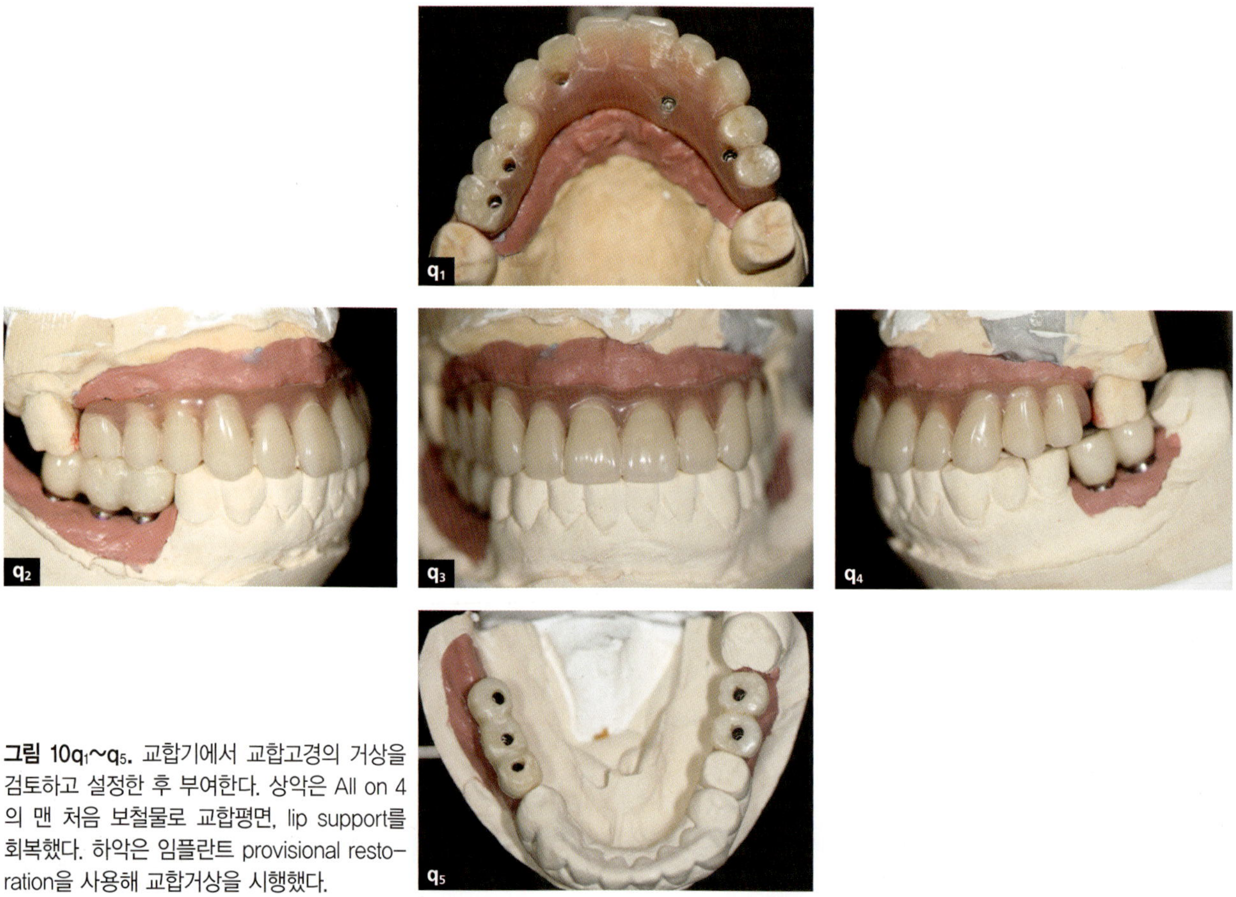

그림 10q1~q5. 교합기에서 교합고경의 거상을 검토하고 설정한 후 부여한다. 상악은 All on 4의 맨 처음 보철물로 교합평면, lip support를 회복했다. 하악은 임플란트 provisional restoration을 사용해 교합거상을 시행했다.

CHAPTER 7

조절성 교합기의 임상 이용

최근 디지털 기기의 진보로 일상 임상에서도 구강 내의 광학인상을 채득하여 교합기 사용이 필요 없는 수복물이 이용되는 시대가 되었다. 그러나 교합고경의 검토, 변경이 필요한 증례에서 전악에 걸치는 대규모의 보철치료가 되면, 기존의 간접법으로 보철물을 설계, 제작해야만 하는 것이 현재의 상황이다.

7-1 조절성 교합기의 이용 가치

보통 교합기를 직접 다루는 사람은 치과기공사이고, 때로는 완성된 보철물이 치과의원에 제공될 때 이미 교합기에서 철거된 경우도 많다.

교합기에 대해서는 학생 때 대학에서 권유하는 고가의 조절성 교합기를 구입해 2~3번 정도 실습 때 사용한 것이 전부이고, 임상의가 된 지금은 학생 때의 모형이 부착된 채로 선반 깊숙이 모셔져 있거나 이미 팔아버린 독자도 많을 것이라고 생각한다. 그래도 학생 때 한 번이라도 조절성 교합기를 다룰 기회가 있었던 사람은 행복한 편이고, 많은 국립대학에서는 학생은 물론 치과보철과 외래의 전임의도 이제는 교합기라고 하면 대부분 평균치 교합기를 사용하는 것이 현실이다. 왜냐하면 진정 조절성 교합기에 의존하지 않으면 해결할 수 없는 증례를 경험하지 않았거나, 그러한 증례를 만나도 교합기의 필요성을 인식하지 못한 채 증례에 대응해 왔기 때문이라고 생각한다. 만약 눈앞에 학생 때의 조절성 교합기가 있지만 사용법을 잘 모른다는 선생님이 있으면 이 CHAPTER를 읽고 이해하기를 바라지만, 그래도 분명히 이해하지 못하면 필자에게 연락을 해 함께 대응을 마련해보는 것이 좋을 것으로 생각한다.

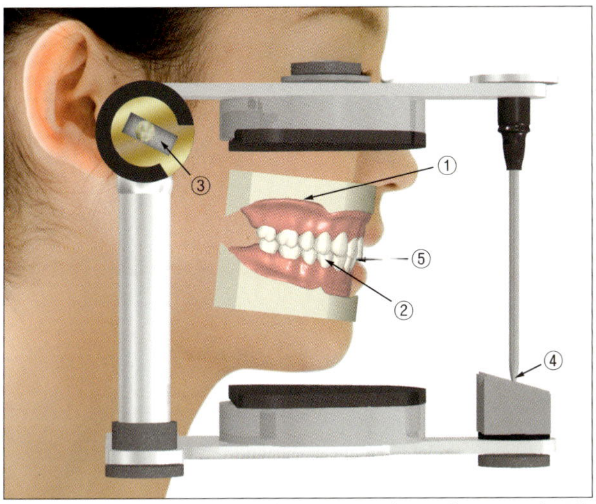

그림 1. 생체의 교합관계와 교합기의 analog(상동성). ① 상악(모형), ② 하악(모형), ③ 턱관절 교합기 관절부(후방유도 요소), ④ 교합기의 절치유도(전방유도 요소), ⑤ 전치유도.

많은 임상 증례 중 아마도 80%는 '평균치' 교합기 적용으로 충분하다. 이는 필자의 선배인 고 하야시 도시오(Hayashi Toshio) 교수도 이야기하신 부분이다(후술). 그러나 본서에서 다룬 CHAPTER 1~6의 교합평면, 교합고경의 재구성이 필요한 '교합붕괴 증례'의 검사, 진단, 치료에서는 적이도 **반조절성 교합기**의 기능을 충분히 이용해야만 정확하게 임상에 적용할 수 있다.

Anterior guidance와 Posterior guidance

전악에 걸치는 치주치료 후의 브릿지 치료, 교합평면의 시정, 교합거상 등 결손 보철치료가 전악에 걸쳐있고 특히 상악 전치와 구치를 모두 치관수복, 결손 보철을 하는 증례에

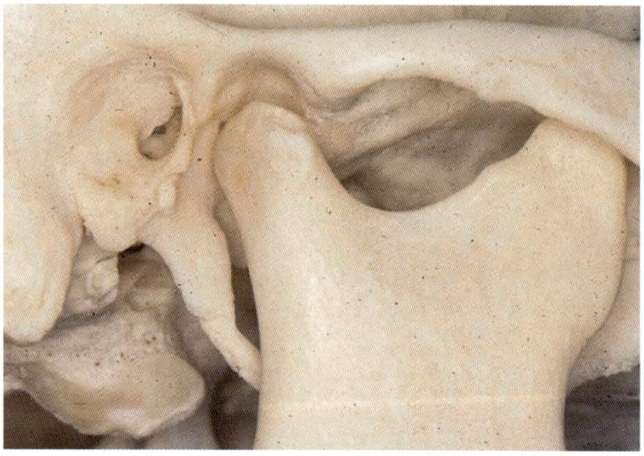
그림 2. 관절과두위(교두감합위)의 골 표본.

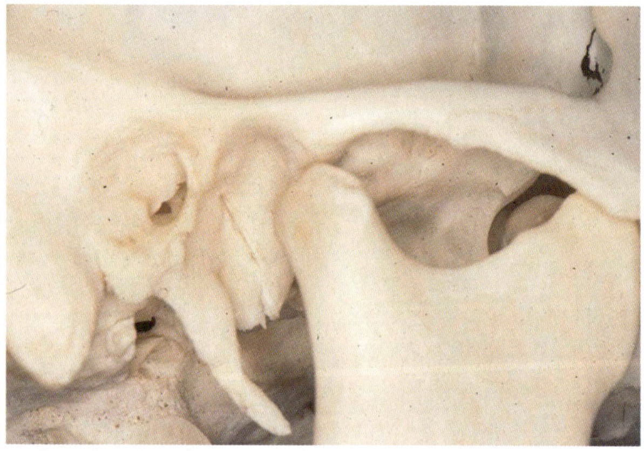
그림 3. 관절과두위(하악 전방위)의 골 표본.

서는 환자에 맞는 anterior guidance를 설계, 부여하는 것이 필수이다. Anterior guidance의 부여는 보통의 posterior guidance(과로 조절)에 더해 전방의 유도요소를 생체 정보로서 교합기에 재현하는 것으로 치과의사 측 치료 행위의 일환이다.

'지대치 형성, 인상채득, 교합채득이 끝나면 나머지는 치과기공사의 일'로 치부하는 경향이 있는데, 반드시 필요한 것이 '생체 정보의 transfer'이다. 교합채득을 할 때 담당의가 시행하는 정보수집과 기록의 내용은 그 후의 수복, 보철치료의 '생체 적합성'에 영향을 미친다. '환자 고유의 교합에 적합한 수복물과 보철물을 이용한 교합의 확립'을 지향하면 교합조정량이 적고 생체가 받아들이기 쉬운 보철물을 얻을 수 있고 짧은 시간에 '교합조정'을 할 수 있어 환자의 적응도 순조롭다. 다시 말해서 생체 정보 transfer 단계의 정밀도가 최종보철물을 장착할 때 보철물의 정밀도, 장착의 정확성으로 이어진다.

생체의 두개 안의 상·하 치열이라는 상황을 재현할 수 있는 조절성 교합기를 이용하지 않으면 보철물의 제작뿐만 아니라 두개와 **교합평면, 교합만곡의 관계**를 검사, 진단, 구축하는 것은 어려워질 것이다. 또한 **하악운동에 맞는 교합거상**의 검사, 진단, 새로운 하악위의 부여도 어렵다.

위에 기록한 치료를 실시하기 위해서는 적어도 반조절성 교합기를 이용해 최종수복 하고, 보철물의 posterior guidance에 더해 anterior guidance를 설정하고 부여하는 것이 필요하다(**그림 1~3**).

7-2 임상 현장에서 조절성 교합기를 사용하는 경우는?

수복물과 보철물을 간접법으로 제작하는 경우

수복물과 보철물을 제작, 조정하는 대부분의 증례에서 평균치 교합기의 적용으로 80% 정도는 문제가 없다(하지만 교합기에서 교두감합위의 재현은 필수이다). '임상에서 실제 느끼는 감각으로 80%의 증례는 평균치 교합기를 이용해 제작이 가능하다.'라고 고 하야시 도시오(Hayashi Toshio) 교수는 퇴직 기념강연 '턱은 치아가 움직인다(1977년 무렵).'에서 이야기했다.

그러나 **전악 수복, 보철치료에서 전방 유도요소(anterior guidance)를 재구축해야 하는 증례에서는 적어도 반조절성 교합기의 이용에 익숙해지는 것이 좋다.**

검사와 진단의 경우

'치열 결손에 동반한 악구강계의 변화'에 대해서는 CHAPTER 1에서 살펴봤는데 악구강계는 아래와 같이 변화하는 경우가 있다.

① 개개 치아, 치열 위치의 흐트러짐
② 교합위의 저하, 교합고경(VOD)의 감소
③ 교합평면의 심한 왜곡

생체의 두개를 simulation하는 반조절성 교합기에서는 이들 교합만곡(평면), 하악위, 하악 활주운동의 상황을 검사, 진단하는 것이 가능하다.

임상에서는 다음과 같은 검사, 진단, 치료가 있다.
① **교합접촉**의 부정과 **교합평면**의 수정, 설정
② 교합재구성을 할 때 **교합거상**의 필요성 진단, **교합거상량**의 설정
③ **교합평면**의 검사, 분석, 부여

이들 모든 과정에서 반조절성 교합기의 적용이 관여한다.

7-3 교합기 시스템의 선택

Hanau 시스템

Hanau 시스템에는 현재 아래의 3종이 시판되고 있다.
① Hanau 교합기 H20(96-H2); 과로는 직선(**그림 4**)
② Hanau Wideview 교합기(183-2): 과로는 직선(**그림 7, 8**)
③ Hanau Modular 교합기(190): 과로는 곡선(**그림 9, 10**)

①은 과두구가 교합기 상부에 있는 condylar형이고, ②, ③은 과두구가 교합기 하부에 있는 arcon형이다. 모두 가격은 13만 엔이 넘지만 임상적으로는 ② 또는 ③의 arcon형 교합기가 사용하기 쉽다. 또한 ②와 ③은 모두 slot arcon형이고 교두감합위는 안정되어 재현성이 있지만 서로 다른 점은 과로의 재현이 ②는 직선이고, ③은 생체의 과로와 유사한 평균적인 곡선으로 되어 있다.

교합평면 분석에 관해서는 ①~③ 모두 Broadrick 교합평면 분석 장치(occlusal plane analyzer)가 5만 엔 정도의 가격으로 별도 판매되고 있어 이 장치를 교합기에 적용할 수 있다(**그림 11~14**). 따라서 가지고 있는 교합기가 Hanau라면 필요한 부품을 ㈜Morita에 의뢰하면 된다. 필요한 **주변기기가 풍부**해 발전성이 있다.

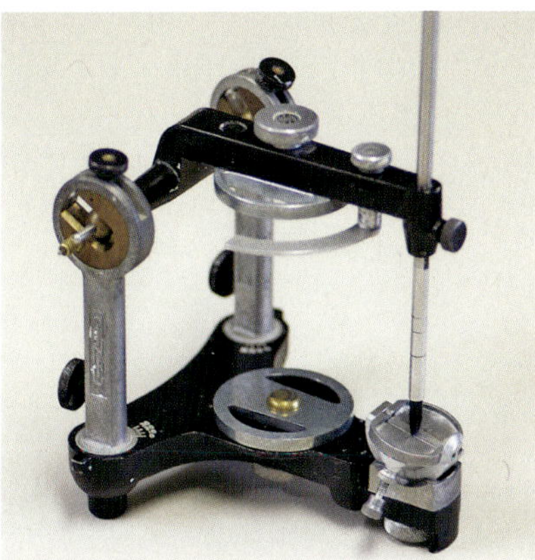
그림 4. Condylar형 교합기 'Hanau H20'.

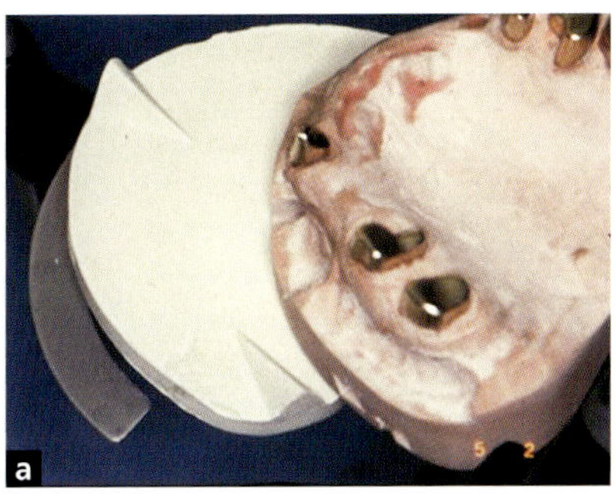
그림 5a. Condylar형 교합기의 과로조절에 사용하는 split cast plate.

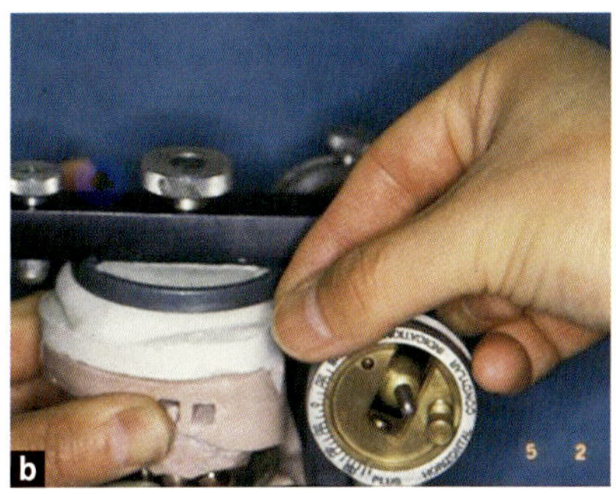
그림 5b. Split cast plate를 사용해 간극이 최소일 때의 시상과로를 구한다.

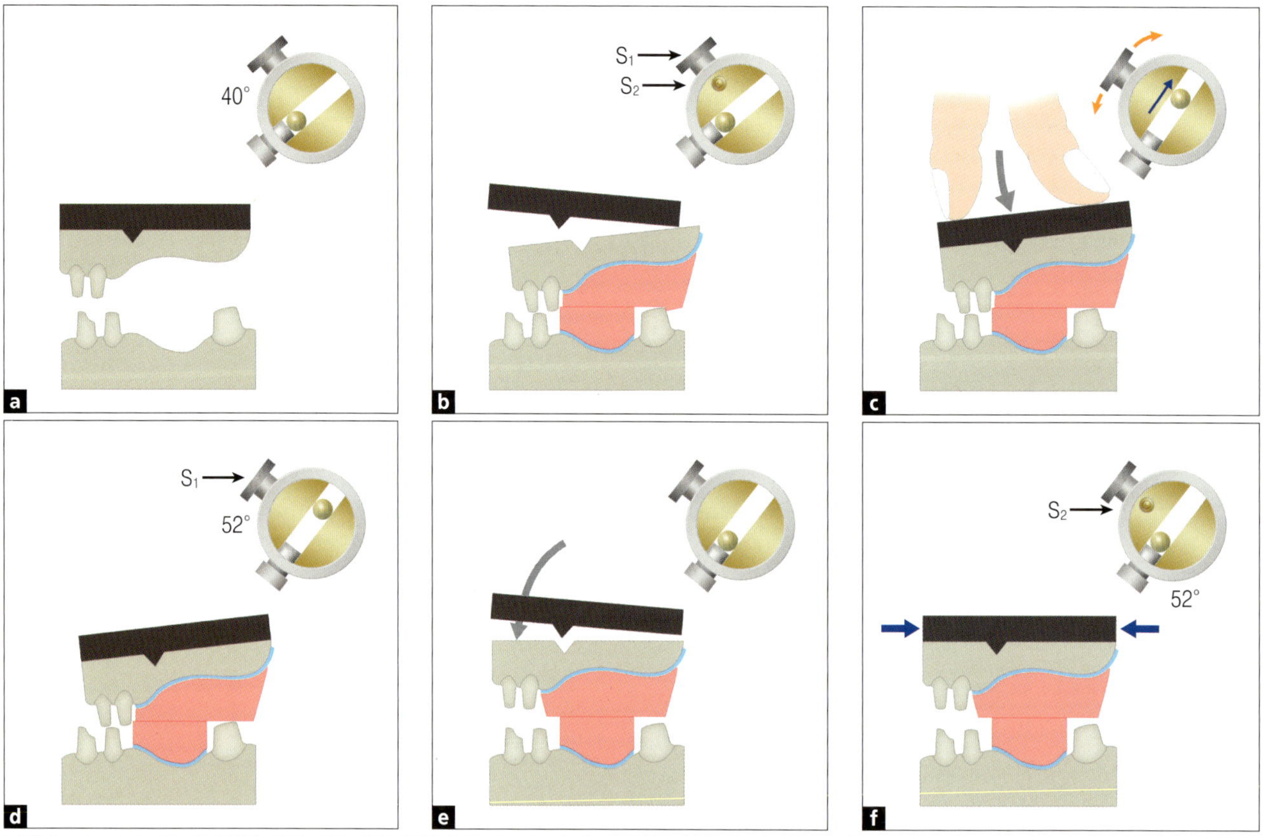

그림 6. Condylar형 교합기의 과로조절. 하악 전방위의 check bite(교합상)를 사용해 과로를 규정. Condylar형 교합기의 조절은 복잡하다. **a;** 초기 설정. **b:** 전방위의 check bite를 개재하면 split cast에 간극이 생긴다. **c:** Split cast의 간극을 줄이듯이 시상과로 조절기구를 조절. **d:** 52°에서 split cast의 간극이 없어졌다. **e:** 52°에서 split cast의 간극이 없다. **f:** 시상과로각의 설정 종료. *Korber KH. Konuskronen, Heidelburg: Hüthig, 1983: 310.에서 변경 인용.

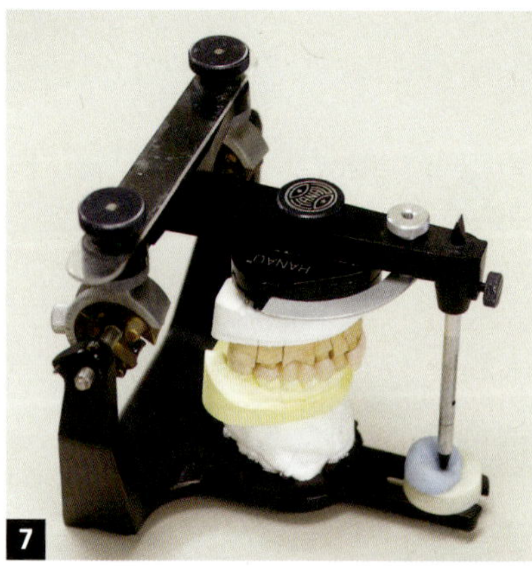
7

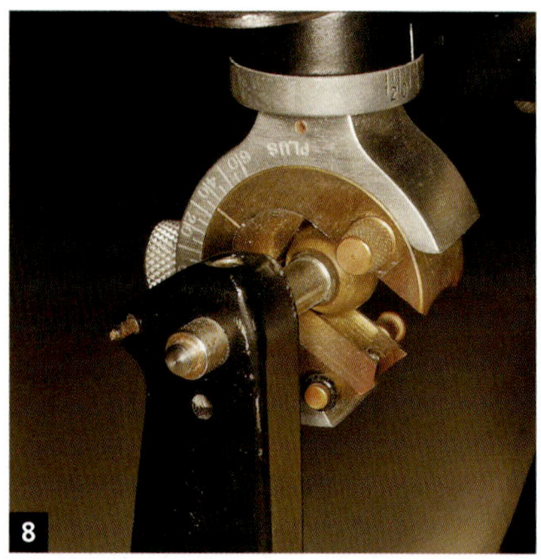
8

그림 7. Arcon형 교합기 'Hanau Wideview 183–2' (Whipmix Morita).

그림 8. 'Wideview' 교합기의 과로 재현은 직선의 slot형.

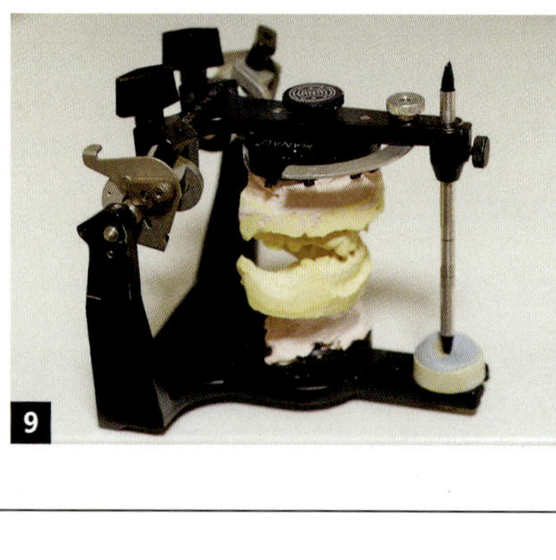
9

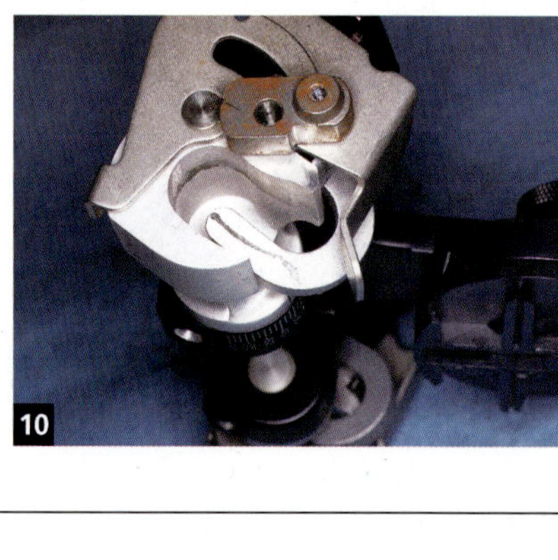
10

그림 9. Arcon형 교합기 'Hanau Modular 190' (Whipmix Morita).

그림 10. 'Modular' 교합기의 과로 재현은 곡선의 slot형.

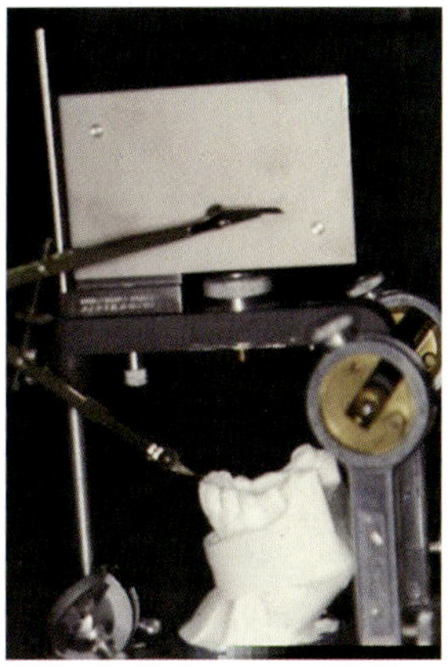

그림 11. 'Hanau H20'에 부착한 교합평면 분석 장치.

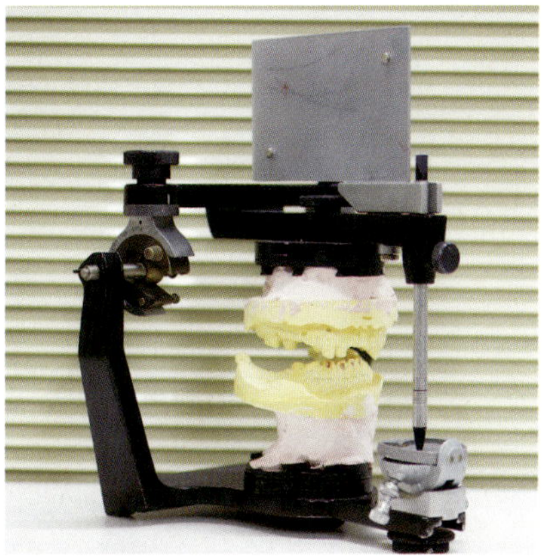

그림 12. 'Wideview' 교합기에 부착한 교합평면 분석 장치.

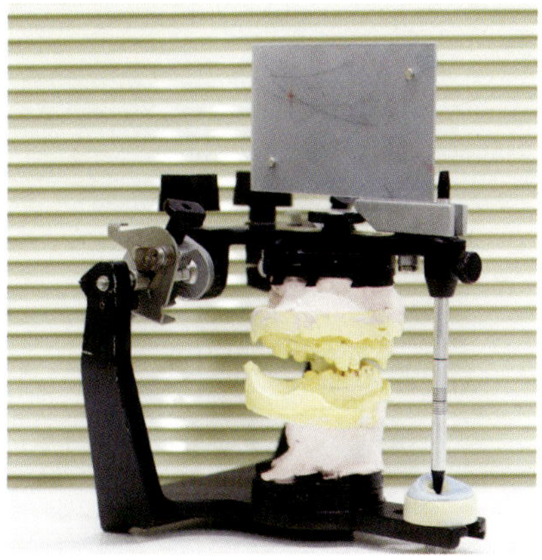

그림 13. 'Modular' 교합기에 부착한 교합평면 분석 장치.

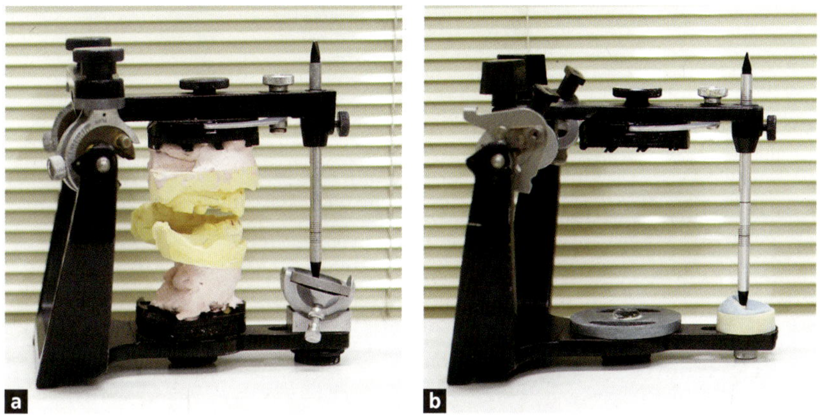

그림 14. 'Wideview' 교합기(**a**)와 'Modular' 교합기(**b**)의 비교.

Denar 시스템

현재의 Denar 교합기는 Hanau의 3종에 비해 상당히 고가(30만 엔 정도)인데도 **주변 기자재가 빈약하다**. Broadrick 교합평면 분석 장치는 7만 엔 정도에 smart한 모양의 것을 구입할 수 있다[Combi 교합기(**그림 15, 16**), Multiculator 교합기(**그림 17, 18**) 등].

기타 시스템(ProArch 등)

ProArch(shofu)의 시스템에도 Broadrick 교합평면 분석 장치가 있다(**그림 19, 20**).

참고로 만약 이제부터 교합기를 마련하고자 하는 독자를 위해서는 Hanau의 ② 또는 ③, 특히 기공과 wax up을 할 때의 조작성, 무게 등을 봐서 ③ Hanau Modular를 추천한다.

표 1. 반조절성 교합기 공통의 임상 순서 및 적용

① 교합기에 모형 부착
② 교합 분석
③ 교합평면의 진단
Broadrick 교합평면 분석 장치 이용
④ 교합거상
교합거상 스플린트를 제작, 조정한다
⑤ Provisional restoration
Guidance를 transfer한다
⑥ 최종보철물 제작
Wax up, 의치를 제작한다

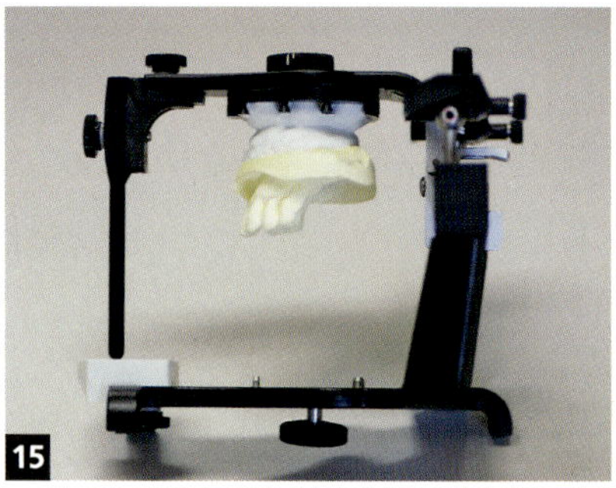

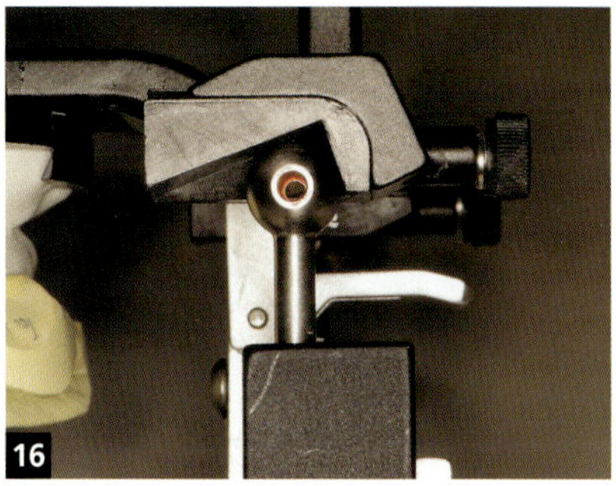

그림 15. Denar box arcon형 'Combi 교합기'(Whipmix Morita).
그림 16. 'Combi' 교합기의 과로 재현은 직선의 box형.

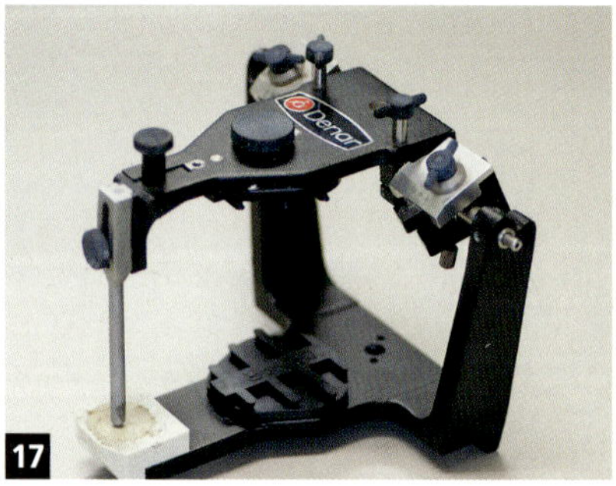

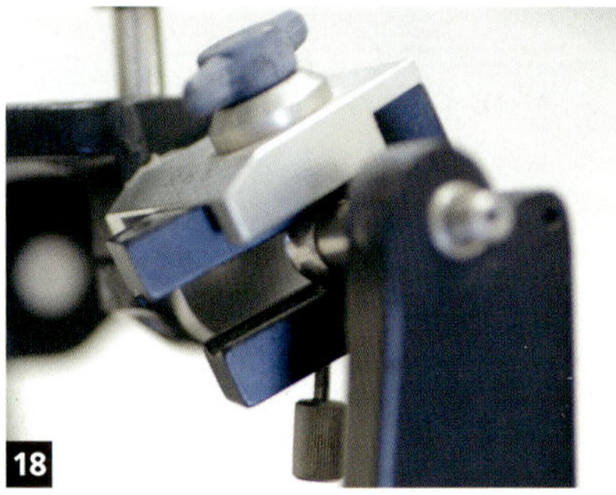

그림 17. Denar slot arcon형 'Multiculator 교합기'(Whipmix Morita).
그림 18. 'Multiculator' 교합기의 과로 재현은 직선의 slot형.

임상적인 견지에서 보면 **반조절성 교합기는 교합붕괴 증례의 검사, 진단, provisional restoration, 각종 스플린트(bite plate)의 제작 등에 반드시 필요**하다. 하지만 **교합붕괴 상태가 이미 치료된 상황이고, 남은 것은 결손 보철의 단계가 되면 최종보철물의 제작은 평균치 교합기에서도 할 수 있다**고 생각한다.

반복하지만 임상의는 자신의 손에 익은 반조절성 교합기를 1대는 구비해야 한다고 생각한다(**표 1**).

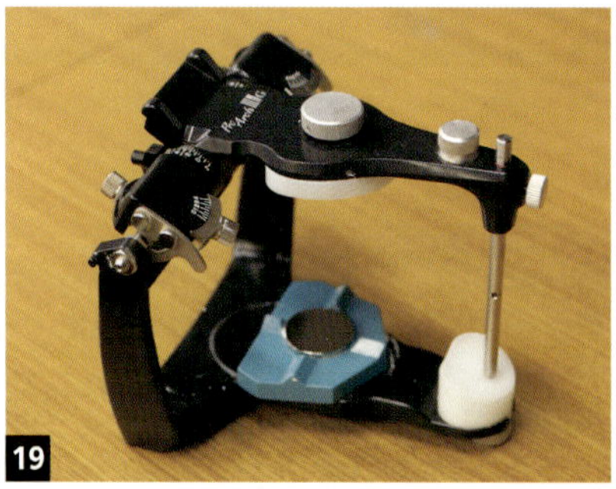

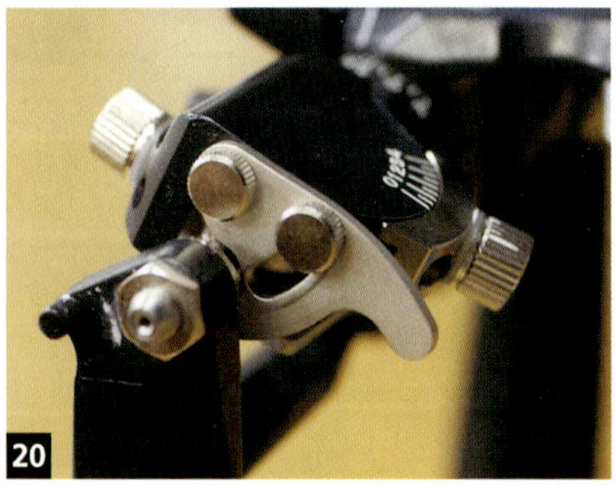

그림 19. Box arcon형 교합기 'ProArch'(Shofu).
그림 20. 'ProArch' 교합기의 과로 재현은 직선의 box형.

7-4 의료보험의 적용

악운동 관련 검사(380점)의 ChB(check bite 검사), GOA(gothic arch 묘기법)는 보철물 제작을 동반하는 경우에만 적용할 수 있고, 검사를 위해서는 인정하지 않는 것이 현실이다. 예를 들어 교합거상 스플린트는 보험으로 적용할 수 있지만 그때의 ChB는 산정할 수 없다.

7-5 반조절성 교합기의 운동에 관한 조절 —Anterior guidance와 Posterior guidance

반조절성 교합기의 운동에 관한 조절에는 교합기 관절 부위에 관한 posterior guidance(후방 유도요소)와 교합기에 부착된 모형의 치열에 의한 anterior guidance(전방 유도요소)가 있다. 물론 이것들은 각각 생체 턱관절의 유도와 치열(특히 전방 치아)에 의한 하악 운동의 유도에 대응한다.

Posterior guidance(후방 유도요소)

교합기 **관절 부위** 시상**과로**, 전방**과로**

Anterior guidance(전방 유도요소)

교합기의 **절치지도 부위** 시상**절치로**, 측방**절치로**

Posterior guidance(후방 유도요소)의 부여

Posterior guidance의 부여하기 위해서는 일반적으로 하악 전방위, 측방위의 하악위를 check bite로 기록해 교합기의 과로를 조절한다. 임상 경험으로는 하악 전방위의 check bite에서 Hanau 공식에 따라 L(측방과로각)=H(시상과로각)/8+12로 계산해 측방과로각을 결정하는 경우가 많다.

Anterior guidance(전방 유도요소)의 부여

Anterior guidance의 부여는 후방 유도요소의 부여에 비해 훨씬 중요한 유도요소이므로 아래와 같이 설계, 설정, 부여하는 것이 좋다고 생각한다.

전방 유도요소의 부여가 중시되는 임상적인 상황이란 전악에 걸치는 치열수복 또는 치관수복이나 결손 보철치료의 경우이다. 다시 말해서 ① 우식, 치주질환에 동반하는 전악 보철치료, ② 교합평면을 설정하는 경우, ③ 교합거상을 실시하는 경우 등에서 anterior guidance가 이루어지는 견치를 중심으로 한 전치를 포함한 수복물과 보철물을 설계하고 제작해야 하는 경우이다.

연구에 의하면 posterior guidance와 anterior guidance의 사이에는 일정한 관계가 있고, 전방 각도>후방 각도인 막연한 관계라는 사실이 알려져 있으나, 이것만으로는 임상에 적용하기 위해서는 너무 대략적이어서 좀 더 정확한 방법이 요구되는 부분이다.

7-6 Anterior guidance의 설계, 책정 및 부여의 흐름

보통 전악의 치관수복, 결손 보철치료를 시행하기 위해서는 반드시 provisional restoration이 이용된다. 여기서는 provisional restoration 중에서 임시크라운-브릿지를 적용하는 경우에 이용되는 anterior guidance의 설계, 책정 및 부여에 대해 서술하고자 한다.

더불어 전악에 걸쳐 상·하악 전치를 포함한 수복물과 보철물로 치료하는 경우를 생각해 보자. 임상의 순서는 아래와 같이 진행해 가는 것이 보통이다.

① 임상 검사, 치아, 치열, 교합접촉 관계, 치열의 흐트러짐, 교합평면의 변화, 교합평면 수정의 필요성 유무, 교합고경의 검사, 교합거상의 필요성 유무 등에 대해 검토한다. 이때 반조절성 교합기에 상·하악 모형을 표준적으로 부착해 둔다.

② 검사 결과 치관수복, 결손 보철치료의 적응증이 된 경우 ①에서 이용한 반조절성 교합기의 경석고 모형 치관부를 미리 지대치 형성해 provisional restoration의 원형을 준비한다.

③ 구강 내에서 지대치 형성을 하고 준비된 provisional restoration에 상온 중합 레진을 첨가, 수정해 적합이 좋은 provisional restoration을 제작한다.

이때 교두감합위의 교합접촉을 조정해 전방, 측방의 guidance를 부여하고 조정한다. 이는 provisional

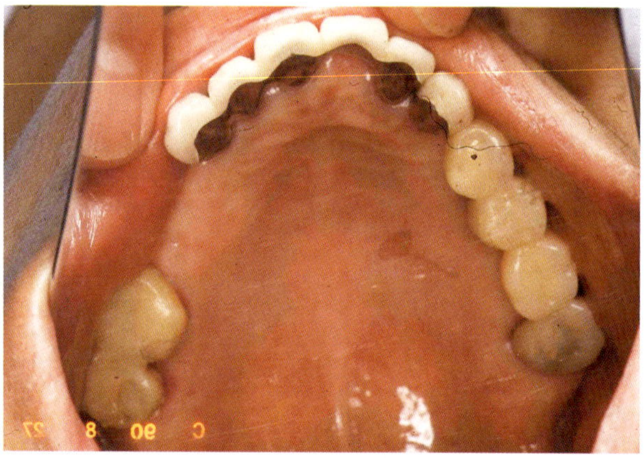

그림 21. 환자는 58세 여성. 많은 중간결손의 재치료이고, 전악 가철성 브릿지를 적용하기로 했다. 술전.

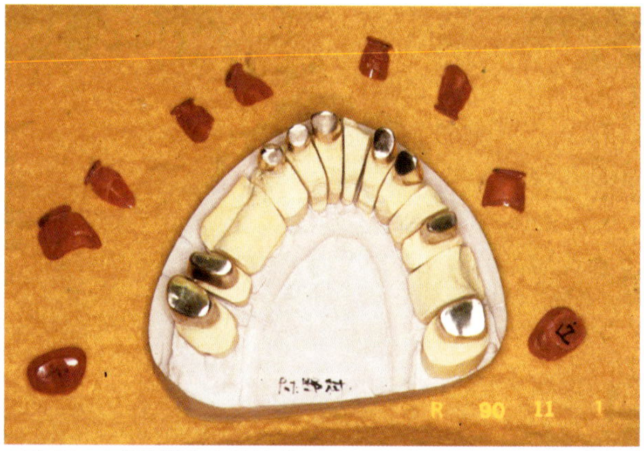

그림 22. 지대치 형성과 인상채득 종료. Konuskrone의 내관 위치 결정을 위한 인상과 가철부의 교합채득을 시행했을 때.

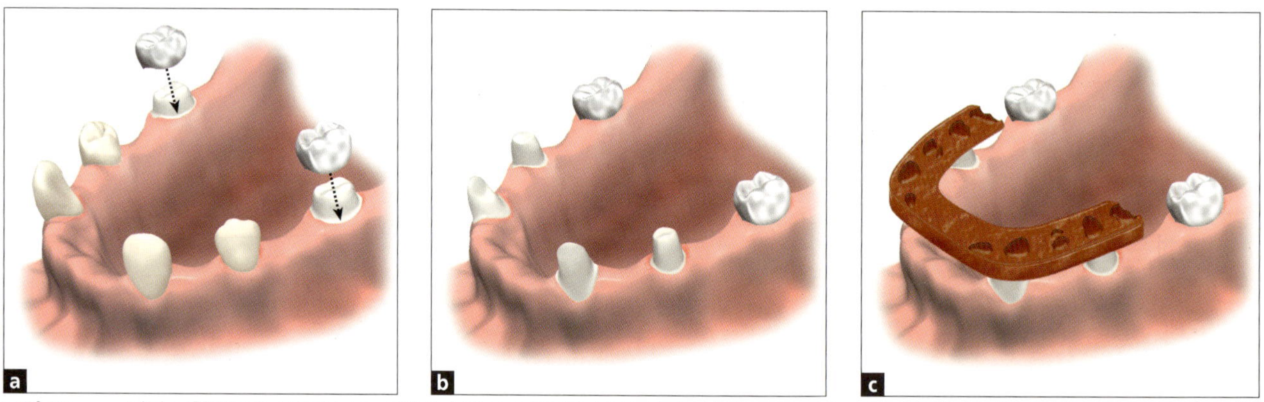

그림 23a~c. 먼저 교합채득을 시행하는데, 최후방의 임시 수복물만 남기고 전방 부위의 check bite를 채득했다. 전악 보철의 경우 모든 잔존치를 형성하는데, 교합채득을 정확하게 시행하기 위해서는 지대치 형성 후 최후방 치아만 provisional restoration을 장착하고 전방에서 check bite를 채득하면 최후방 치아에서 교합이 확보되어 정확한 check bite로 중심교합위를 기록할 수 있다. *Korber KH. Konuskronen, Heidelburg: Hüthig, 1983.에서 변경 인용.

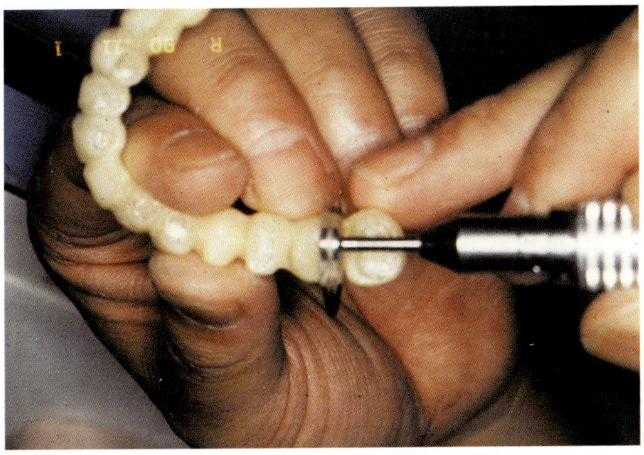

그림 24. 전악 provisional restoration을 일단 분할한다.

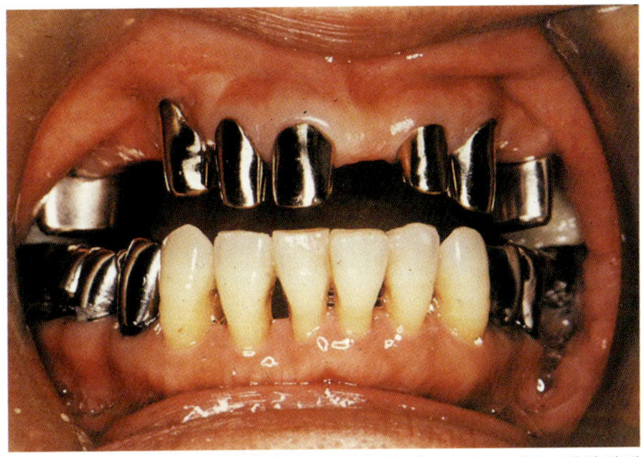

그림 25. 양측 최후방 치아에 임시 수복물을 남기고 다른 지대치에는 내관을 가착한다.

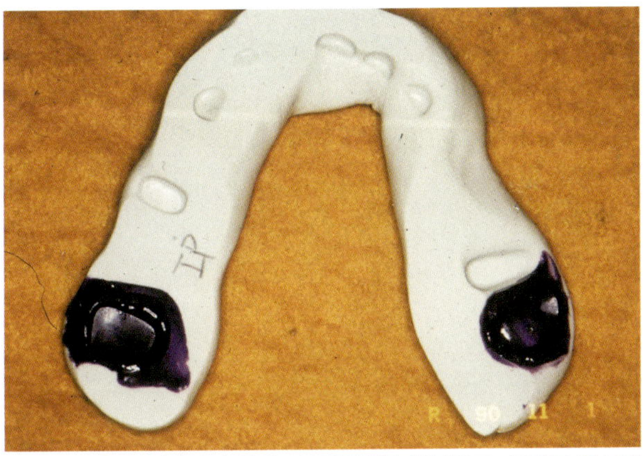

그림 26. 후방 치아에서 최대교두감합위를 확정하고, 실리콘 인상재 heavy type을 이용해 전방의 check bite를 채득한다. 이어서 최후방 치아 부위도 임시 수복물을 제거하고 injection 인상재로 check bite를 채득한다.

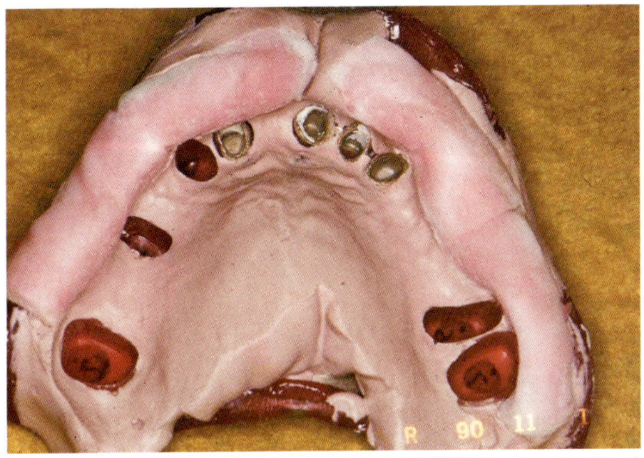

그림 27. 각각의 내관 위치를 결정하는 전악 인상을 석고로 채득하는 경우도 있다.

restoration을 장착 3~7일 후, 2주 후와 같이 시간의 경과에 따라 교합에 대해 환자가 익숙해지는 것을 보면서 조정하는 것이 좋다.

전방운동은 4~6전치가 균등하게 하악 전방운동을 유도하고 후방 치아에 조기접촉이 생기지 않도록 한다.

측방운동은 견치를 중심으로 하는 부위에서 작업측을 유도하도록 한다. 견치뿐만 아니라 견치를 중심으로 하는 좁은 부분의 범위에서 유도가 이루어지는 경우도 많다(group 유도). Provisional restoration의 형태 특히 상악 견치 설면의 형태는 먼저 표준적으로 부여하고 구강 내에서 첨가, 삭제하여 형태를 결정한다.

④ 이 상태에서 환자에게 교합, 저작을 하도록 하여 1주째, 2주째, 3주째의 환자 반응과 교합 저작에 대한 평가를 듣고 필요하면 수정한다. 환자가 provisional restoration에 적응한 것을 교모면의 존재 등을 통해 확인한다.

⑤ 상·하악의 인상채득을 통해 상·하악 모형을 제작한다. 모형을 통법에 따라 상악은 face bow transfer, 하악은 check bite를 매개로 교두감합위에서 반조절성 교합기에 부착한다.

⑥ **Provisional restoration에서 확립된 anterior guidance를 이용해 교합기에 custom incisal guide table을 제작한다.** 여기에 적합한 특별한 상온중합 레진도 시판되고 있지만, 개인 트레이 제작용 레진을 이용하면 충분히 목적을 달성할 수 있다. 이것으로 환자 고유의 전방 유도요소가 교합기의 지도요소에 부여된다.

⑦ 최종 치관수복, 보철물을 제작할 때 상악 또는 하악,

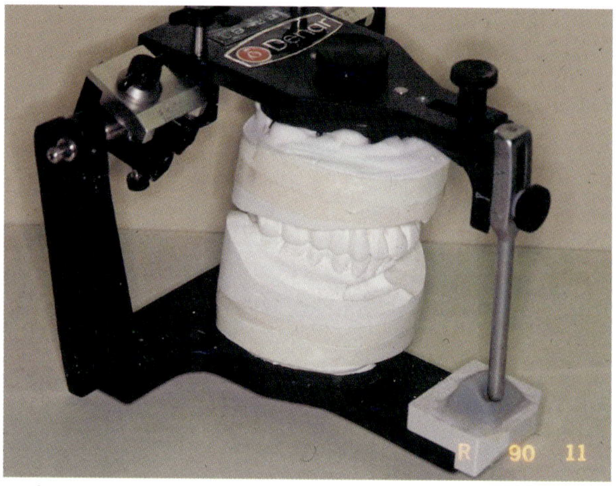

그림 28. 전악 가철성 브릿지 제작에 앞서 anterior guidance를 결정한다. 이를 위해서는 먼저 통법에 따라 상악 provisional restoration 모형과 하악 대합치 모형을 반조절성 교합기에 부착한다.

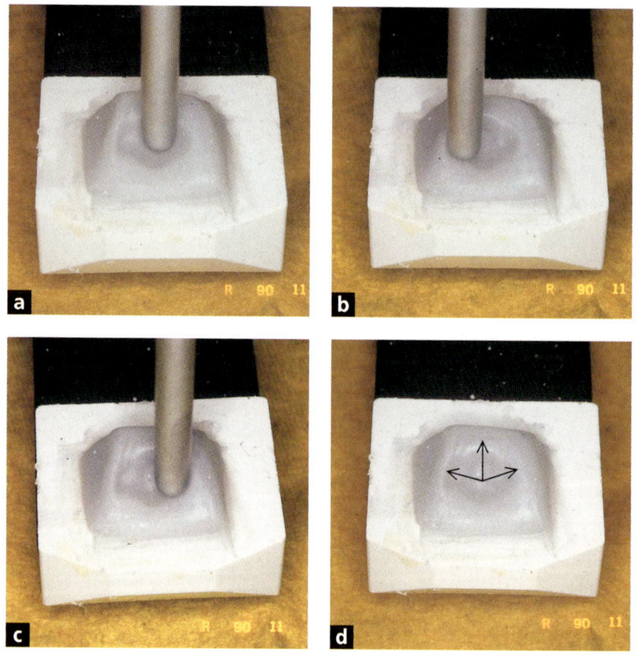

그림 29a. Anterior guidance를 이용해 custom incisal guide table을 제작한다(하악 전방위).
그림 29b. 좌측 작업측.
그림 29c. 우측 작업측.
그림 29d. 하악 전방위, 좌·우 작업측의 incisal guide가 형성되었을 때.

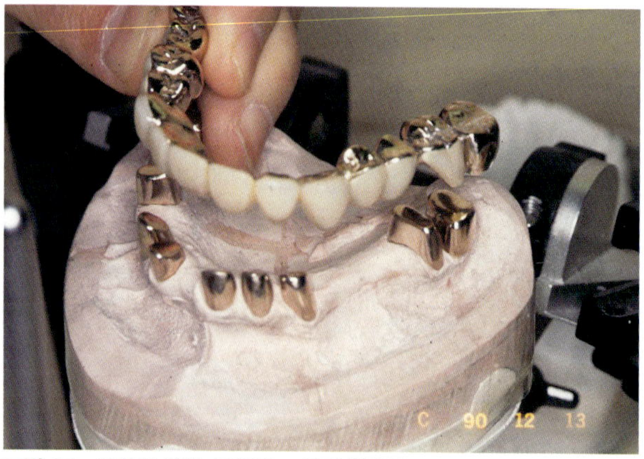

그림 30. 이렇게 해서 정확한 교두감합위와 anterior guidance가 재현된 보철물이 완성된다.

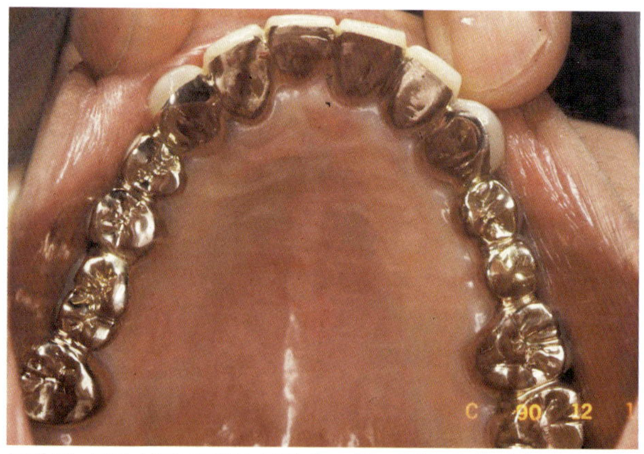

그림 31. 구강 내의 가철성 브릿지. 교합조정은 극히 적다.

아니면 양쪽의 작업모형을 통법에 따라 유도요소의 조절이 완료된 교합기에 교두감합위를 기준으로 부착한다.

⑧ 치관수복, 보철물의 wax up은 교합기에 의해 확정된 교두감합위의 재현과 anterior guidance에 따라 특히 견치를 중심으로 한 부위를 중시해 형태를 부여한다.

이상과 같이 환자가 받아들이기 쉽고, 환자의 악구강계에 순조롭게 순응하는 과학적 근거에 기반을 둔 anterior guidance 부여가 가능해진다.

마치며

"교합거상을 잘하는 핵심 요령"이라는 제목으로, 필자의 40년 임상 경험 속에서 최근 10년 정도의 교합붕괴 증례 중 임상가가 경험하기 쉬운 유형에 대한 검사, 진단, 임상 대응에 대해 서술했다.

커다란 흐름 안에서 치과 임상은 앞으로 병태가 단순화되는 방향으로 향할 것이다. 따라서 대규모 보철치료 자체는 감소할 것이다. 그러나 그 중에서도 중도의 병태로 고민하고, 몇몇 치과의원을 전전해 납득이 가지 않는 치료를 감수해야만 하는 교합붕괴 환자는 여전히 남을 것이다. 이러한 환자와 대면했을 때 임상가는 자신이 대응할 수 있는 증례인지 아니면 치과보철과 전문의와 같은 숙련된 전문가에게 의뢰하는 것이 좋은지를 생각해야 한다. '자신이 할 수 없는 것을 깨달아 전문의에게 의뢰하는 것'은 전혀 부끄러운 일이 아니다. 이는 U. Posselt의 명저 "교합의 생리와 Rehabilitation"(1968년)의 제언에 이미 기록되어 있는데, "임상가는 자신의 임상 능력을 높이고 자신의 한계를 알아서 그 한계를 넘는 환자는 전문의에게 의뢰하는 것이 중요하다."고 했다. 이는 일반 의과의 세계에서는 의사 상호 간에 당연히 이루어지는 일이므로 우리들도 그렇게 하는 것이 좋다. 자기가 대응할 수 있기 위해서는 첫 번째로 연구, 두 번째로 기술 향상의 도모이다. '지식과 기술'의 향상은 우리 직종에서는 일생 반복되는 것이라는 사실을 명심해야 한다는 것은 말할 필요도 없다.

본서에서 다룬 내용은 치과 임상에서 가장 성가신 상황의 환자를 다루었다고 생각한다.

본서가 치과의사 여러분의 앞으로 계속될 연구에 일조하기를 가슴속으로 기원한다.

2017년 2월

이가라시 요시마사 (Igarashi Yoshimasa)

마쓰다 유지 (Matsuda Yuji)

찾아보기

[ㄱ]
가철성 교합거상 스플린트 50, 63, 69
가철성 브릿지 17, 18, 20, 21, 23, 27, 28, 30
감각 14
거상량의 설정 50
거상 스플린트 10
겉모습 14
견치유도 26
견치유도의 선택 26
결손 보철 14, 16
경사 14
고정성 브릿지 17, 18, 21
과로 조절 100
교두간섭 15
교두감합위 50
교모 17, 26, 27, 55, 62, 67, 68, 71
교합거상 10, 40, 46, 68, 100
교합거상량 56
교합거상 스플린트 10, 40, 50, 51, 57, 59, 71, 72
교합고경 거상 39
교합고경의 감소 101
교합고경의 저하 15, 16
교합만곡 33
교합붕괴 14, 15, 16, 17
교합위의 저하 101
교합의 재구성 17
교합지지 18, 60, 66, 86
교합지지의 상실 16
교합평면 33
교합평면의 상실 16
교합평면의 시정 36
교합평면의 심한 왜곡 101
교합평면의 왜곡 33
교합 3각 86, 88
국소의치 23, 28

[ㄴ]
노인성 안모 47

[ㄷ]
대합치의 정출 17, 36
단축치열 66

[ㅂ]
반조절성 교합기 50, 99
반조절성 교합기 공통의 임상 순서 및 적용 103
발음 10
보철물 설계 17
보철 전처치 14
비순구 57
비정상 기능 16
뺨의 풍융 57

[ㅅ]
상·하악 14
상호 회전과 침하 89
생리적 동요 31
수축할 때 근육의 길이 52
수평피개 62, 68
술자 가철식 브릿지 17
스플린트 57
시행착오 57
심한 교모 67
쓰보네식 바이트 게이지 47

[ㅇ]
악구강계 16
악기능장애 15, 16, 33
안모 계측 수치 47
안모의 자연스러움 57
엇갈린 교합 86
연결강도 89
연결고정 31
연결고정 장치 18
온레이 레스트 46
완압형 설계 40
외상 14
우식 14
이갈이 62, 67
이갈이 방지 스플린트 62
이동 14, 16, 17
이 악물기 62, 67
임시 거상용 장치 10
임플란트 23
의치 동요의 검사법 90
의치로 교합거상 46, 71

[ㅈ]
잔존치 주위의 청소성 17
잠정적인 교합고경 50
저위교합 56, 95
저작 14
저작기관 15
저작근 14, 15, 52, 56
저작운동의 관찰 56
전략적 발치 17
전악의 수복, 보철 46
전방 유도요소 100, 105
접번운동 51
정출 14, 36
조기접촉 15
조절성 교합기 99
즉시부하 97
지각과민 증상 71

[ㅊ]
최종보철물의 설정 공간 50
치과보존과 63
치근분지부 20

치근분지부병변 17
치근의 파절 23
치아결손 후 악구강계의 변화 14
치아의 위치이상 17
치열 14
치열 위의 설계 18
치주조직 청소성 유지 17
치주질환 14, 16, 17

[ㅌ]

탄성 고무상 10
턱관절 14, 15
턱관절 검사 56
턱관절질환 34

[ㅍ]

편측성, 양측성 평형교합 26
평형교합 26

[ㅎ]

하악운동 억제 15
하악융기 66
혼합지지 89
환자의 안모 계측 수치 50
후방접번축 51

[A]

All on 4 시스템 95
Anterior guidance 56, 100, 105, 107
Anterior guidance의 설계, 책정, 부여 106
Anti-Monson curve 79

[B]

Balanced occlusion 26
Bite plate 57
Broadrick 37
Broadrick 교합평면 분석 장치 34, 101
Bruxism 16, 26, 55, 61

[C]

Camper 평면 34, 37, 57
Clenching 16, 95
Cummer 분류 88
Custom incisal guide table 107

[D]

Denar 교합기 103
DIL 91
Discrepancy 23

[E]

Eichner 분류 87
E-line 48

[F]

Flag 37
Floating형 설계 40
Full 브릿지 27, 30

[G]

Grinding 26, 55, 61, 71
Group function type 26
Group형 유도 26

[H]

Hanau 공식 59, 105
Hanau 시스템 101
Hinge axis 51
Hinge movement 51

[I]

Incisal guide table 108
Incisal table 59

[K]

Konuskrone telescope 18
Konus 임시수복물 74, 75, 77, 78
Konus 의치 25

[L]

Lip support 57

[M]

Miyaji의 교합 3각 88
Monson 만곡 37

[O]

Occlusal plane analyzer 101
Over jet 23, 62, 68

[P]

Parafunction 16
Posterior guidance 100, 105
Probing pocket depth 18, 20, 23, 27, 62, 71
Provisional restoration 20, 30, 40, 51, 59, 63, 68, 80, 94, 107

[S]

Saddle pontic 20
Slot arcon형 101
Spee 만곡 37

[T]

Telescope 가철성 브릿지 17, 20, 23, 40
Transfer coping 20

[W]

Willis법 47
Willis의 바이트 게이지 47
Wilson 만곡 37

[기타]

1차성 장애 16
2차성 장애 16
3차성 장애 16